Dr. Elisabeth Höhn

Psychologie, Soziologie, Pädagogik und Rehabilitation

für die Ausbildung in der Gesundheits- und Krankenpflege

1. Auflage

Bestellnummer 04334

Bildungsverlag EINS

Haben Sie Anregungen oder Kritikpunkte zu diesem Buch?
Dann senden Sie eine E-Mail an 04334@bv-1.de
Autorin und Verlag freuen sich auf Ihre Rückmeldung.

www.bildungsverlag1.de

Bildungsverlag EINS GmbH
Sieglarer Straße 2, 53842 Troisdorf

ISBN 978-3-427-**04334**-8

Inhaltsverzeichnis

Psychologie

Soziologie

Pädagogik

Rehabilitation

Vorwort

Das vorliegende Lehrbuch richtet sich in erster Linie an Gesundheits- und Krankenpflegerinnen in der Ausbildung[1]. Darüber hinaus ist es auch einsetzbar an Berufsfachschulen für Physiotherapie, Ergotherapie, Logopädie, Heilerziehungspflege, Sozialpflege und Kinderkrankenpflege.

In den letzten Jahren hat die Krankenpflege eine deutliche Aufwertung erfahren. Sichtbar wird dies unter anderem an den ständig steigenden Bewerberzahlen an Krankenpflegeschulen und neu eingeführten Studiengängen an Fachhochschulen wie Pflegewissenschaften und Pflegemanagement.

Geht es in den meisten anderen Fächern vorwiegend um medizinisches Fachwissen, so bekommen die Krankenpflegeschüler in dieser Fächergruppe das Rüstzeug für den richtigen Umgang mit dem Patienten. Die Autorin hat sich deshalb bemüht, die entsprechenden Themengebiete aus Psychologie, Soziologie, Pädagogik und Rehabilitation aus dem Blickwinkel der Pflegepraxis zu beleuchten.

In diesem Sinne wünscht die Autorin allen Schülern, die sich für diesen physisch wie psychisch anstrengenden, aber auch schönen Beruf entschieden haben, ebenso viel Freude beim Arbeiten mit dem Buch, wie sie selbst als Lehrerin dieser Fächerkombination an verschiedenen Schulen erfährt.

Dr. Elisabeth Höhn

---

[1] Aus Gründen der sprachlichen Vereinfachung und zur besseren Lesbarkeit werden hier die weiblichen und männlichen Bezeichnungen abwechselnd verwendet. Selbstverständlich ist sinngemäß auch immer die jeweils andere Form mitgedacht.

Einleitung

Aufbau des Buches

Zur leichteren Handhabung ist das Buch dem Titel folgend in vier Themenbereiche untergliedert. Besonderes Gewicht wurde jeweils auf größtmögliche Verständlichkeit gelegt. Fachbegriffe werden vor ihrer Verwendung erläutert. Beispiele aus der Krankenhauspraxis veranschaulichen die jeweilige Aussage des Textes.

Den Abschluss eines jeden größeren Kapitels bilden Fragen zur Selbstkontrolle, die bei der Vorbereitung auf das Krankenpflegeexamen helfen.

Lernziele

Hauptlernziel der Fächerkombination Psychologie/Soziologie/Pädagogik/Rehabilitation ist es, den künftigen Gesundheits- und Krankenpflegern zu einer einfühlsamen, verständnisvollen und vorurteilsfreien Haltung gegenüber Patienten zu verhelfen. Das übergeordnete Anliegen hierbei ist eine echte Kommunikation zwischen Pflegern und Patienten. Nur dann kann sich eine Atmosphäre aufbauen, in der sich der Patient geborgen fühlt. Dies ist umso wichtiger, als der Patient vielfach nicht nur körperliches und seelisches Leid zu ertragen hat, sondern sich auch in seiner Existenz oder gar seinem Leben bedroht sieht. Das Gefühl von Geborgenheit, das gerade Gesundheits- und Krankenpflegerinnen vermitteln können und sollten, stellt hierbei einen kaum zu überschätzenden Faktor bei der Genesung des Patienten dar. Der Unterricht in diesem Fach möchte deshalb

- Verständnis für die Bedürfnisse und gefühlsmäßige Verfassung von Patienten und deren Angehörigen wecken,
- den Weg zu einem positiven Betriebsklima zwischen Pflegern, Stationsleitungen und Ärzten ebnen sowie
- eigene Vorurteile gegenüber bestimmten Patientengruppen erkennen und abbauen helfen.

Zwischenmenschliche Beziehungen bilden in der täglichen Pflegearbeit einen zentralen Faktor. Dazu gehört auch eine gute Portion Teamgeist, der die Grundlage für das reibungslose Zusammenspiel der Abteilungen bildet. All diese Aspekte haben auch ökonomische und volkswirtschaftliche Bedeutung, da sich eine harmonische Atmosphäre z. B. förderlich auf die Genesung und damit die Verweildauer der Patienten im Krankenhaus, den Verbrauch von Medikamenten und den Ruf eines Krankenhauses auswirkt.

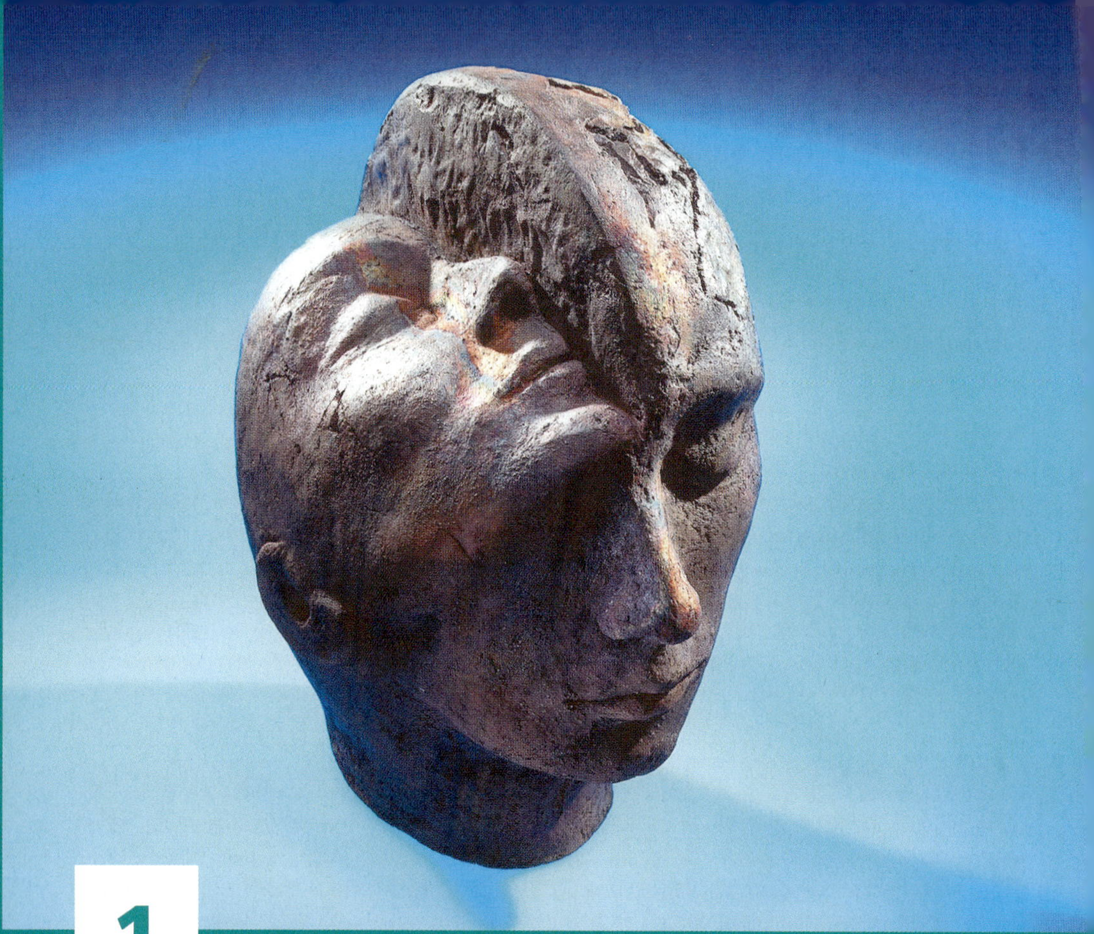

1

Psychologie

1 Grundfragen und Aufgabengebiete der Psychologie

1.1 Zum Begriff Psychologie

Das Wort Psychologie ist zusammengesetzt aus den griechischen Begriffen „psyche" = Seele und „logos" = Lehre. Wörtlich übersetzt heißt Psychologie damit „Wissenschaft von der Seele". Die Psychologie war lange Zeit ein Teilgebiet der Theologie und der Philosophie. Sie ist eine verhältnismäßig junge Wissenschaft und wurde als eigenständiges Fach innerhalb der anderen Wissenschaften erst Mitte des 19. Jahrhunderts an Universitäten eingeführt. Die Psychologie befasst sich mit dem einzelnen Menschen, dem Individuum. Psychologie ist somit die Wissenschaft vom Erleben und Verhalten des Menschen. Sie ist eine Erfahrungswissenschaft, d. h. sie gründet ihre Aussagen nicht auf Glauben, Ethik oder Moral, sondern ausschließlich auf Sachverhalte, die der Beobachtung zugänglich sind. Hauptziel der Psychologie ist die Veränderung von Erlebens- und Verhaltensweisen zur Verbesserung der Lebensqualität des Menschen.

1.2 Hauptströmungsrichtungen der Psychologie

Aufgrund der Komplexität des menschlichen Geistes entstanden im Laufe der Zeit innerhalb der Psychologie verschiedene Denkmodelle, die das menschliche Verhalten jeweils aus ihrem Blickwinkel beschreiben und erklären. Die Vielzahl der verschiedenen Auffassungen lässt sich im Wesentlichen auf drei große Grundrichtungen zurückführen: die **Tiefenpsychologie**, den **Behaviorismus** und die **Ganzheits- und Gestaltpsychologie**. Als vierte große Richtung hat sich mittlerweile die **Humanistische Psychologie** etabliert, die sich als Gegenbewegung zur Tiefenpsychologie und zum Behaviorismus versteht.

- Die **Tiefenpsychologie** geht zurück auf den Psychoanalytiker Sigmund Freud. Sie stellt eine in sich geschlossene Theorie des Erlebens und Verhaltens dar und hebt die Bedeutung des Unbewussten hervor. Grundlegende Annahme der Tiefenpsychologie ist, dass nur ein geringer Teil der seelischen Vorgänge dem Menschen bewusst ist. Die meisten Vorgänge sind unbewusst, wirken sich jedoch nach ganz bestimmten Gesetzmäßigkeiten auf das individuelle Verhalten und die Entwicklung der Persönlichkeit aus.

- Der **Behaviorismus** wurde 1913 von dem Psychologieprofessor John Broadus Watson begründet. Psychologie kann, wie der Behaviorist sie sieht, nur dann eine objektive wissenschaftliche Psychologie sein, wenn sie sich ausschließlich auf das äußerlich beobachtbare Verhalten bezieht und Begriffe wie Unbewusstsein oder Bewusstsein ablehnt. Dabei geht der Behaviorist davon aus, dass alles Verhalten erlernt ist und daher auch wieder verlernt werden kann.

- Die **Ganzheits- und Gestaltpsychologie** begründeten unterschiedliche Forscher im frühen 20. Jahrhundert (Ganzheitspsychologie: Felix Krüger; Gestaltpsychologie: Max Wertheimer, Wolfgang Köhler, Kurt Koffka). Sie gingen von denselben Grundannahmen aus: Die Eigenschaften eines Ganzen können nicht aus der Summierung seiner Einzelteile abgeleitet werden. Das Ganze ist mehr als die Summe seiner Teile. So werden erst eine Summe von Einzeltönen zu einer Melodie, einzelne Punkte zu einem Kreis oder einzelne Wörter zu einem Satz.

- Die **Humanistische Psychologie** wurde in den USA entwickelt und u. a. von der Individualpsychologie Alfred Adlers beeinflusst. 1962 gründeten Psychologen die AHP, die American Association for Humanistic Psychology, die die Vorreiterin dieser Bewegung wurde. Die Humanistische Psychologie betont die Notwendigkeit der Selbstverwirklichung und Selbstbestimmung des Menschen als integrierte, schöpferische Persönlichkeit. Sie geht davon aus, dass der Mensch bestrebt ist, seine eigenen Fähigkeiten und Möglichkeiten zu entfalten, indem er seine Lebensbedingungen und Lebensumwelt selbst aktiv gestaltet und bewusst über sein Handeln entscheidet. Aufgrund ihrer unabhängig entstandenen Ansätze ist sie keine völlig einheitliche Forschungsrichtung. Hauptvertreter der Humanistischen Psychologie sind Charlotte Bühler, Abraham Maslow und Carl Rogers.

Hauptströmungen der Psychologie			
Tiefenpsychologie (Sigmund Freud)	**Behaviorismus** (John Broadus Watson)	**Ganzheits- und Gestaltpsychologie** (F. Krueger, W. Köhler, K. Koffka)	**Humanistische Psychologie** (beeinflusst von A. Adler)
Einige seelische Vorgänge bleiben dem Bewusstsein verborgen – also unbewusst, wirken sich aber dennoch auf das Erleben und Verhalten aus. **Untergruppen** • Psychoanalyse • Individualpsychologie • Komplexe bzw. Analytische Psychologie	Alles Verhalten ist erlernt und kann wieder verlernt werden. Gegenstand im Behaviorismus sind ausschließlich beobachtbare Reizsituationen und die darauf folgenden Reaktionen. Auf dem Behaviorismus gründen das Wissen über menschliches Lernen und die Verhaltenstherapie.	Die Beschaffenheit und die Eigenheiten eines Ganzen können nicht aus der Summierung seiner einzelnen Teile abgeleitet werden. Das Ganze ist mehr als die Summe seiner Teile.	Subjektive Wahrnehmungen und Interpretation der Realität bestimmen das menschliche Erleben und Verhalten. Das Individuum strebt nach Selbstverwirklichung, Selbstbestimmung und Unabhängigkeit. Menschliches Verhalten und Erleben sind zielorientiert. **Untergruppen** • Gesprächspsychotherapie • Gestalttherapie

(vgl. Hobmair, Altenthan, Bettscher-Ott u. a., 2003, S. 41)

1.3 Arbeitsgebiete der Psychologie

Das große Gebiet der Psychologie untergliedert sich in folgende Teilgebiete:

- **Allgemeine Psychologie**
  beschäftigt sich mit Fragen nach Gesetzmäßigkeiten der Wahrnehmung, des Denkens und des Lernens
- **Differenzielle Psychologie**
  behandelt Fragen nach Unterschieden zwischen Menschen, z. B. unterschiedliche Persönlichkeitsmerkmale

- **Entwicklungspsychologie**
  befasst sich mit Veränderungen, die mit dem Älterwerden zusammenhängen

- **Sozialpsychologie**
  beschäftigt sich mit der Frage, wie Menschen miteinander kommunizieren

- **Klinische Psychologie**
  im Vordergrund stehen hier die Prävention (Vorbeugung), Therapie und Erforschung psychischer Störungen

- **Arbeits-, Betriebs- und Organisationspsychologie**
  befasst sich mit Fragen der Verbesserung des Betriebsklimas und der Förderung der Arbeitsmotivation

- **Medizinische Psychologie**
  Die Medizinische Psychologie ist seit 1970 Pflichtfach im Medizinstudium und beschäftigt sich in erster Linie mit jenen psychologischen Aspekten, die sich an medizinischen Fragestellungen orientieren. Sie vermittelt Techniken psychologischen Handelns wie ärztliche Gesprächsführung, Grundlagen des Diagnostizierens und Therapierens, eine psychologisch aufgeschlossene Haltung anderen gegenüber und Aspekte der Selbst- und Fremdwahrnehmung. Zudem behandelt sie die in der Medizin wichtigen Emotionen wie Angst, Scham, Hilflosigkeit und Trauer. Medizinische Psychologie ist jedoch nicht nur „alltagspraktische" Psychologie für Mediziner, sondern auch Psychologie in der Medizin und damit auch Psychologie für den Umgang mit Patienten in schweren Belastungssituationen. Themenbereiche der Medizinischen Psychologie sind:

  - psychologische Grundlagen der Arzt-Patient-Beziehung wie z. B. Befolgung von ärztlichen Anordnungen
  - psychische Bewältigung von körperlichen Krankheiten, besonders von schweren und chronischen Erkrankungen
  - psychische Belastungen bei Patienten, die mit dem Aufenthalt in der Klinik einhergehen
  - Vorbereitung von Patienten auf diagnostische und operative Maßnahmen
  - psychologische Hilfe bei chronischen Schmerzen
  - Integration bleibender Krankheitsfolgen in den Alltag des Patienten
  - Umgang mit unheilbarer Krankheit, Sterben, Tod und Trauern

1.4 Forschungsmethoden in der Psychologie

Die Psychologie ist hauptsächlich eine empirische (auf Erfahrung gründende) Wissenschaft und bedient sich für ihre Arbeit verschiedener Methoden. Die wichtigsten sind:

- die Beobachtung
- die Befragung bzw. das Interview
- der Test
- das Experiment

1.4.1 Beobachtung

Definition

Unter Beobachtung versteht man die planmäßige und kontrollierte Wahrnehmung mit dem Ziel der Gewinnung von Informationen.

Beobachtet werden können
- die äußere Erscheinung, z. B. Kleidung, Körpermerkmale
- motorisches Verhalten, z. B. Mimik, Gestik, Ticks
- sprachliche Auffälligkeiten, z. B. Stottern, Stammeln, Lispeln, Näseln
- Sozialverhalten, z. B. Kontaktaufnahme, Kontaktverhalten, Kontaktmittel.

Bei der Beobachtung werden grundsätzlich drei Formen unterschieden:

- **Gelegenheitsbeobachtung:** Hierbei sind Dauer und Zugänglichkeit der Ereignisse begrenzt und der Verlauf oft unvorhersehbar.
- **Systematische Beobachtung:** Sie unterscheidet sich von der Gelegenheitsbeobachtung durch die Verwendung eines bestimmten Systems oder von Regeln, die festlegen, was beobachtet werden soll. Dabei kann ein und dieselbe Person von verschiedenen Beobachtern in bestimmten, oft gleichen Zeiteinheiten beobachtet werden.
- **Beobachtung in standardisierten Situationen:** Hierbei geht es um die Beobachtung des Individuums in Situationen, die durch bestimmte Aufgabenstellungen und/oder die Begrenzung auf eine bestimmte Personenzahl vergleichbar sind. Häufig werden Situationen benutzt, in denen nur zwei Personen interagieren, z. B. Rollenspiel.

Auch im Umfeld der Krankenpflege, z. B. in der Psychiatrie, wird das Instrument der Beobachtung häufig eingesetzt. Beim Beobachten des Patienten sollte der Arzt bzw. die Gesundheits- und Krankenpflegerin auf Folgendes achten:

(1) Das Verhalten muss zuerst einmal richtig beschrieben werden und darf nicht voreilig interpretiert werden.

Die Patientin Frau Baier klagt wiederholt über das Essen und wird deshalb von der Gesundheits- und Krankenpflegerin als empfindlich bezeichnet. Diese Interpretation ohne genauere Kenntnis der Sachlage ist voreilig. Zunächst sollte die Gesundheits- und Krankenpflegerin das Verhalten präzise beschreiben. Sie gibt also beispielsweise an, dass Frau Baier bereits zum dritten Mal in dieser Woche über das Essen klagt.

(2) Als Nächstes sollte man alle Situationen sammeln, die mit dem kritischen Verhalten zu tun haben, z. B. wo, wann und wie oft das Verhalten auftritt.

Die Gesundheits- und Krankenpflegerin findet heraus, was es an den Tagen zu essen gab und ob die Patientin zudem etwas gegessen oder getan hat, was Ursache möglicher Beschwerden sein könnte. Z. B. könnte sie auf diese Weise herausfinden, dass es einmal vergleichsweise scharf gewürzte Speisen gab und Frau Baier einmal zuvor zwei Tassen Kaffee trank und mehrere Zigaretten rauchte.

(3) Schließlich sollte man das Verhalten der Kontaktpersonen mit einbeziehen, um herauszufinden, ob sie das kritische Verhalten beeinflussen.

Die Gesundheits- und Krankenpflegerin findet heraus, dass Frau Baier an einem Tag Besuch von einem früheren Freund bekam, der ihr im Laufe des Gesprächs Vorhaltungen wegen persönlicher Dinge machte.

Jede Beobachtung ist auch abhängig vom Beobachter und seinem momentanen psychischen und physischen Zustand wie beispielsweise Ängste, Trauer, Freude, Müdigkeit, Stress. Diese Faktoren können die Beobachtungsmöglichkeiten stark beeinflussen. Daraus resultierende **Beobachtungsfehler** sind:

- **Rosenthal-Effekt**
  Er geht zurück auf den Psychologen Robert Rosenthal, der entdeckte, dass Erwartungen und Einstellungen des Beobachters die Ergebnisse sehr stark beeinflussen können (z. B. bei Vorurteilen).

  Gesundheits- und Krankenpflegerin Nicole hat Vorurteile gegenüber Ausländern. Auf der Station liegt ein Afrikaner. Gegenüber der Stationsschwester klagt sie, dass der Patient sie „anmache". Die Stationsleitung beauftragt daraufhin eine erfahrene Kollegin, das Verhalten des Patienten gegenüber Nicole zu beobachten. Diese kann jedoch nichts Anstößiges in seinem Verhalten finden. Sie beschreibt ihn lediglich als überdurchschnittlich freundlich und kontaktfreudig. Im Gespräch mit Nicole stellt die Stationsleitung fest, dass sie vor einigen Jahren von einem Farbigen belästigt wurde und sie seitdem Angst vor Farbigen hat und unwillkürlich annimmt, alle Farbigen wären aufdringlich.

- **Halo-Effekt**
  Hierbei bestimmt eine für den Beobachter hervorstechende Eigenschaft den Gesamteindruck (z. B. beim ersten Eindruck einer Person).

  Gesundheits- und Krankenpflegerin Yasemin beschreibt einen Patienten als ausnehmend freundlich, gepflegt und sympathisch. Eine Kollegin erlebt den Patienten gänzlich anders und beschreibt ihn als eingebildet, hochnäsig und stur. Im Gespräch mit der Stationsleitung sagt Yasemin, dass der Patient hervorragend gepflegte Hände habe, was sie augenscheinlich sehr beeindruckt.

- **Milde-Effekt**
  Dieser Effekt entsteht, wenn zu positive Urteile abgegeben werden. Er tritt bei Menschen auf, die dem Beobachter sehr sympathisch sind.

  Gesundheits- und Krankenpfleger Mark und der Patient Herr Bender haben dasselbe Hobby: Sie spielen in ihrer Freizeit beide Violine und unterhalten sich darüber immer wieder. Mark erhält auf diese Weise einen persönlichen Zugang zum Patienten und findet ihn einfach nur hinreißend. Gesundheits- und Krankenpflegerin Nina fällt an ihm lediglich auf, dass er seine Medikamente sehr unzuverlässig einnimmt, sich hinter Büchern vergräbt und nur widerwillig und oft unvollständig Auskunft über sein Befinden gibt.

- **Effekt zur zentralen Tendenz**
  Besteht bei mehreren zur Auswahl stehenden Beobachtungs- oder Beurteilungsmöglichkeiten die Tendenz zu mittleren oder durchschnittlichen Werten, so spricht man vom Effekt zur zentralen Tendenz. Er entsteht, wenn Menschen nicht gut bekannt sind oder wenn man Angst hat, sie falsch zu beurteilen.

  Ein Lehrer an einer Krankenpflegeschule vertritt krankheitshalber einen Kollegen. In diese Zeit fällt eine mündliche Prüfung, die er abnehmen muss. Da er über den behandelten Stoff nicht im Detail im Bilde ist, gibt er überwiegend einheitliche Noten am oberen Ende der Skala aus Angst, jemanden ungerecht zu bewerten.

1.4.2 Befragung und Interview

Die **Befragung** ist eine sehr weit verbreitete Technik zur Gewinnung von Informationen. Dabei werden an bestimmte Personen Fragen gestellt, die diese beanworten. Sehr häufig wird eine Befragung in der klinischen Psychologie eingesetzt. Sie wird dann mit dem Begriff **Exploration** bezeichnet. Es handelt sich dabei um ein Gespräch, in welchem versucht wird, persönliche Probleme eines Patienten aufzudecken. Im Krankenhaus findet häufig eine Befragung in Form einer **Anamnese** statt. Die Anamnese dient der Erfassung der Vorgeschichte einer Krankheit bzw. der Beschwerden eines Patienten. Erfasst werden dabei Daten zu:

- Lebensgeschichte (z. B. Alter, Beruf, familiärer Hintergrund, Ernährungsgewohnheiten, sportliche Aktivitäten, besondere Belastungen aus dem beruflichen oder privaten Umfeld)
- Symptome und Beschwerden, deren Entstehung und begleitende Umstände
- familiäres Umfeld mit Blick auf mögliche Erbfaktoren (z. B. erblich bedingte Krankheiten bei Geschwistern, Eltern, Verwandten und deren Vorfahren)

Das **Interview** wird gelegentlich als zielgerichtetes Gespräch bezeichnet. Es ist die mündliche Art der Befragung, hat einen sehr breiten Anwendungsbereich und ist gebunden an den Einsatz eines Fragebogens. Das Interview liefert je nach Umfang des Fragebogens und der Bereitschaft der Befragten zur Mitarbeit sehr vielfältige Informationen. Die gestellten Fragen sollten für die jeweils interviewte Person gültig sein. Für den erfolgreichen Einsatz des Fragebogens ist neben der Formulierung der Fragen auch die Stellung der Fragen in ihrer Abfolge entscheidend. Fragen, die das Interesse des Betreffenden wecken, sollten zuerst gestellt werden, heikle Fragen eher am Ende des

Interviews. Die Fragen sollten kurz und einfach sein, Suggestivfragen (Fragen, die dem Patienten eine bestimmte Antwort einflößen sollen) und stereotype Formulierungen (ständig gleichklingende Fragestellungen) sollten vermieden werden.

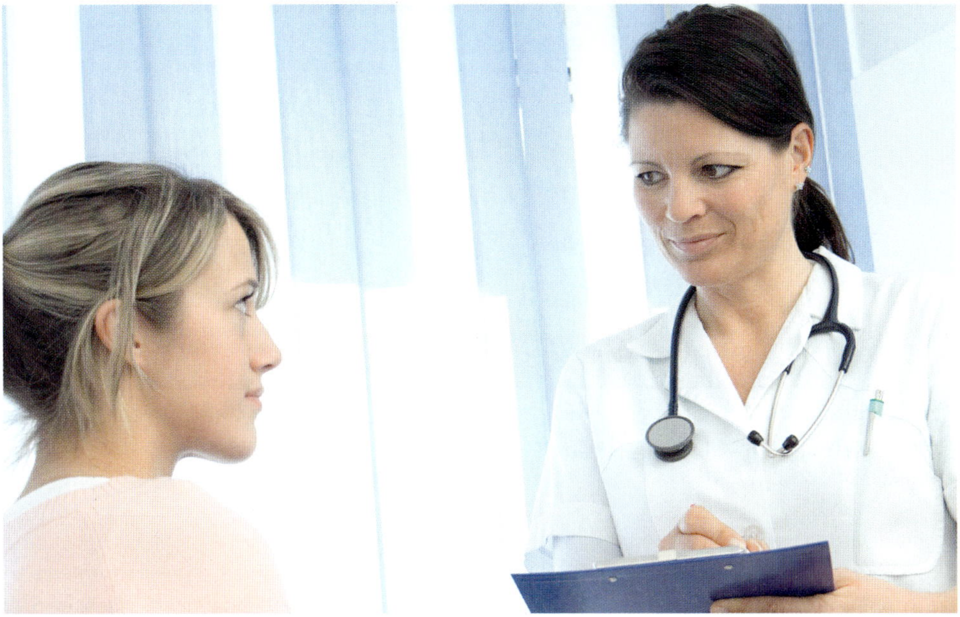

1.4.3 Der Test

Der Test ist ein spezielles wissenschaftliches Verfahren zur Untersuchung eines oder mehrerer empirisch abgrenzbarer Persönlichkeitsmerkmale. Typische Persönlichkeitsmerkmale können sein: Eigenschaften wie z. B. Risikobereitschaft, Fertigkeiten wie z. B. motorische Geschicklichkeit, aber auch Fähigkeiten wie Kreativität oder Intelligenz. Jeder Test besteht im Prinzip aus zwei Komponenten:

- Es werden Situationen hergestellt, etwa durch Aufgaben, Fragen, Aussagen u. Ä., in denen diagnostisch bedeutsames Verhalten von der zu untersuchenden Person gefordert wird.

- Es wird das in der spezifischen Situation registrierte Verhalten der untersuchten Person interpretiert, d. h. das beobachtete Verhalten wird auf die zu bestimmenden Merkmale oder Eigenschaften der Person, etwa auf Charakterzüge, Interessen und Einstellungen hin ausgewertet.

Für den Test als Messinstrument müssen die Kriterien der Reliabilität, der Validität und der Objektivität zutreffen. **Reliabilität** bedeutet, dass ein Messinstrument das, was es zu messen angibt, genau und exakt misst. **Validität** oder **Gültigkeit** bedeutet, dass ein Messinstrument auch tatsächlich das misst, was es zu messen vorgibt. **Objektivität** heißt, dass eine Untersuchung in ihrer Durchführung, Auswertung und Interpretation von der Person des Forschers unabhängig ist, d. h. verschiedene Wissenschaftler müssen mit demselben methodischen Vorgehen unter gleichen Bedingungen zu gleichen Ergebnissen kommen. Eine Prüfung ist in diesem Sinn nur dann objektiv, wenn verschiedene Prüfer bei der gleichen Arbeit und beim gleichen Prüfling zum selben Ergebnis kommen. Die wichtigsten Testarten sind:

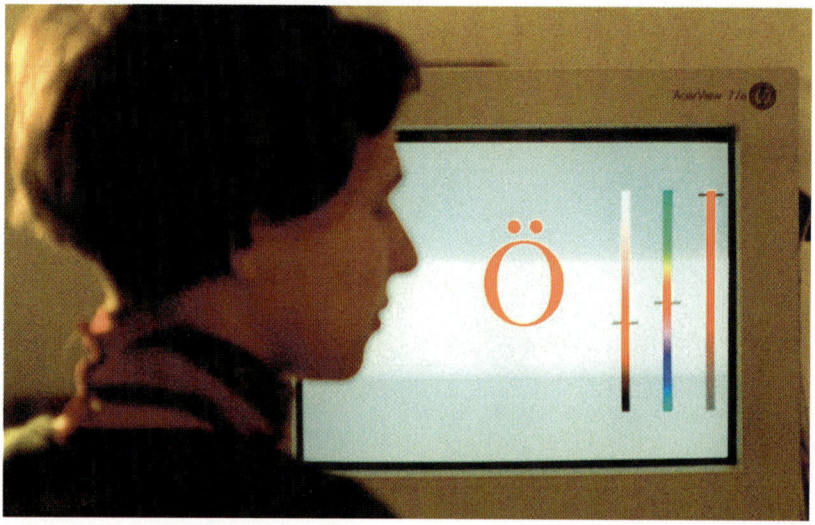

- **Leistungstests** wie beispielsweise Intelligenz-, Reaktions- oder Konzentrationstest sowie Begabungs- bzw. Eignungsprüfungen; darüber hinaus werden motorische Leistungen wie Fingerfertigkeit, sensorische Leistungen, z. B. in Seh- und Hörprüfungen, abgefragt.

  Intelligenztests sind psychologische Tests, die die allgemein intellektuelle Leistungsfähigkeit oder bestimmte Intelligenzfaktoren (Primärfaktoren der Intelligenz) messen sollen. Zu diesen Primärfaktoren zählen Sprachverständnis, Wortflüssigkeit, Raumvorstellung und logisches Denken. Der relative Ausprägungsgrad eines Menschen wird dann jeweils in bestimmten Normwerten angegeben wie z. B. dem IQ (Intelligenzquotient).

- **Reife- und Entwicklungstests** wie der Schulreifetest

- **Persönlichkeitstests** wie beispielsweise Persönlichkeitsfragebögen oder projektive Tests. Es sind Testformen, bei denen Aspekte der menschlichen Persönlichkeit im Vordergrund stehen wie beispielsweise emotionale Labilität, Gehemmtheit und Aggressivität.

  Bei einem **Persönlichkeitsfragebogen** versucht man, mithilfe einer größeren Anzahl von Fragen oder Aussagen, die von der Testperson eigenständig bearbeitet werden, Informationen über die Person zu gewinnen. Die am häufigsten verwendeten Persönlichkeitsfragebögen im deutschsprachigen Raum sind:
  - das Freiburger Persönlichkeitsinventar (FPI)
  - das Eysenck-Persönlichkeitsinventar (EPI)
  - das Minnesota Multiphasic Personality Inventory (MMPI)
  - der Persönlichkeits-Interessen-Test (PIT)
  - der Gießen-Test.

Bei **projektiven Tests** werden meist einfache Fantasieproduktionen erwartet, entweder in der Form, dass der Proband Bildvorlagen deutet und eine Geschichte dazu erzählen soll oder dass er selber Bilder malt oder ergänzt. Solche Tests beruhen auf der Annahme, dass die Testperson bei der Interpretation von Bildern, die verschiedene Sichtweisen zulassen, ihre eigenen Probleme und jeweiligen Stimmungen einfließen lässt. Der Test lässt damit mehr oder weniger tiefe Rückschlüsse auf die Persönlichkeitsstruktur des Probanden zu. Die wichtigsten projektiven Tests sind:

- der Rorschach-Test
- der Thematische Apperzeptionstest (TAT)
- der Wartegg-Zeichen-Test (WZT)
- der Sceno-Test
- der Baum-Test
- die Satzergänzungsmethode

Vorteile der projektiven Verfahren:

- Es gibt keine richtigen oder falschen Antworten.
- Sie ermöglichen eher den Zugang zu den tieferen Schichten der Bedürfnisse und Ängste der Probanden.

Nachteile der projektiven Verfahren:

- Sie erfordern viel Zeit und Aufwand bei der Durchführung, Auswertung und Interpretation.
- Für die Durchführung und Auswertung der projektiven Verfahren müssen die Testleiter gut ausgebildet sein und viel Erfahrung besitzen.
- Ihre Ergebnisse sind in sehr viel stärkerem Maße von subjektiven Einflüssen abhängig.
- Gültigkeit und Zuverlässigkeit der projektiven Tests sind in gleichem Maße gegeben wie bei den Persönlichkeitsfragebögen.

1.4.4 Experiment

Definition

Unter einem Experiment versteht man die absichtliche und planmäßige Herbeiführung eines Vorgangs, um ihn gezielt beobachten zu können.

Während sich eine Beobachtung auf eine bestimmte vorhandene Situationen beschränkt, werden beim Experiment die Situationen absichtlich herbeigeführt. So kann das Verhalten der am Experiment beteiligten Personen genauer beobachtet werden als in der Realsituation.

Das Experiment ist besonders in der Allgemeinen Psychologie eine sehr wichtige Methode und aus der Forschung nicht wegzudenken. Die bis jetzt erforschten Erkenntnisse im Bereich des Lernens, des Gedächtnisses, der Konzentrationsfähigkeit und der Motivation sind nur durch die Anwendung der experimentellen Methode möglich geworden.

Die Vorteile des Experiments gegenüber der Beobachtung liegen darin, dass der Forscher die Situationen selbst bestimmen und ihre Bedingungen verändern kann. Des Weiteren kann er eine experimentelle Untersuchung beliebig oft wiederholen.

1.5 Übungen und Fragen zur Selbstkontrolle

Übungen

1. Was stellen Sie sich unter Psychologie vor? Testen Sie, was Sie darüber wissen! Mit welchen der aufgezählten Phänomenen hat Psychologie Ihrer Meinung nach am ehesten zu tun? Wählen Sie bitte drei aus und begründen Sie Ihre Entscheidung.

- Seele
- Denken
- Neurosen
- Intelligenz
- Gruppen
- Stress
- Motivation
- Aggression
- Sexualität
- Angst
- Träume
- Tests
- Wahrnehmung
- Normen
- Geisteskrankheiten
- Ärger
- Beurteilung
- Personalauslese
- Kriminalität
- Werbung
- Erziehung

2. Aussage: Gesundheits- und Krankenpfleger Andreas hat heute schlechte Laune.

a) Beschreiben Sie, wie sich das Ihrer Meinung nach konkret äußert.

b) Versuchen Sie, Ursachen für dieses Verhalten zu finden.

Fragen

1. Definieren Sie das Wort Psychologie und nennen Sie das Hauptziel der Psychologie.
2. Beschreiben Sie die vier Hauptströmungsrichtungen der Psychologie mit je einem Vertreter.
3. In welche Teilgebiete gliedert sich das Fach Psychologie?
4. Erläutern Sie die Bedeutung des Psychologieunterrichts für Ihren Beruf als Gesundheits- und Krankenpfleger.
5. Nennen Sie die vier Forschungsmethoden der Psychologie.
6. Was verstehen Sie unter Beobachtung und welche drei Formen der Beobachtung werden unterschieden?
7. Erläutern Sie anhand je eines Beispiels vier Beobachtungsfehler.
8. Welchem Zweck dient die Befragung?
9. Welche Daten werden im Krankenhaus bei einer Anamnese erfasst?
10. Was verstehen Sie unter einem Interview?
11. Definieren Sie das Wort Test und nennen Sie einige Arten von Tests.
12. Beschreiben Sie die drei Gütekriterien eines Tests.
13. Nennen Sie zwei Vor- und zwei Nachteile von projektiven Verfahren.
14. Was verstehen Sie unter einem Experiment?
15. Welche Vorteile hat das Experiment gegenüber der Beobachtung?

2 Lerntheorien

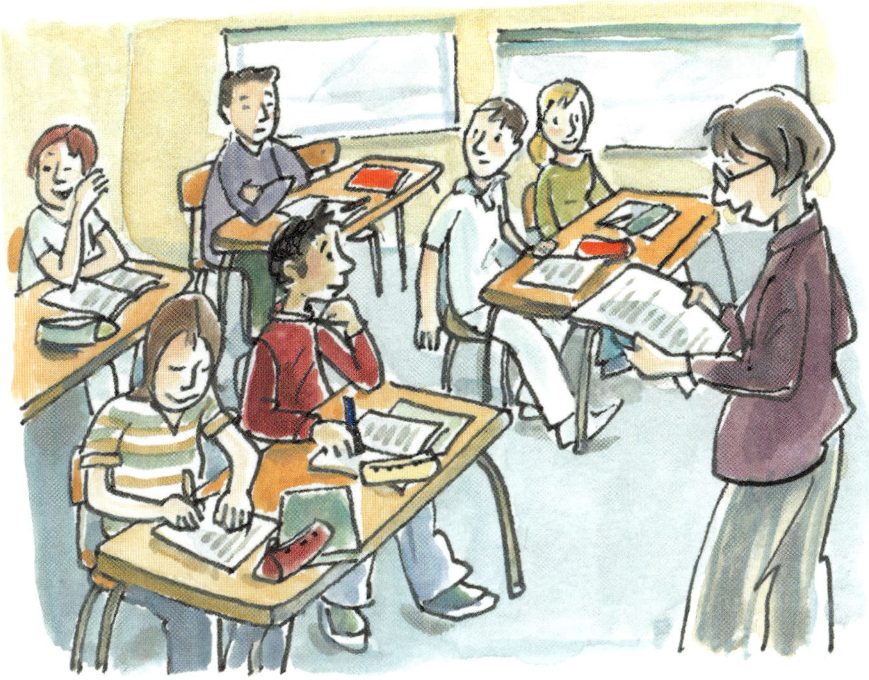

Definition

Lerntheorien sind von der Psychologie entwickelte Theorien zur systematischen Erklärung von nicht beobachtbaren Lernprozessen.

Die Lerntheorien sind nicht Theorien bezüglich des Lernens von Wissen wie Vokabeln oder Gedichten, sondern Theorien über das Lernen des menschlichen Gesamtverhaltens. Sie werden deshalb auch **Verhaltenstheorien** genannt.

Lerntheorien sind der Versuch, die Entstehung und Veränderung menschlichen Verhaltens zu erklären, vorherzusagen und zu beeinflussen.

Zu den wichtigsten Lerntheorien zählen:
- das klassische Konditionieren
- das operante Konditionieren
- das Lernen am Modell
- das Lernen durch Einsicht.

2.1 Klassisches Konditionieren

2.1.1 Allgemeine Vorüberlegungen

Iwan P. Pawlow (1849–1936), ein russischer Tierphysiologe, untersuchte anhand der Verdauung bei Hunden ihr Lernverhalten. Dabei stellte er jeweils bestimmte Bedingungen oder Konditionen her, um herauszufinden, unter welchen Bedingungen die Tiere lernen. Man spricht deshalb auch von Konditionierung. Bei seinen Experimenten stellte er fest, dass das Versuchstier nicht erst dann Speichel absonderte, wenn ihm Futter gereicht wurde, sondern bereits dann, wenn es die Schritte des Versuchsleiters vernahm, der ihm das Futter brachte. Als klassisch wird diese Theorie bezeichnet, weil sie historisch die erste beschriebene Lerntheorie ist und auch für spätere Theorien grundlegende Denkansätze bot.

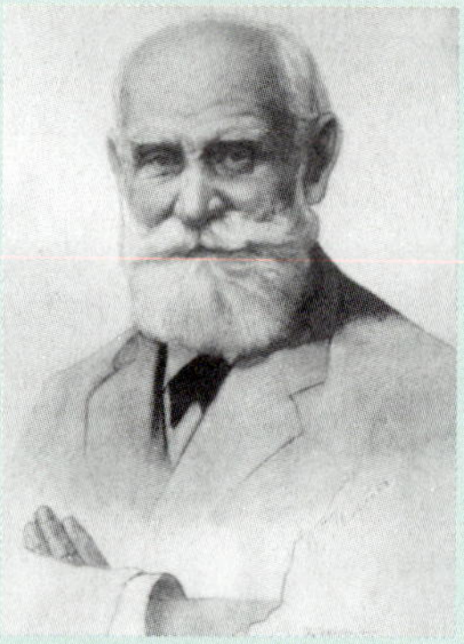

Iwan P. Pawlow

Zur Person:

- geboren 1849 als Sohn eines Dorfpriesters
- Studium der Naturwissenschaften
- 1875: Diplom in Physiologie im Anschluss daran Medizinstudium
- 1890: Professor für Pharmakologie an der Medizinischen Akademie von St. Petersburg und Direktor der physiologischen Abteilung des Instituts für experimentelle Medizin.
- 20-jährige Forschungsarbeit über Verdauungsprozesse, wofür er 1904 den Nobelpreis erhielt
- bis zu seinem Tod 1936, Auseinandersetzung mit dem Phänomen der experimentellen Neurose bei Tieren
- seine Methode der klassischen Konditionierung ist bis heute ein Meilenstein in der Psychologie

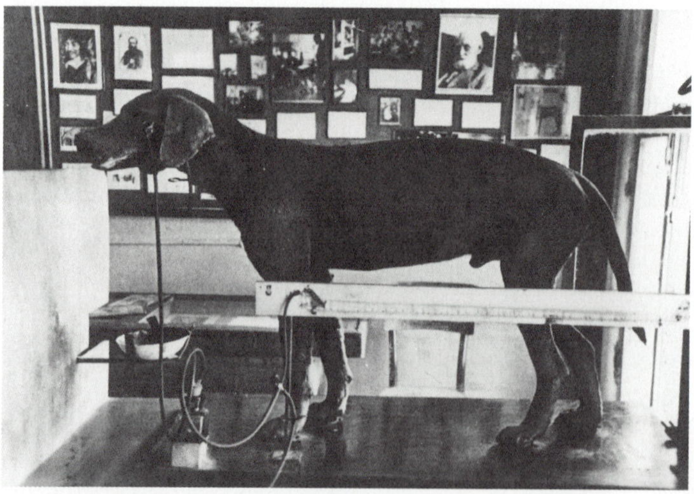

Versuchsanordnung von Iwan P. Pawlow

Pawlow versammelte eine große Anzahl von Mitarbeitern und Assistenten um sich und begründete so das am längsten dauernde Forschungsprojekt in der Geschichte der Psychologie. Im Rahmen der psychologischen Forschung in der Sowjetunion stützt man sich heute noch fast ausschließlich auf seine Erkenntnisse.

Aufbau des Experiments von Pawlow

Ein Hund wird auf einem Labortisch festgeschnallt. Aus seinem Maul wird über einen Schlauch aller Speichel abgeführt. Gibt man dem Hund Futter, so beginnt er, reichlich Speichel abzusondern. Diese Speichelabsonderung ist eine angeborene oder unbedingte Reaktion, die durch den Reiz „Futter" automatisch ausgelöst wird. Pawlow nannte diesen Reiz deshalb auch „unbedingten Reiz" (unconditioned stimulus UCS), der zu einer unbedingten Reaktion (unconditioned reaction UCR) führt, in diesem Fall eben zum unwillkürlichen Speichelfluss.

Lässt man nun der Fütterung einen beliebigen neutralen Reiz (neutral stimulus NS), z.B. einen Glockenton unmittelbar vorangehen, so wird das Tier bei der ersten Darbietung dieses Neutralreizes keine Speichelreaktion zeigen. Nach wiederholter Koppelung von neutralem und unbedingten Reiz ist jedoch ein Speichelfluss allein durch den ursprünglich neutralen Reiz „Glocke" zu erzielen. Nach Pawlow ist aus dem ursprünglich neutralen Reiz ein **gelernter** oder **bedingter Reiz** (conditioned stimulus CS) geworden, der beim Hund eine bedingte Reaktion (conditioned response CR) auslöst. Der ursprünglich neutrale Reiz hat eine Signalfunktion übernommen. Man spricht deshalb auch von **Signallernen**. Das klassische Konditionieren unterliegt nicht der Kontrolle des Bewusstseins, es läuft unwillkürlich ab. Man spricht deshalb auch vom **Lernen ohne Bewusstsein**.

2.1.2 Grundzüge der Pawlow'schen Terminologie

- **Unbedingter Reiz** (unconditioned stimulus – **UCS**) ist ein Reiz, der ohne vorangegangenes Lernen eine Reaktion auslöst.
- **Unbedingte Reaktion** (unconditioned response – **UCR**) ist eine angeborene Reaktion, die durch einen unbedingten Reiz (UCS) ausgelöst wird.
- **Neutraler Reiz** (neutral stimulus – **NS**) ist ein Reiz, der zu keiner bestimmten Reaktion führt.
- **Bedingter Reiz** (conditioned stimulus – **CS**) ist ein ursprünglich neutraler Reiz, der aufgrund einer mehrmaligen Koppelung mit einem unbedingten Reiz (UCS) eine gelernte oder bedingte Reaktion auslöst.
- **Bedingte Reaktion** (conditioned response – **CR**) ist eine erlernte Reaktion, die durch einen bedingten Reiz (CS) ausgelöst wird.

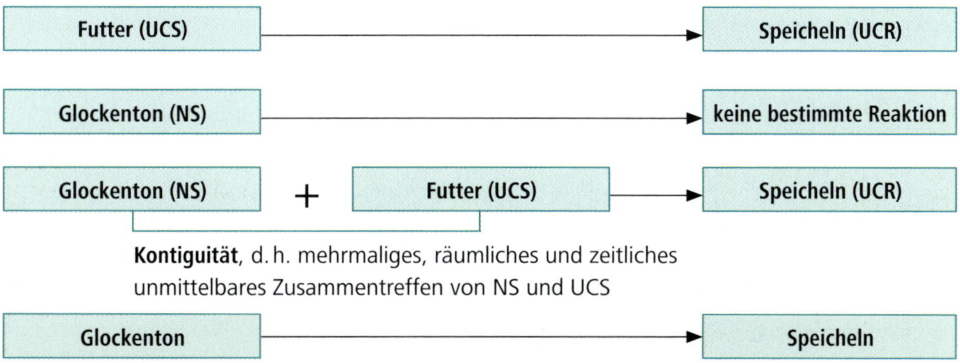

Klassische Konditionierung nach Pawlow am Beispiel des Speichelflusses bei Hunden

Definition

Klassisches Konditionieren ist der Prozess der wiederholten Koppelung eines neutralen Reizes mit einem unbedingten Reiz, wobei der ursprünglich neutrale Reiz eine bedingte Reaktion auslöst.

2.1.3 Anwendung der klassischen Konditionierung auf die Krankenpflege

Das klassische Konditionieren ist für den Menschen vor allem dort bedeutsam, wo Reize, die angeborene emotionale Reaktionen wie Schmerz, Furcht und Angst auslösen, mit neutralen Reizen wie Gebäuden, Begriffen, Gegenständen, Bildern etc. verknüpft werden.

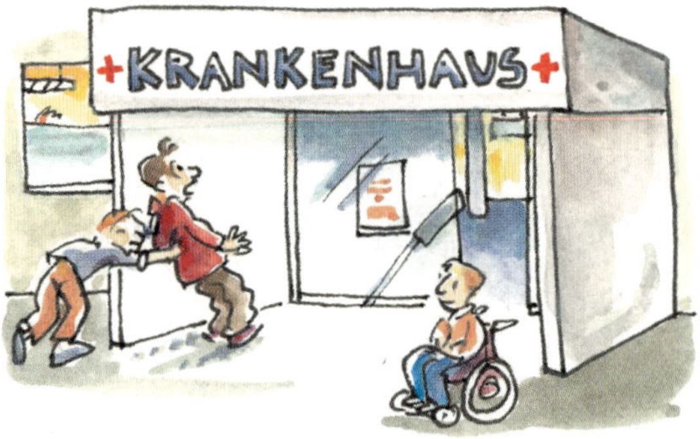

Ein Patient wird von seinem Hausarzt zum Zwecke einer Magenspiegelung ins Krankenhaus eingewiesen. Die Magenspiegelung ist für den Patienten mit großen Ängsten und Unwohlsein verbunden. Der Patient ist seitdem traumatisiert und bekommt schon beim Anblick eines Krankenhauses Herzklopfen und ein Gefühl der Angst, Beklommenheit und des Unwohlseins. Dies führt dazu, dass er in der Folgezeit Krankenhäuser meidet, auch wenn es sich nur um einen Krankenbesuch handelt.

Schematisch lässt sich dieser Vorgang folgendermaßen darstellen:

Magenspiegelung (UCS) ⟶ **Gefühle von Angst, Unwohlsein (UCR)**

Krankenhaus (NS) ⟶ **keine bestimmte Reaktion**

Krankenhaus (NS) + **Magenspiegelung (UCS)** ⟶ **Gefühle von Angst, Unwohlsein (UCR)**

Kontiguität, d. h. räumliches und zeitliches unmittelbares Zusammentreffen von NS und UCS

Krankenhaus (CS) ⟶ **Gefühle von Angst, Unwohlsein (CR)**

Gesetz der Kontiguität:

Erst durch räumlich und zeitlich unmittelbares Aufeinandertreffen von neutralem und unbedingtem Reiz erfolgt eine Verknüpfung beider Reize. Die Kontiguität entscheidet darüber, ob etwas gelernt wird oder nicht. Je nach Stärke des Reizes sind Wiederholungen nötig oder nicht. Bei ausreichender Stärke des Reizes genügt bereits ein einmaliges Zusammentreffen des neutralen Reizes (NS) mit dem unbedingten Reiz (UCS).

Reizgeneralisierung:

Sie liegt vor, wenn nicht nur auf den Reiz reagiert wird, der eine konditionierte Reaktion bewirkt hat, sondern auch auf Reize, die dem ursprünglichen ähnlich sind. So werden in dem angeführten Beispiel bei dem Patienten sich die Gefühle von Angst und Unwohlsein nicht nur beim Anblick des Krankenhauses, sondern auch von medizinischen Schläuchen und der weißen Berufskleidung von Ärzten und Gesundheits- und Krankenpflegern einstellen. Bereits das Hören des Wortes „Krankenhaus" kann bei Patienten diese Reaktionen auslösen.

Viele unserer Zu- und Abneigungen und die damit verbundenen Verhaltensweisen lassen sich auf solche Konditionierungsprozesse zurückführen. Einige Gefühlsreaktionen, insbesondere konditionierte Ängste, sind gegenüber einer Löschung sehr widerstandsfähig. Vielfach sind spezielle therapeutische Techniken notwendig, um die konditionierten Ängste wieder zu löschen. Solche Techniken sind **Gegenkonditionierung** und **systematische Desensibilisierung**.

Gegenkonditionierung

D. h. Konditionierung auf einen neuen Reiz. Sie wird eingesetzt, um eine erworbene Reiz-Reaktions-Verbindung abzubauen. Es wird ein angenehmer Reiz gesetzt, z. B. in Form einer freundlichen Gesundheits- und Krankenpflegerin. Das negative Bild des Krankenhauses wird nun mit dem positiven Bild gekoppelt, das die Gesundheits- und Krankenpflegerin vermittelt. Wenn die positiven Eindrücke überwiegen, kann die Angstreaktion verlernt werden.

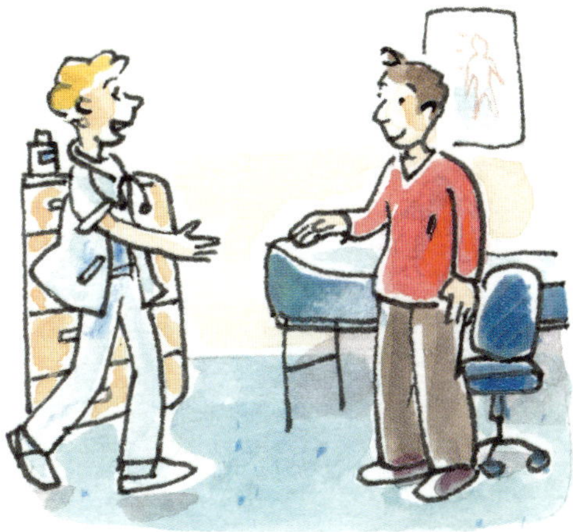

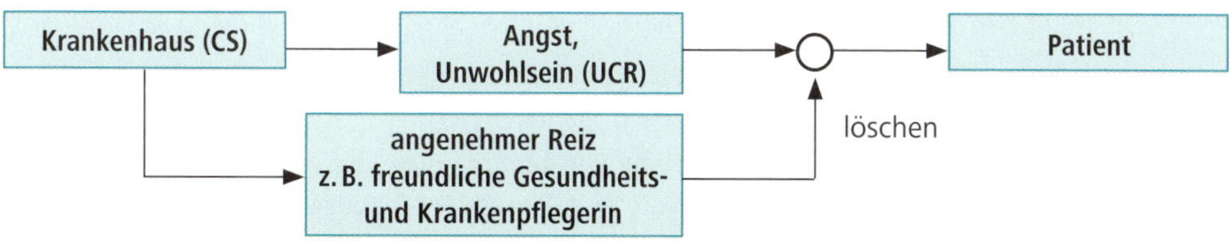

Prinzip des Lernens durch Gegenkonditionierung

Systematische Desensibilisierung

Dies ist eine der ältesten und gebräuchlichsten Strategien zur Angstüberwindung. Dieser Technik liegt der Gedanke zugrunde, dass der eigentlich Angst auslösende Vorgang (z. B. eine schwere Operation) verbunden ist mit zahlreichen anderen Situationen und Vorgängen. Diese hängen direkt oder indirekt mit dem eigentlichen Angst auslösenden Vorgang zusammen, erinnern den Patienten also daran und bewirken dadurch Angst. Je weniger eine Situation mit dem zentralen Angstprozess zu tun hat, umso weniger Angstenergie wird er beim Betreffenden mobilisieren. Man spricht hier auch von **Angsthierarchie**. Nachstehende Auflistung zeigt ein Beispiel für eine Angsthierarchie bei Ängsten vor einer Operation.

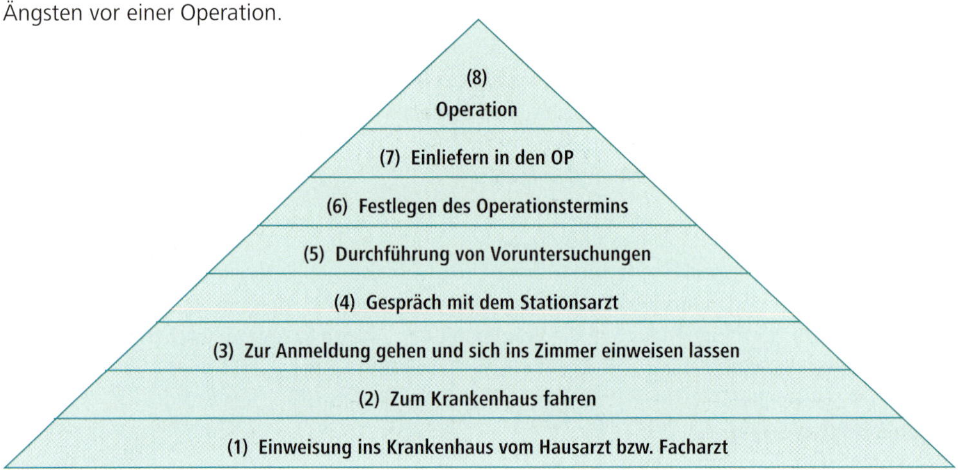

Beispiel einer Angsthierarchie

Bei der systematischen Desensibilisierung bearbeitet der Patient mithilfe einer Entspannungstechnik mental jede Hierarchieebene solange, bis die Situation nicht mehr angstbeladen ist, d. h. er stellt sich die Situation bildhaft vor (visualisieren). Hierbei beginnt er bei der untersten Hierarchieebene, bei der am wenigsten Angst aufkommt. Schrittweise arbeitet er sich vor bis zur obersten, maximal Angst auslösenden Ebene. Nach Möglichkeit sind diese Maßnahmen mit Entspannungstechniken wie dem Hören meditativer Musik oder autogenem Training zu koppeln.

Gegenkonditionierung und systematische Desensibilisierung sind therapeutische Techniken, die helfen, extreme Ängste abzubauen. Gesundheits- und Krankenpflegerinnen können sich dieses Prinzip zu eigen machen, indem sie Situationen und Objekte, die für die Patienten neu und Angst erzeugend sind, mit angenehmen und Sicherheit erzeugenden Reizen verbinden.

2.2 Operantes Konditionieren

2.2.1 Allgemeines

Bei Pawlow kam der Lernvorgang ohne eigenes Zutun des Hundes, also ohne ein bestimmtes Verhalten, nur durch ein zeitliches Koppeln zweier Reize von außen zustande. Beim operanten Konditionieren hingegen spielt das eigene Verhalten eine zentrale Rolle. Ein Forscher, der auf diesem Gebiet besonders bekannt wurde, war Burrhus F. Skinner (1904–1990). Er experimentierte vorwiegend mit Ratten und Tauben und interessierte sich dabei vor allem für die Frage, welche Wirkung Belohnung oder Strafe (positive oder negative Konsequenz) auf ein Verhalten hat.

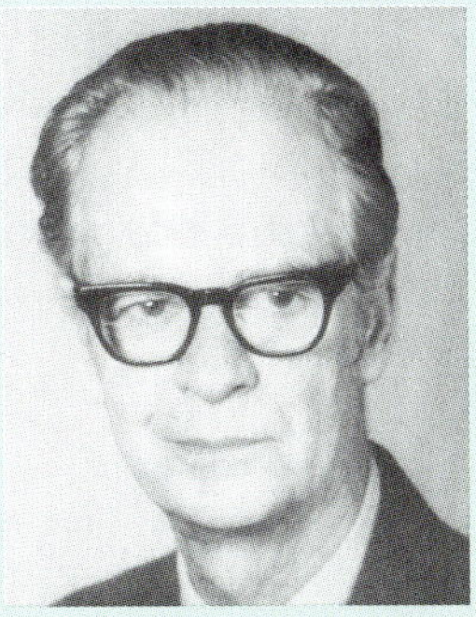

Burrhus F. Skinner

Zur Person:

- 1904 in Susquehanna/Panama als Sohn eines Rechtsanwalts geboren
- 1922: Eintritt ins Hamilton College, New York, mit dem Ziel, Schriftsteller zu werden
- 1926: Prädikatsexamen in Englisch und Griechisch
- nach einigen Jahren schriftstellerischer Tätigkeit Psychologiestudium an der Harvard University
- 1931: Promotion in experimenteller Psychologie, wo er bis 1936 arbeitete
- danach Dozent an der University of Minnesota, wo er seine berühmte Lerntheorie entwickelte
- 1948: Psychologieprofessor an der Harvard University; hier entwickelte er die nach ihm benannte Skinnerbox, eine Apparatur, die die präzise Registrierung und statistische Auswertung des Verhaltens von Tieren, insbesondere Ratten und Tauben, erlaubt
- in den 50er-Jahren beschäftigte er sich mit der Weiterentwicklung seiner Methoden zum programmierten Lernen

Beschreibung des Experimentes von Skinner

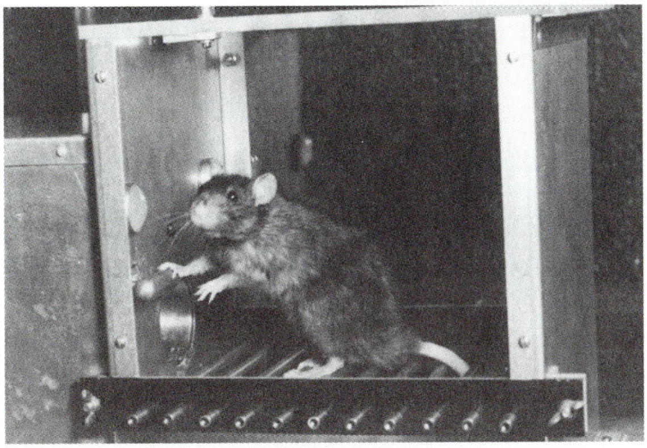

Versuchsanordnung von B. F. Skinner

Die Skinnerbox besteht aus einem kleinen Käfig, in dem sich ein Hebel befindet. In diesen Käfig wird eine hungrige Ratte gesperrt. Die Ratte zeigt nun eine große Anzahl verschiedenster Verhaltensweisen: Sie setzt sich auf die Hinterbeine, schnüffelt herum, versucht an den Wänden empor zu klettern. Im Laufe der Zeit drückt sie auch zufällig oder bewusst den Hebel hinunter, woraufhin ein Futterklümpchen in den Käfig der Ratte fällt. Gewöhnlich lernt das Tier sehr rasch den Zusammenhang zwischen Hebeldrücken und Futtererhalt und wird nun entsprechend zielstrebig den Hebel zur Futterbeschaffung betätigen. Das Futtergeben ist die Belohnung für das Drücken des Hebels. Es stellt gewissermaßen den Verstärker für das Hebeldrücken dar. Deshalb wird diese Lerntheorie auch als **Lernen durch Verstärkung** oder **Lernen durch Erfolg** bezeichnet.

Definition

Lernen durch Verstärkung ist der Prozess, bei dem ein Verhalten, das angenehme Konsequenzen herbeiführt oder unangenehme Situationen beseitigt, vermehrt auftritt.

Diese Lerntheorie nennt man auch **operant**, weil das Tier erst eine ganz bestimmte Operation (das Hebeldrücken) vollziehen muss, ehe der Verstärker (das Futter) erfolgt. Weil das Tier bei der Futtersuche zunächst willkürlich die verschiedensten Dinge ausprobiert hat, spricht man hier auch von **Lernen durch Versuch und Irrtum** (trial and error). Eine weitere Bezeichnung, die sich hier eingebürgert hat, ist **Lernen durch Erfolg**, da das Betätigen des Hebels für die Ratte mit dem Erfolgserlebnis des Futtererhalts verbunden ist. Außerdem spricht man vom **instrumentellen Konditionieren**, weil die Ratte ein Verhalten als Instrument einsetzen kann, um eine Belohnung zu bekommen.

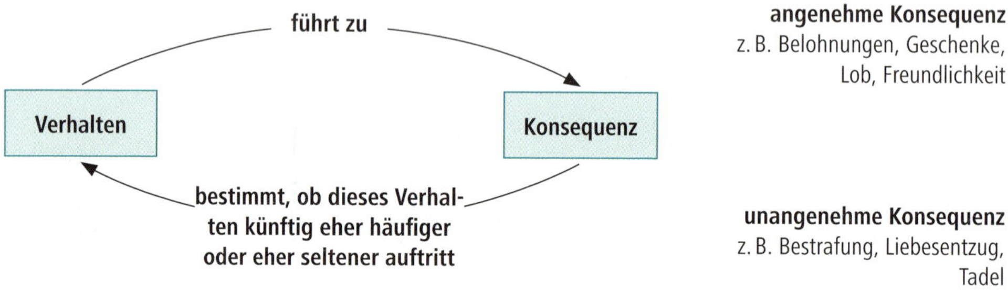

2.2.2 Erklärung der Skinner'schen Terminologie

2.2.2.1 Verstärkung

> **Definition**
>
> **Verstärkung ist der Prozess, der dazu führt, dass ein bestimmtes, zweckgerichtetes Verhalten (operantes Verhalten) künftig eher häufiger auftritt (höhere Auftrittswahrscheinlichkeit).**

Kontinuierliche Verstärkung
erfolgt immer sofort und stetig, wenn ein erwünschtes Verhalten gezeigt wird. Durch kontinuierliche Verstärkung wird schneller gelernt. Bei ausbleibender Verstärkung wird das gelernte Verhalten aber auch wieder schneller verlernt.

Immer wenn eine Gesundheits- und Krankenpflegerin für eine erkrankte Kollegin eine Nachtschicht übernimmt, erhält sie einen Strauß Blumen und eine Freikarte fürs Kino. Dies führt dazu, dass die Gesundheits- und Krankenpflegerinnen bereitwilliger solche Dienste übernehmen.

Intermittierende Verstärkung
erfolgt nur ab und zu, entweder nach einer bestimmten oder ungefähren Anzahl von gewünschten Verhaltensweisen oder nach Ablauf einer festen oder variablen Zeitspanne. Durch intermittierende Verstärkung wird zwar langsamer, aber dauerhafter gelernt.

Die Gesundheits- und Krankenpfleger erhalten für jede übernommene Nachtschicht zwei zusätzliche Urlaubstage.

Differenzielle Verstärkung
besteht darin, erwünschtes Verhalten positiv zu verstärken und unerwünschtes Verhalten nicht zu beachten. Dieses Nichtbeachten führt in vielen Fällen zur Löschung des Verhaltens.

Der Patient nörgelt ständig am Essen. Das Pflegepersonal reagiert nicht darauf. Dies kann dazu führen, dass der Patient das Nörgeln unterlässt.

Mithilfe der differenziellen Verstärkung lassen sich unerwünschte Verhaltensweisen wie Störverhalten, Aggressionen, Leistungsversagen und soziales Isolationsverhalten abbauen.

2.2.2.2 Verstärker

Definition

Ein Verstärker ist jeder Reiz, der eine Verstärkung bewirkt.

Positive Verstärker
sind Reize, die durch ihren Einsatz dazu führen, dass ein Verhalten eher vermehrt auftritt. Wird ein positiver Verstärker (z. B. Lob, Belohnung) regelmäßig im Anschluss an ein gezeigtes Verhalten eingesetzt, so spricht man von einer **positiven Verstärkung**.

Der Gesundheits- und Krankenpfleger lobt den Patienten dafür, dass er so fleißig sein Muskeltraining durchführt. Dies bestärkt den Patienten in der weiterhin konsequenten, eventuell sogar vermehrten Durchführung des Muskeltrainings.

Gesundheits- und Krankenpflegerin Alexandra übernimmt einen Nachtdienst für eine erkrankte Kollegin. Die Stationsleitung honoriert dies und gewährt Alexandra einen Tag zusätzlichen Sonderurlaub. Dies führt dazu, dass sie künftig vermehrt solche Vertretungen übernimmt.

Negative Verstärker
sind Reize, die durch ihre Entfernung dazu führen, dass ein Verhalten eher vermehrt auftritt. Wird ein negativer Verstärker regelmäßig entfernt, so spricht man von einer **negativen Verstärkung**.

Ein Patient leidet unter Kopfschmerzen. Der Arzt verabreicht ihm deshalb eine Kopfschmerztablette. Die Kopfschmerzen bessern sich dadurch. Hat der Patient später erneut Kopfschmerzen, so wird er wahrscheinlich wieder zur Kopfschmerztablette greifen.

Ein Gesundheits- und Krankenpfleger fühlt sich ständig überlastet und gestresst und ist deshalb oft schlecht gelaunt. Bei einer Bekannten macht er die Erfahrung, wie entspannend und harmonisierend klassische Musik von Bach auf ihn wirkt. In künftigen Stresssituationen wird er dann vermutlich gezielt entsprechende Musik hören.

Es werden zwei Formen negativer Verstärkung unterschieden:

- **Fluchtlernen** ist dann gegeben, wenn eine Person in eine bedrohliche Situation gerät und Maßnahmen ergreift, dieser zu entfliehen.

Eine Gesundheits- und Krankenpflegerin entdeckt auf dem Dienstplan, dass sie zusammen mit einem Arzt eingeteilt ist, den sie nicht leiden kann. Unter einem Vorwand bittet sie die Stationsleitung, ihren Dienst zu verschieben.

- **Vermeidungslernen** liegt vor, wenn eine Person rechtzeitig Vorsorge trifft, um ein unangenehmes Ereignis vorbeugend zu vermeiden.

  Die Gesundheits- und Krankenpflegerin überredet wortreich die Stationsleitung, sie künftig nicht mehr mit dem ungeliebten Arzt zusammen einzuteilen.

Primäre Verstärker

Der Mensch besitzt eine Reihe von angeborenen oder primären Bedürfnissen wie Hunger, Durst, Schlaf usw. Jedes Reizereignis, das eines oder mehrere dieser Grundbedürfnisse unmittelbar befriedigen kann, ist ein primärer Verstärker. Nahrung, Flüssigkeit, Schlafperioden sind also primäre Verstärker.

Sekundäre Verstärker

Sekundäre Verstärker sind dagegen solche Reize, die ursprünglich nicht verstärkend wirkten, sondern erst durch wiederholtes Zusammenkommen mit primären Verstärkern selbst zu Verstärkern werden.

Eine ältere Patientin hat Einschlafprobleme und fühlt sich morgens oft wie gerädert. Sie weiß aber aus Erfahrung, wenn sich Gesundheits- und Krankenpflegerin Irina zu ihr ans Bett setzt, sich mit ihr unterhält und ihr die Hand hält, schläft sie deutlich besser und ruhiger. Sie bittet sie deshalb, sich abends öfter zu ihr ans Bett zu setzen.

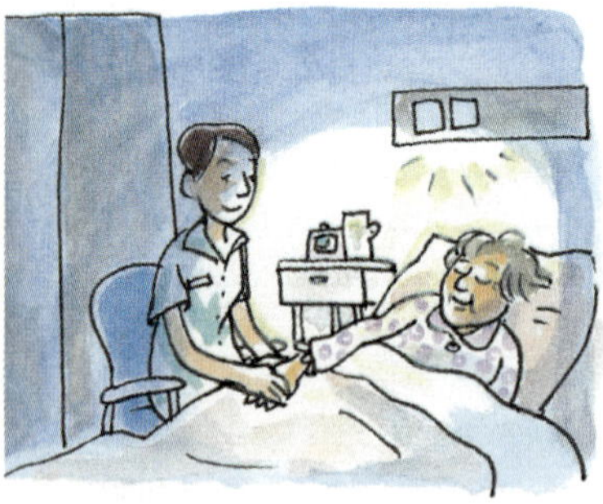

Die Psychologen Alan D. Ross und Franz Petermann beschreiben fünf Bedingungen, die bei der Verstärkung beachtet werden sollten, um ein erwünschtes Verhalten herbeizuführen und zu festigen:

- **Kontingenz**
  Wenn das zu lernende Verhalten auftritt, muss eine Verstärkung einsetzen.
- **Folgerichtigkeit**
  Wird das erwünschte Verhalten nicht mehr gezeigt, sollte die Verstärkung sofort beendet werden.
- **Reihenfolge**
  Eine Verstärkung sollte immer erst im Anschluss an das gewünschte Verhalten gezeigt werden.
- **Kontinuität**
  Um das gewünschte Verhalten schnell zu erreichen, sollte die Verstärkung immer unmittelbar auf das zu lernende Verhalten folgen.
- **Wiederholung**
  Eine Verstärkung, die wiederholt wird, führt zu einer Verfestigung des gewünschten Verhaltens. Zu Beginn sollte eine kontinuierliche Verstärkung angewendet werden. Um das gewünschte Verhalten dauerhaft zu festigen, ist eine intermittierende (zeitweise unterbrochene) Verstärkung am wirkungsvollsten. (vgl. Ross, Petermann, 1987, S. 21)

Mit den Prinzipien des operanten Konditionierens haben die Gesundheits- und Krankenpflegerinnen ein sehr machtvolles Instrument in der Hand, um dem Patienten gewünschtes Verhalten anzutrainieren. Ratsam ist es, positive Verhaltensweisen zu verstärken, anstatt negative Verhaltensmuster zu sanktionieren. Dies trägt merklich zu einer positiven Gesamtatmosphäre bei.

2.3 Lernen am Modell

2.3.1 Allgemeine Vorüberlegungen

Ein großer Teil der menschlichen Verhaltensweisen kann mit den Prinzipien des klassischen und operanten Konditionierens nicht erklärt werden. Vielmehr liegt den meisten menschlichen Verhaltensweisen Beobachtung und Nachahmung (Imitation) zugrunde. Dieses Verhalten wird auch Lernen am Modell (Modelllernen) genannt. Der Begründer dieser Lerntheorie ist Albert Bandura.

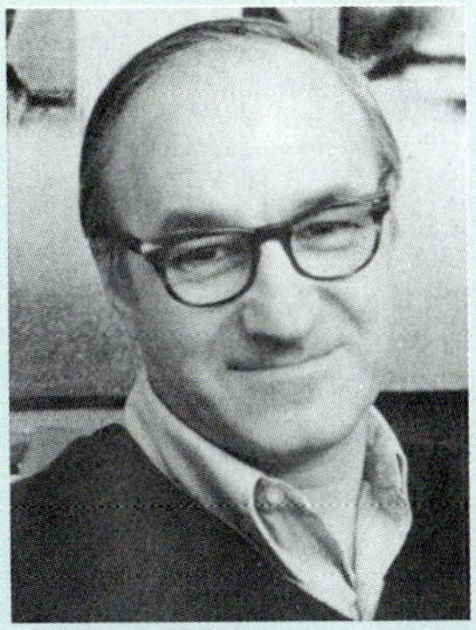

Albert Bandura

Zur Person:
- 1925 in Alberta/Kanada geboren
- Studium der Psychologie an der Universität von British Columbia
- anschließend Studium der klinischen Psychologie an der Universität von Iowa
- 1950 Forschungsarbeiten an der Stanford University über Interaktionsprozesse in der Psychotherapie und das Familienmuster, das Aggressivität bei Kindern erzeugt. Dabei stieß er auf die zentrale Rolle des Modelllernens bei der Persönlichkeitsentwicklung.
- Präsident der Amerikanischen Gesellschaft für Psychologie (American Psychological Association)
- seit 1953 Professor für Psychologie an der Stanford University

Nach Bandura werden nicht nur natürliche Modelle (real anwesende Personen) nachgeahmt, sondern auch symbolische Modelle wie der Held in einem Film oder Buch.

Definition

Lernen am Modell bezeichnet den Prozess, bei dem eine Person (Beobachter) sich Verhaltensweisen aneignet, die sie bei einer anderen Person (Modell) beobachtet hat. Als Ergebnis dieses Prozesses zeigt der Beobachter neues oder geändertes Verhalten.

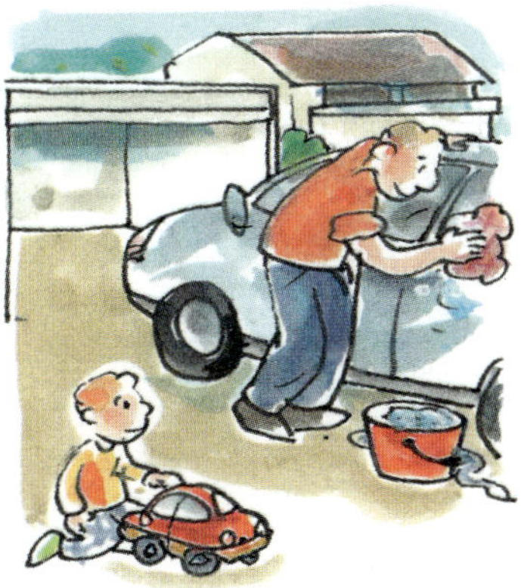

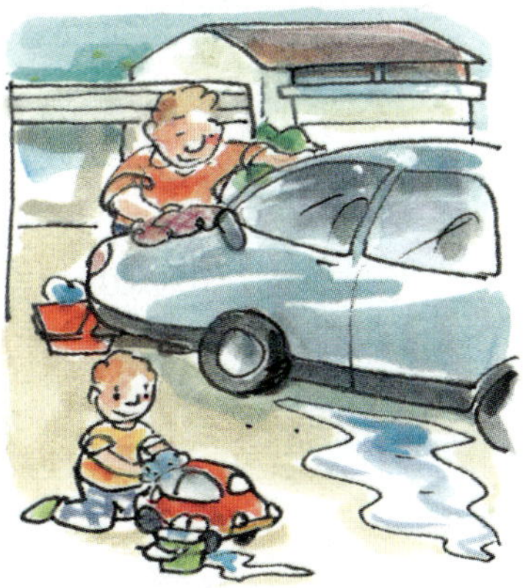

2.3.2 Phasen des Modelllernens

Bandura gliedert den Vorgang des Modelllernens in zwei Phasen mit jeweils zwei Teilprozessen:

1. Aneignungsphase	→ Aufmerksamkeitsprozesse → Gedächtnisprozesse
2. Ausführungsphase	→ Motorische Reproduktionsprozesse → Motivations- und Verstärkungsprozesse

Aufmerksamkeitsprozesse

Sie übernehmen eine der wichtigsten Funktionen des Modelllernens. Die exakte und gezielte Beobachtung ist daher eine unabdingbare Voraussetzung. Aufmerksamkeitsprozesse entscheiden darüber, was eine Person aus der Fülle der Einflüsse auswählt und beobachtet. Die Aufmerksamkeit hängt davon ab, wie nützlich ein Verhalten für uns ist. Wir achten wahrscheinlich weniger auf Verhaltensweisen, die für uns nur geringen Wert haben, sehr gängig und eher unauffällig sind, als auf solche, die komplex und schwierig auszuführen sind.

Die Verhaltensweisen von Menschen mit denen wir regelmäßig zu tun haben, werden am häufigsten beobachtet und daher auch am ehesten nachgeahmt. Menschen werden besonders gerne nachgeahmt, wenn:

- eine positiv emotionale Beziehung zu ihnen besteht
- sie attraktiv und sympathisch erscheinen
- sie erfolgreich, angesehen und kompetent sind und einen hohen sozialen Status besitzen
- sie dem Beobachter ähnlich sind, d.h. der Beobachter nimmt beim Modell ein Verhalten wahr, das er selbst realisieren möchte
- das Verhalten positive Konsequenzen nach sich zieht

Eine Stationsschwester zeigt einer Gesundheits- und Krankenpflegerin, wie sie bei einem Patienten einen Verband anlegen soll. Sie wird es am ehesten lernen, wenn zur Stationsschwester ein positives Verhältnis besteht, die Stationsschwester sympathisch, kompetent und auf der Station angesehen ist und das Verhalten angenehme Konsequenzen nach sich zieht, z.B. wenn sie von der Stationsschwester im Beisein des Patienten gelobt wird.

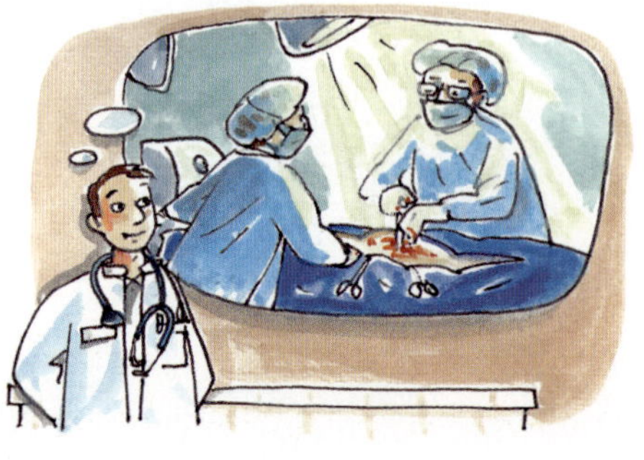

Gedächtnisprozesse

Damit beobachtete Informationen übernommen werden, müssen sie im Gedächtnis gespeichert werden. Dies geschieht in Form von Bildern, sprachlichen Umschreibungen oder begrifflichen Kennzeichnungen. Albert Bandura spricht hier von **symbolischer Repräsentation**. Er meint damit, dass Menschen abrufbare Vorstellungsbilder des Modellverhaltens entwickeln, die sie dann später wieder hervorrufen können.

Ein Chefarzt hat im OP scheinbar alle Fäden unsichtbar in der Hand. Die Mischung aus fachlicher Kompetenz, handwerklichem Geschick und offener Wesensart sichert ihm die Sympathien aller Mitarbeiter. Ein junger Assistenzarzt beobachtet ihn und orientiert sich unwillkürlich an ihm. Die Eindrücke kann er auf verschiedene Weise speichern:

- *bildhafte Vorstellung der Bewegungen des Chefarztes beim Erteilen von Anweisungen*
- *sprachliche Beschreibung wie ruhiges, aber bestimmtes Sprechen*
- *begriffliche Kennzeichnung des Modells als souveräner Mensch*

Motorische Reproduktionsprozesse

Eine Imitation erfordert vorgestellte Handlungen in tatsächliches Verhalten umzusetzen. Dafür sind gewisse motorische Fähigkeiten erforderlich. Beobachter, die über entsprechende motorische Fähigkeiten verfügen, werden das Verhalten vergleichsweise schneller nachahmen. Häufig muss der Prozess mehrmals wiederholt und korrigiert werden, bis das Verhalten gelernt ist.

Eine Physiotherapeutin zeigt einem Patienten nach einer Hüftoperation in der Klinik bestimmte Übungen, die er auch zu Hause durchführen kann. Erst durch ständige Wiederholungen und nach einer gewissen Zeit, wird der Patient in der Lage sein, die Übungen so geschickt, wie das beobachtete Modell durchzuführen.

Motivations- und Verstärkungsprozesse

Ob ein Beobachter ein Verhalten ausführt, hängt auch davon ab, welche Konsequenzen daraus entstehen. Motivationsprozesse spielen hierbei eine entscheidende Rolle. Dabei unterscheidet man die extrinsische und intrinsische Motivation. Die extrinsische Motivation ist gekennzeichnet durch eine positive Reaktion der Umwelt auf das Verhalten. So steigert z. B. ein Lob durch die Stationsleitung, von Angehörigen und Patienten die Freude an der Arbeit. Die intrinsische Motivation zeigt sich in der Zufriedenheit mit der eigenen Leistung. Bei extrinsischer und intrinsischer Motivation kann die Freude am Gelingen einer Handlung zu weiterem Engagement führen. Erfolgt auf die Ausführung eines Modellverhaltens keine oder eine negative Konsequenz, wird es unterlassen.

Ein Gesundheits- und Krankenpflegeschüler beobachtet auf der Kinderstation, wie eine Stationsschwester einem Kind Märchen erzählt. Er imitiert ihr Verhalten und erzählt einem kleinen Patienten eine schöne Geschichte. Das macht ihm selbst viel Freude (intrinsische Motivation). Erhält er für sein Verhalten von den Pflegekräften Anerkennung und Bewunderung (extrinsische Motivation), so wird er es in Zukunft häufiger zeigen, als wenn er mit keiner oder einer negativen Konsequenz rechnen muss.

2.3.3 Effekte des Modelllernens

Nach Bandura können Modelle beim Beobachter drei Lerneffekte bewirken:

Modellierender Effekt

Der Beobachter erlernt neue Verhaltensweisen, die in seinem bisherigen Verhaltensrepertoire noch nicht vorhanden waren und kann dieses dann erweitern. Der Beobachter kann soziale Verhaltensweisen erlernen wie z. B. Regeln einhalten und Konflikte gewaltfrei lösen, motorische Fähigkeiten wie Fahrrad fahren und Essen mit Stäbchen, aber auch Gruppennormen, Einstellungen und den Abbau von Vorurteilen gegenüber Minderheiten.

Enthemmender und hemmender Effekt

Das Auftreten von bereits erlerntem Verhalten kann gehemmt werden oder bestehende Hemmungen können gelockert werden. Ist die Modellperson mit ihrem Verhalten erfolgreich, kann dies beim Beobachter dazu führen, dass bislang nur latent vorhandene Verhaltensmuster enthemmt werden. Wird die Modellperson für ein Verhalten bestraft, dann wird dieses Verhalten beim Beobachter gehemmt.

Abteilung A eines Krankenhauses verschafft sich bei der Genehmigung von finanziellen Mitteln und medizinischen Geräten Vorteile mittels Abrechnung von nicht ausgeführten Leistungen. Eine andere Abteilung erfährt davon und beginnt nun ihrerseits, die Leistungsaufstellungen zu manipulieren (enthemmender Effekt).

Umgekehrt könnte es sein, dass in Abteilung A aufgrund von aufgedeckten Abrechnungsmanipulationen die verantwortlichen Ärzte entlassen werden. Um nicht auch in Misskredit zu geraten, kann dies bei Nachbarabteilungen dazu führen, dass sie ihre Abrechnungen noch besser kontrollieren als bisher (hemmender Effekt).

Auslösender Effekt

Der Beobachter versteht das Verhalten eines Modells als Hinweis, dasselbe zu tun.

Gesundheits- und Krankenpfleger Thomas geht regelmäßig eine halbe Stunde vor dem regulären Dienstschluss nach Hause. Eine Kollegin beobachtet dies eine geraume Zeit, ohne jedoch feststellen zu können, dass dies in irgendeiner Form geahndet würde. Sie folgt nun dem Beispiel von Thomas und geht ebenfalls verfrüht nach Hause.

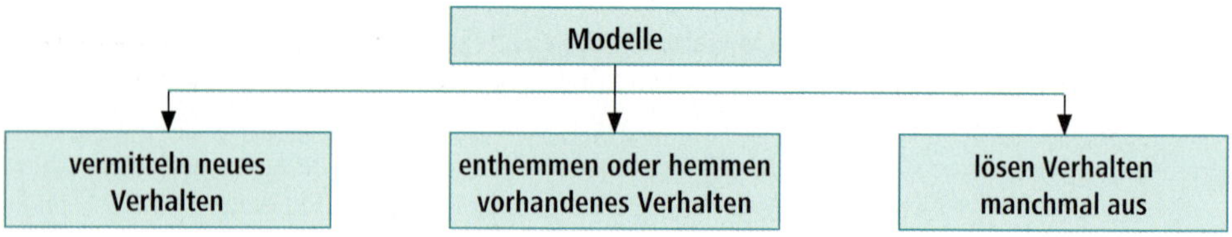

Die wichtigsten Bedingungen für die Nachahmung eines Modells sind:

- Das Modell muss vom Beobachter als Person akzeptiert werden
- Das Modell muss als nachahmenswerte Persönlichkeit in Betracht kommen. Dies ist vor allem dann der Fall, wenn das Modell sympathisch, angesehen und kompetent ist und mit seinen Handlungen Erfolg hat.

Auch Ärzte und Gesundheits- und Krankenpfleger haben eine Modellfunktion. Sie sollten sich darüber im Klaren sein, dass ihr gesamtes soziales Verhalten eine Vorbildfunktion für Kollegen und auch Patienten darstellt.

Ein Stationsarzt ist stets freundlich, heiter und offen zum gesamten Klinikpersonal, ungeachtet des jeweiligen Dienstrangs. Seine unkomplizierte Art schafft auf der Station ein freundschaftliches und angenehmes Klima, das sich auf die Mitarbeiter überträgt.

2.4 Lernen durch Einsicht

2.4.1 Allgemeine Vorüberlegungen

Die Theorie des Lernens durch Versuch und Irrtum (operantes Konditionieren) entwickelte sich in den USA bereits vor den Forschungen von Burrhus Skinner durch einen Forscher namens Edward L. Thorndike (1874–1949). Er experimentierte mit Katzen, die er in einen Käfig sperrte, vor dem ein Futternapf aufgestellt war. Etwa zur gleichen Zeit entwickelte sich in Deutschland eine Gegenbewegung, die **Gestaltpsychologie**. Sie widersprach der Annahme Thorndikes, dass der Mensch vorwiegend durch Versuch und Irrtum lerne. Ihre Anhänger waren der Überzeugung, dass **Menschen ihre Probleme durch Einsicht lösen**. Durch Nachdenken und Erfassen der Ganzheit einer Struktur finden Menschen Strategien zur Bewältigung von Schwierigkeiten. Einer der bedeutendsten Vertreter der Gestaltpsychologie war der deutsche Psychologe Wolfgang Köhler (1887–1967).

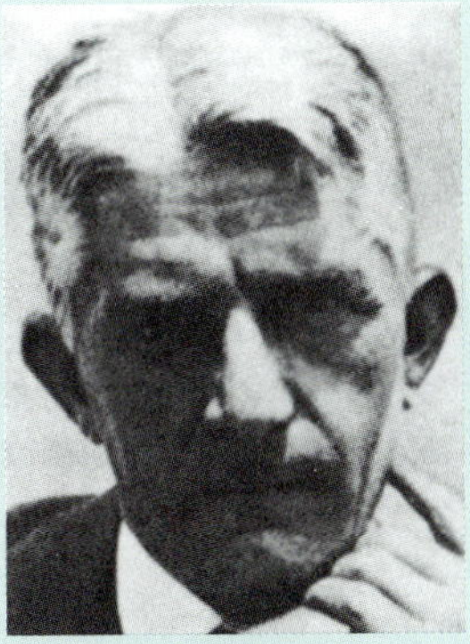

Wolfgang Köhler

Zur Person:

- 1887 in Reval Tallinn/Estland geboren, 1967 in Enfield/New Hampshire (USA) gestorben
- während des 1. Weltkriegs (1914–1918) auf Teneriffa interniert; in dieser Zeit experimentierte er dort vor allem mit Schimpansen und untersuchte ihre akustischen und optischen Wahrnehmungsreaktionen sowie deren Problemlösungsverhalten. Daraus entwickelte er Modelle in der Psychophysik und Hirnphysiologie von Wahrnehmungs- und Reproduktionsvorgängen.
- 1921–1935: Professor für Psychologie an den Universitäten Göttingen und Berlin
- 1935–1955: Professor für Psychologie am Swarthmore College und zuletzt am Dartmouth College (USA)
- Mitbegründer der Berliner Schule für Gestaltpsychologie
- erhielt zahlreiche Ehrendoktorate von amerikanischen und europäischen Universitäten, u. a. von der schwedischen Universität Uppsala

Das Experiment von Köhler

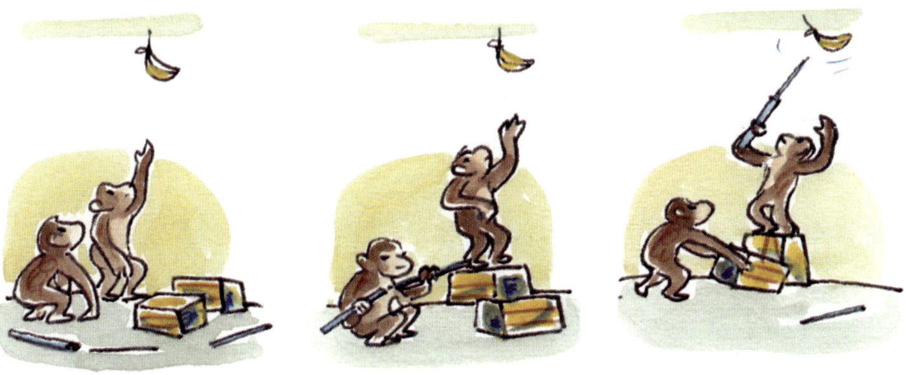

Köhler befestigte in einem Käfig eine Banane so hoch, dass die Schimpansen sie nicht erreichen konnten. Dann gab er den Tieren einige Kisten und Stäbe, die man ineinanderstecken konnte. Zunächst probierten die Schimpansen mit den Kisten und Stäben herum. Plötzlich fanden sie die Lösung. Sie stellten die Kisten aufeinander und angelten mit den ineinandergesteckten Stäben nach der Banane.

Köhler bezeichnete die Leistung, die zur Problemlösung führte, als **Umstrukturierung** und den Erkenntnisprozess, der die Problemlösung möglich machte, als **Einsicht**. Die Schimpansen haben eine schlechte Gestalt in eine gute Gestalt umgewandelt.

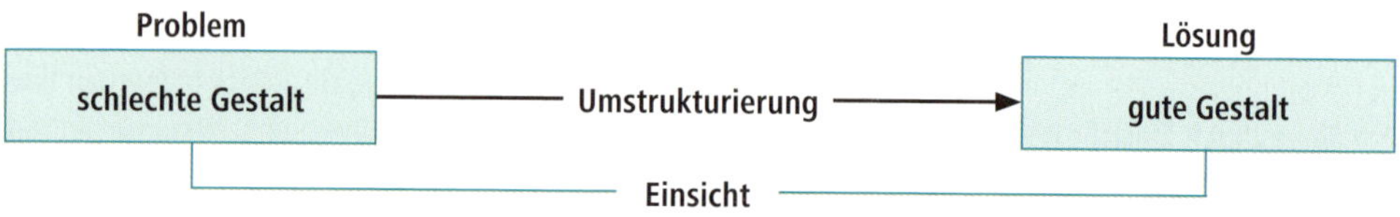

Die Forschungsergebnisse der Gestaltpsychologen führten zu der Erkenntnis, dass das Lernen bei höheren Lebewesen nicht nur auf Konditionierungsvorgängen beruht. Gerade Menschen sind häufig in der Lage, Probleme durch denkerische und schöpferische Akte zu lösen.

Definition

Lernen durch Einsicht beschreibt den Prozess der Aneignung oder Umstrukturierung von Wissen, der auf kognitiven Fähigkeiten beruht.

Die Stationsleiterin erstellt am Computer mithilfe eines Textprogramms eine längere Liste mit betreuten Patienten des zurückliegenden Jahres. Gegen Ende der Arbeit fällt ihr ein, dass sie die Liste alphabetisch sortieren muss. Nach einigen erfolglosen Versuchen erinnert sie sich an einen EDV-Kurs, bei dem sie mit einem bekannten Tabellenkalkulationsprogramm Daten sortierte. Schnell findet sie daraufhin in dem Textprogramm den entsprechenden Befehl und kann die Liste sortieren.

Die Stationsleiterin fand die Lösung plötzlich. Dies nennt man in der Psychologie einen Aha-Effekt, welcher typisch für diese Form des Lernens ist.

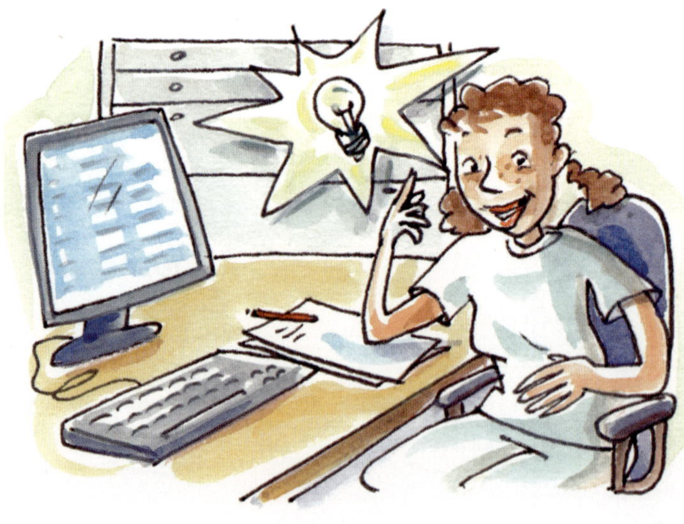

2.4.2 Phasen des Lernens durch Einsicht

(1) Auftreten des Problems
Ein Lebewesen hat ein bestimmtes Ziel, das es erreichen möchte. Es entsteht ihm daraus ein Problem, da es nicht weiß, wie es dieses Ziel erreichen soll. Die Diskrepanz zwischen dem Ist- und dem Sollzustand erzeugt Spannung und löst somit das Suchen nach einer Lösung aus.

(2) Probierverhalten
In dieser Phase werden bereits bekannte und bewährte Handlungsstrategien ausgeführt, um zur Lösung des Problems zu kommen. Bei Nicht-Erfolg wird meist eine Handlungspause eingelegt.

(3) Umstrukturierung
Die Situation wird denkend neu erfasst und umstrukturiert. Die einzelnen Elemente einer Situation werden solange miteinander kombiniert, bis sie sich zu einem sinnvollen Ganzen zusammenfügen.

(4) Einsicht und Lösung
Das Individuum kommt in dieser Phase zu einem Aha-Erlebnis. Die einzelnen Elemente fügen sich durch plötzliches Erkennen zu einem sinnvollen Ganzen zusammen. Das Erkennen der Beziehung zwischen den einzelnen Elementen stellt zugleich deren Lösung dar.

(5) Anwendung
In dieser Phase setzt umgehend ein Handlungsprozess ein, indem die gedanklich gefundene Lösung ausgeführt wird. Bei Erfolg wird er beibehalten.

(6) Übertragung (Transfer)
Die gefundene Lösung wird eingeübt und kann per Lerntransfer auf Ähnliches übertragen werden.

Lernen durch Einsicht

Vorteile	Grenzen
Durch diese Lernform wird der Mensch zu einem aktiven und eigenständigen Wesen, das seine Umwelt selbst gestalten kann.	Die problematische Situation muss überschaubar sein, damit eine Lösung gefunden werden kann.
Die Lösungen können mit Kollegen erörtert und diskutiert werden, und sie werden meist auch besser behalten, weil eine aktive Auseinandersetzung mit dem Problem stattfindet.	Voraussetzung für das Lernen durch Einsicht sind geistige Fähigkeiten des Lernenden.
Viele Problemlösestrategien sind transferierbar, d. h. sie können auf andere Situationen übertragen werden. (So kann die Stationsleiterin bei einem ähnlichen Problem beim nächsten Mal schneller die Aufgabe zu Ende bringen.)	Lernen durch Einsicht erfordert Zeit und kann deshalb nicht immer eingesetzt werden.

2.5 Übungen und Fragen zur Selbstkontrolle

Übungen

Ordnen Sie folgende Fallbeispiele den drei Lerneffekten modellierender Lerneffekt, enthemmender und hemmender Effekt sowie auslösender Effekt zu.

a) Der Gesundheits- und Krankenpflegeschüler schaut der Lehrschwester genau zu, um die Handgriffe und Bewegungen zu lernen, die zum Spritze setzen nötig sind. Es zeigt sich, dass der Schüler durch die Beobachtung viel präziser und schneller die Vene findet, als wenn er es ohne Beobachtung versucht hätte.

b) Eine Großreinemacheaktion auf einer Station löst auf anderen Stationen ähnliche Reaktionen aus.

c) Die Stationsleitung neigt dazu, auf ihrer Station ihre schlechte Laune an den Gesundheits- und Krankenpflegeschülern auszulassen. Die negative Stimmung überträgt sich auf die Schüler, die nun ihrerseits unfreundlich bei den Patienten auftreten.

Fragen

1. Was versteht man unter Lerntheorien?
2. Welche Lerntheorien kennen Sie?
3. Bestimmen Sie den Begriff klassische Konditionierung.
4. Stellen Sie die wichtigsten Begriffe und Gesetzmäßigkeiten des klassischen Konditionierens dar.
5. Welche Bedeutung hat das klassische Konditionieren für die Krankenpflege?
6. Erläutern Sie anhand von Beispielen die Begriffe Gegenkonditionierung und systematische Desensibilisierung.
7. Wie hieß der Vertreter des operanten Konditionierens?
8. Formulieren Sie die wichtigsten Begriffe und Gesetzmäßigkeiten des operanten Konditionierens.
9. Stellen Sie anhand von Beispielen die Bedeutung des operanten Konditionierens für die Krankenpflege dar.
10. Was versteht man unter Lernen am Modell?
11. Wie hieß der Begründer dieser Lerntheorie?
12. Welche Phasen des Modelllernens werden unterschieden?
13. Beschreiben Sie anhand von Beispielen aus dem Krankenhaus die Effekte des Modelllernens.
14. Erläutern Sie den Begriff Lernen durch Einsicht.
15. Nennen Sie den Namen des Vertreters dieser Lerntheorie.
16. Formulieren Sie die Phasen des Lernens durch Einsicht.
17. Erläutern Sie die Vorteile und Grenzen des Lernens durch Einsicht.

3 Motivation: Die Frage nach den Beweggründen unseres Verhaltens

Die Psychologie hat es schon immer interessiert, warum Menschen ein ganz bestimmtes Verhalten zeigen, warum sich jemand in einer ganz bestimmten Situation so und nicht anders verhält. Solche von außen nicht erkennbaren Beweggründe, die menschliches Verhalten und Handeln aktivieren und dieses auf ein bestimmtes Ziel hin steuern, werden als **Motive** bezeichnet.

3.1 Primäre und sekundäre Motive

Eine wichtige Unterscheidung von Motiven ist die Einteilung in primäre und sekundäre Motive. Primäre Motive sind biologisch vorgegeben, also dem Menschen angeboren. Man bezeichnet sie deshalb auch als biologische Triebe. Sekundäre Motive werden im Laufe der Sozialisation erlernt bzw. erworben.

Zu den **primären Motiven** zählen alle für das Überleben des Menschen notwendigen Bedürfnisse wie z. B. Nahrungsaufnahme (Hunger, Durst), Schlafen, Atmen (Sauerstoffzufuhr), Schmerzvermeidung sowie Licht und Wärme. Diese Bedürfnisse stellen sich in dem Maße ein, wie der Körper aus seinem inneren Gleichgewicht (Homöostase) gerät.

Sekundäre Motive sind nicht an biologische Mangelzustände gebunden, sondern werden im Laufe der Entwicklung eines Menschen durch den Umgang und die Erfahrungen mit anderen Menschen gelernt. Zu diesen sekundären Motiven gehören die Bedürfnisse nach Sicherheit, Anerkennung, Geselligkeit, Abwechslung u. a. Die Nichtbefriedigung dieser Bedürfnisse kann zu einer Störung der gesunden psychischen Entwicklung eines Individuums führen.

3.2 Die Bedürfnispyramide nach Abraham Maslow

Der Psychologe Abraham Maslow ordnete die Primär- und Sekundärmotive eines Menschen gemäß nachstehender Grafik in eine fünfstufige Hierarchie ein.

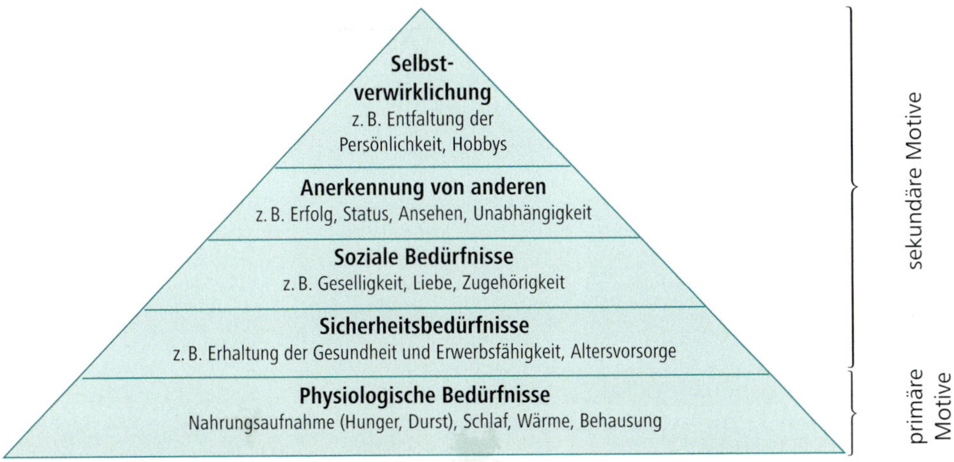
Selbst-
verwirklichung
z. B. Entfaltung der
Persönlichkeit, Hobbys
Anerkennung von anderen
z. B. Erfolg, Status, Ansehen, Unabhängigkeit
Soziale Bedürfnisse
z. B. Geselligkeit, Liebe, Zugehörigkeit
Sicherheitsbedürfnisse
z. B. Erhaltung der Gesundheit und Erwerbsfähigkeit, Altersvorsorge
Physiologische Bedürfnisse
Nahrungsaufnahme (Hunger, Durst), Schlaf, Wärme, Behausung
sekundäre Motive
primäre Motive

Bedürfnishierarchie nach Maslow

Die physiologischen Bedürfnisse (primäre Motive) bilden die Grundlage für das Überleben und stehen deshalb auf der untersten Stufe der Bedürfnispyramide. Sind die physiologischen Bedürfnisse befriedigt, beginnen die Bedürfnisse der nächst höheren Ebene das Verhalten zu bestimmen: die Sicherheitsbedürfnisse. Dazu zählen neben körperlicher Unversehrtheit auch ökonomische Sicherheit wie die Sicherheit des Arbeitsplatzes oder Unabhängigkeit. Auf der nächsten Ebene schließen sich die sozialen Bedürfnisse an. Zu diesen gehören Zuwendung, Freundschaft, Liebe, Akzeptiertwerden. Diese Bedürfnisse machen den Menschen zu einem „sozialen Wesen", das sich außerhalb von Familie oder Gruppe unvollkommen fühlt. Auf der vierten Bedürfnisebene werden Wünsche nach Wertschätzung und Anerkennung von anderen aktuell. Die Spitze der Bedürfnishierarchie bilden Motive der Selbstverwirklichung. Hier geht es vor allem darum, etwas kreativ zu entwickeln, sich selbst zu entfalten und eigene Fähigkeiten zur Geltung zu bringen. Dies kennzeichnet die Krönung menschlicher Existenz. Diese Bedürfnisse versucht der Mensch, nacheinander zu befriedigen. Hierbei geht er meist von unten nach oben vor, d. h. erst wenn die jeweils untere Ebene befriedigt ist, wendet er sich der nächst höheren Ebene zu. Wenn z. B. ein Patient starke Schmerzen hat, richtet er seine ganze Aufmerksamkeit auf die Beseitigung der Schmerzen. Andere Dinge wie Beruf, Familie oder Freizeit rücken in den Hintergrund.

3.3 Der Patient unter dem Blickwinkel der Bedürfnispyramide

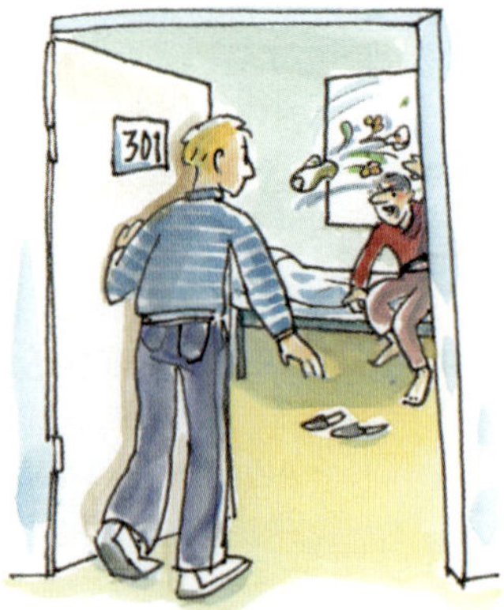

Grundvoraussetzung für menschliches Wohlbefinden schlechthin ist Gesundheit. Ist ein Mensch krank und liegt er gar im Krankenhaus, stellt dies eine elementare Beeinträchtigung seiner Bedürfnisbefriedigung dar. Die verschiedenen Bedürfnisebenen der Maslowschen Pyramide werden damit beim Patienten bestimmte Reaktionen hervorrufen, die von Fall zu Fall stark variieren können. Eine Übersicht möglicher Erlebens- und Verhaltensmuster gibt folgende Tabelle.

Motivationsart (Bedürfnis)			Vom Patienten z. B. erlebt als	mögliches Patientenverhalten
Personales („menschliches") Überleben	5	Bedürfnis nach Selbstentfaltung und Selbstverwirklichung (Bedürfnis nach Sinngebung, Ordnung und Freiheit, Persönlichkeitsbildung, Übernahme von Verantwortung für andere)	Einschränkung der Selbstentfaltungsmöglichkeiten, der eigenen Freiheit, der Möglichkeiten aktiver Teilnahme am Genesungsprozess, institutionelle Zwänge, Fehlen von abwechslungsreichen, fordernden Aufgaben	Verdrängen, Verschieben, Rationalisieren, Projizieren

		Motivationsart (Bedürfnis)	Vom Patienten z. B. erlebt als	mögliches Patientenverhalten
Psychosoziales Überleben	4	ichbezogene Bedürfnisse (Status, Macht, Autonomie, Geltungsstreben, Anerkennung durch andere)	Mangel an Möglichkeiten, des Geltungserwerbs, der Machtausübung, der Betätigung, Geltungsverlust, Hilflosigkeit, starke Abhängigkeit	Narzistisches Verhalten (z. B. Prahlen), Gefühl der Langeweile, innere Unruhe, Ichbezogenheit, übersteigerte Selbstbetrachtung, Betonung der Krankenrolle
	3	Soziale Bedürfnisse und Zugehörigkeitsbedürfnis (sozialer Kontakt, Akzeptiertsein)	Kontaktmangel, soziale Isolierung, Vereinsamungsgefühle, mangelnde Wertschätzung	sich zurückziehen, regressives Verhalten, Autismus, Aggressivität, Rückfall auf frühere Stufen der Entwicklung, z. B. in kindhafte Abhängigkeit
Physiologisches Überleben	2	Sicherheits- und Geborgenheitsbedürfnisse (innere und äußere Geborgenheit und Sicherheit, z. B. durch Gemeinschaft, Vorratshaltung, Vorsorge)	Ungesichertheit der eigenen Existenz und des Besitzstandes, Furcht vor Verlust des Arbeitsplatzes, der Unterkunft, des Einkommens, der Ersparnisse usw., Furcht vor Verlust der Sicherheit	Angst- und Furchtreaktionen, Depressionen, Apathie, Verhalten (übersteigerte Sorge um die eigene Gesundheit, ängstliche Betrachtung der eigenen Körperfunktionen)
	1	Grundbedürfnisse (physische Existenz: Essen, Trinken, Schlafen, Kleidung, Unterkunft)	Bedrohung und Gefährdung der eigenen körperlichen Unversehrtheit und des Lebens durch Krankheit	Angst- und Furchtreaktionen, hypochondrisches Verhalten, reaktive Depression, emotionale Erregung

(vgl. Kayser, 1980, S. 40)

Die Grafik zeigt, dass sich abhängig vom Bedürfnis, das der Kranke am meisten vermisst, unterschiedliche Verhaltensweisen und Reaktionsmuster einstellen. Herrschen bei den beiden unteren Bedürfnisebenen noch reine Reaktionsmuster vor, bei denen der Patient seine negativen Gefühle weitestgehend passiv erlebt, so wird er bei höheren Ebenen in bestimmter Weise aktiv. Je nach Mentalität reagiert er aggressiv, zieht sich in sich zurück, betont wortreich seine Rolle als Kranker etc. Auf diese Weise lassen sich aufgrund des gezeigten Verhaltens bedingt Rückschlüsse auf die jeweilige Gefühlslage des Patienten ziehen. Nur so ist es möglich, dem Patienten das zu geben, was er im Moment braucht, um so seine Genesung zu fördern.

3.4 Bedeutung der Motivation für die Krankenpflege

In der Krankenpflege steht das Pflegepersonal häufig vor der Aufgabe, einen Patienten dazu zu bringen, sich in bestimmter Weise zu verhalten oder seine Gewohnheiten und Einstellungen aufgrund einer vorhandenen Krankheit in bestimmten Punkten zu ändern. Häufig ist dies nicht einfach, weil der Patient z. B. aufgrund seines fortgeschrittenen Alters in seiner Lebensweise schon sehr eingefahren ist und Änderungen von daher sehr schwierig sind. Oftmals sind Patienten auch nicht einsichtig, was eine wünschenswerte Verhaltensänderung noch schwieriger macht. Wenn also medizinische Pflege neben der rein äußerlichen Pflege auch eine erziehende Wirkung anstrebt – die freilich nur auf das Umfeld der einer Krankheit zugrunde liegenden Verhaltensweise abzielen darf – sind fundierte Kenntnisse über Motive und Motivationsförderung unabdingbar.

Ein großer Teil der in Frage kommenden Motivationstechniken ergibt sich unmittelbar aus den Lerntheorien.

Beispiel für klassische Konditionierung:
Ein Patient soll zur Rehabilitation nach einem Arbeitsunfall für längere Zeit regelmäßig zu Hause gymnastische Übungen durchführen. Wird der Patient in der Klinik von einer freundlichen und sympathischen Physiotherapeutin angeleitet, so erfährt die Gymnastik eine positive Prägung und hat gute Chancen, auch zu Hause konsequent fortgeführt zu werden.

Beispiel für Operante Konditionierung:
Ein Gesundheits- und Krankenpfleger lobt einen Patienten für seine Bemühungen bei der morgendlichen Gymnastik. Dieses Lob bestärkt den Patienten in seinen Bemühungen, was dazu führen kann, dass er künftig regelmäßige Gymnastikübungen durchführt.

Beispiel für Modelllernen:
Die Patientin einer Reha-Klinik beobachtet bei einem anderen Patienten aufgrund dessen konsequent durchgeführten Übungen einen guten Fortschritt beim Genesungsprozess. Dies motiviert sie zu ebensolcher Disziplin bei der Durchführung ihrer Übungen.

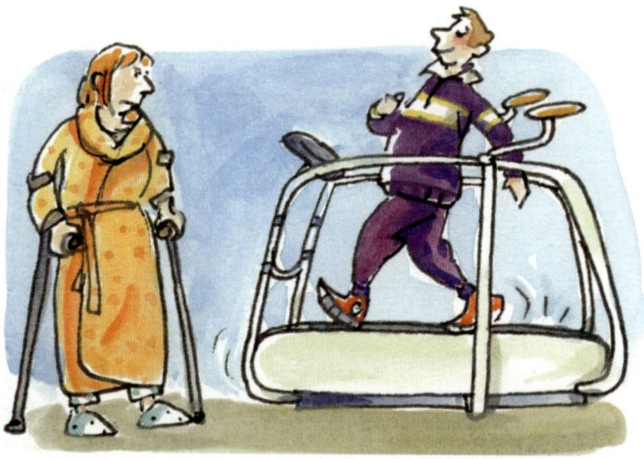

3.5 Fragen zur Selbstkontrolle

1. Bestimmen Sie den Begriff Motiv.
2. Grenzen Sie anhand von Beispielen primäre und sekundäre Motive voneinander ab.
3. Erläutern Sie die fünfstufige Bedürfnispyramide nach Abraham Maslow.
4. Stellen Sie die Bedürfnispyramide unter dem Blickwinkel des Patienten dar.
5. Welche Bedeutung haben Motive für den Bereich der Krankenpflege?

4 Gefühle

4.1 Definition

„Die Vernunft formt den Menschen, aber das Gefühl leitet ihn." Jean-Jacques Rousseau

Gefühle (auch Emotionen genannt) sind Grunderscheinungen des menschlichen Erlebens. Jeder Mensch hat sie und geht bewusst oder unbewusst damit um, unabhängig davon, ob er sie zeigt oder nicht. Gefühle sind all jene Zustände, über die sich die Innenwelt eines Menschen dem Bewusstsein mitteilt. Diese bezeichnet man auch als Ich-Zustände. Sie intensivieren oder schwächen die Wahrnehmung, verändern physiologische Prozesse und steuern das Verhalten. Bestimmte Objekte, Personen oder Situationen werden aufgrund von Gefühlen gemieden oder angestrebt.

Definition

Gefühle sind elementare Erlebnisqualitäten, die den Körper, die Psyche und das Verhalten des Menschen betreffen.

Der Psychologe Caroll E. Izard unterscheidet zehn unterschiedliche Gefühle, die auf der ganzen Welt und in jeder Kultur vorkommen. Diese sind:

- Interesse
- Überraschung
- Leid
- Scham
- Widerwillen
- Furcht
- Freude
- Verachtung
- Zorn
- Schuldgefühl

Daniel Goleman beschreibt in seinem bekannten Buch „Emotionale Intelligenz" (Deutscher Taschenbuch Verlag, 1997) Freude, Trauer, Wut und Angst als die vier Grundgefühle des Menschen. Es wird deutlich, dass unzählige Arten von Gefühlen existieren, die sich jeweils in weitere Formen unterteilen lassen, sodass eine einheitliche Klassifizierung nur schwer möglich ist. Gefühle lassen sich grob in **angenehme** (wie Freude, Glück, Liebe) oder **ungenehme** (wie Trauer, Angst, Ärger, Enttäuschung) einteilen. Eine weitere Unterteilung ist nach der jeweiligen **Intensität** möglich. So kann das Spektrum der Liebe reichen von Zuneigung, Sympathie über Verliebtsein bis hin zur Blind machenden Leidenschaft. Trauer reicht von leichter Verstimmung oder Kummer bis hin zu heftigem seelischem Schmerz.

Eine weitere Klassifikation besteht darin, zwischen Gefühlen und Affekten zu unterscheiden. **Gefühle** sind hiernach die Emotionen, die verbinden, während **Affekte** Emotionen sind, die trennen. Dieser Einteilung folgend gehören Liebe, Freundschaft, Mitgefühl und Verbundenheit zu den Gefühlen. Neid, Hass, Angst, Eifersucht, Minderwertigkeit und Schuld zählen dagegen zu den Affekten.

Eine in der Psychologie sehr gängige Einteilung unterscheidet fünf Arten von Gefühlen:

- **personale Gefühle:** Sie sind auf andere Personen gerichtet; z. B. Liebe, Hass, Zuneigung und Antipathie.
- **situative Gefühle:** Sie entstehen als Reaktion auf bestimmte Lebenssituationen; z. B. Freude, Besorgnis und Zorn.

- **kognitive Gefühle:** Sie entstehen aufgrund verinnerlichter Normen; z. B. Scham, Schuld und Selbstwertgefühle.

- **somatische Gefühle:** Sie entstehen aus der Wahrnehmung von Bedrohungen und werden von starken körperlichen Veränderungen begleitet; z. B. Angst- und Schreckgefühle.

- **ästhetische Gefühle:** Sie basieren auf der Wahrnehmung von Kunst und Literatur; z. B. Schönheit und Harmonie, aber auch Merkwürdigkeit und Fremdheit.

Auswirkungen von Gefühlen

- **Körperliche Auswirkungen**
  Gefühle bewirken in aller Regel körperliche Veränderungen wie erhöhten Hautwiderstand, Muskelanspannung, Erweiterung oder Verengung der Pupillen, Zittern, Verkrampfen, Schweißabsonderung, erhöhte Atem- und Herzfrequenz.

- **Mentale Auswirkungen**
  Gefühle lösen zudem Denkvorgänge aus (z. B. Bewusstwerdungsprozesse – man wird sich z. B. der Angst bewusst) und beeinflussen damit auch unser Handeln (z. B. man überlegt sich, wie man die Angst abmildern oder ganz löschen kann).

4.2 Spezielle Gefühle bei Patienten

Für den Umgang mit Patienten sind vor allem Gefühle wie **Angst** und **Scham** von Bedeutung. Angst ist in Krankenhäusern ein verbreitetes Phänomen. Patienten ängstigen sich vor Untersuchungen, Operationen, schmerzhaften Behandlungen, unheilbaren Krankheiten, medizinischen Apparaturen, ärztlichen Behandlungsfehlern und nicht zuletzt vor dem Sterben.

4.2.1 Angst

4.2.1.1 Arten der Angst

Angst ist zunächst einmal ein Gefühl, das wir in unserem Körper verspüren. Sie stellt einen Ich-Zustand dar, der als beklemmend, bedrückend und als unangenehm empfunden wird. Angst zu haben, kann in bestimmten gefahrbeladenen Situationen für eine angemessene Reaktion wichtig sein. Zum Beispiel kann Prüfungsangst bewirken, dass man sich besser vorbereitet. Die Psychologie spricht hier von **sinnvoller Angst**. Die überaus häufigere Form ist jedoch die **sinnlose Angst**. Diese liegt vor, wenn Angst zielgerichtetes Handeln verhindert und stattdessen den Betreffenden lähmt und blockiert.

Angstgefühle treten in unterschiedlicher Stärke und in unterschiedlichen Situationen auf. So unterscheidet man zwischen akuter und chronischer Angst. Die **akute Angst** entsteht innerhalb weniger Tage. Sie schwankt dann in der Stärke, ist jedoch nie völlig weg. Die Angst überfällt den Betroffenen plötzlich und behindert ihn häufig vollkommen. Die Angstanfälle dauern zwischen wenigen Minuten und einigen Stunden und können ein- bis zweimal im Monat auftreten. Gegenstand der Angst ist häufig Furcht vor einem körperlichen Unglück oder einer zwischenmenschlichen Katastrophe wie dem Verlust des Partners. Die **chronische Angst** entwickelt sich langsam und schleichend. Themen der chronischen Angst sind häufig Angst vor Kritik und Ablehnung sowie Versagensangst.

Entsprechend der verschiedenen angstauslösenden Ursachen unterscheidet man drei Formen der Angst:

- **Furcht** ist objektbezogen und bezieht sich auf eine unmittelbare, konkrete Bedrohung. Sie kann zu Kampf, Flucht oder Apathie führen. Die Furcht zeigt an, dass sich das Individuum einer aktuellen Bedrohung bewusst ist und dass es reagiert, um sich zu schützen.

  Ein Patient fürchtet sich vor einer größeren Operation. Diese Furcht ist normal, da bei jeder Operation Komplikationen und Fehler der Ärzte auftreten können. Damit stellt sie eine konkrete Bedrohung dar, auf die der Patient zu reagieren hat. Der Patient hat die Möglichkeit zur Flucht, kann also die Operation ablehnen, oder er entscheidet sich, die Operation durchzustehen, was in etwa einem Kampf entspricht, da er sich dann gezielt auf die Operation vorbereitet. In seltenen Fällen ist sogar eine apathische Reaktion denkbar, wenn der Patient jegliche Verantwortung für sein Leben abgibt und gleichgültig alles über sich ergehen lässt.

- **Panik** ist ein plötzlicher Anfall von überwältigender Angst.

  Eine Gesundheits- und Krankenpflegerin soll bei einer Dienstbesprechung mit anwesenden Ärzten eine erkrankte Stationsleiterin kurzfristig vertreten, die über die Situation auf der Station referieren sollte. Sie hat keine Möglichkeit mehr, sich ein Manuskript zu erstellen und ist auf Notizen angewiesen. Kurz bevor sie das Referat beginnen soll, bekommt sie panische Angst und flüchtet.

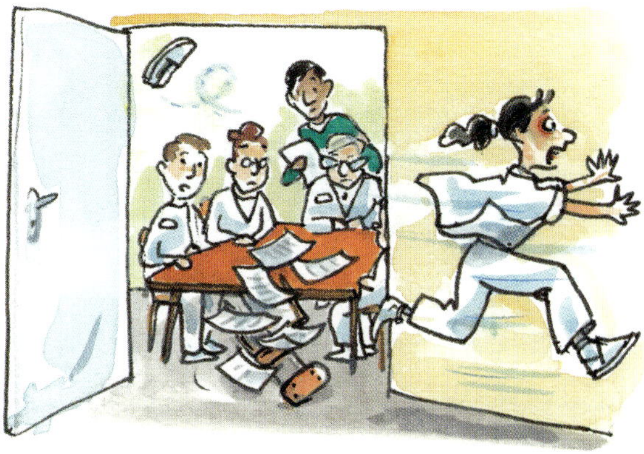

- **Phobie** ist eine überstarke Angstreaktion, die dauerhaft und unangemessen ist. Es sind starke Angstgefühle vorhanden, obwohl tatsächlich keine Gefahr gegeben ist.

  Eine Patientin mit Klaustrophobie (Angst vor dem Aufenthalt in geschlossenen Räumen) ist für eine Untersuchung im Kernspintomographen vorgesehen. Sie hatte sich bereits früher einer solchen Untersuchung unterzogen und in der Enge der Tomographenröhre große Ängste ausgestanden. Entsprechend groß ist ihre Angst vor einer erneuten Untersuchung.

4.2.1.2 Physiologische Begleiterscheinungen der Angst

Angst wird vielfach von körperlichen Symptomen begleitet. Diese werden durch das vegetative Nervensystem ausgelöst. Die Ausschüttung der Stresshormone Adrenalin und Noradrenalin verursacht feuchte Hände, steigenden Blutdruck, Beschleunigung der Atem- und Herztätigkeit, Schweißausbrüche, Zittern, Druck in der Magengegend, Schwindelgefühle, Spannungskopfschmerzen, Schluckbeschwerden, Müdigkeit, Pochen in den Adern, starken Drang zum Wasserlassen, Übelkeit u. a.

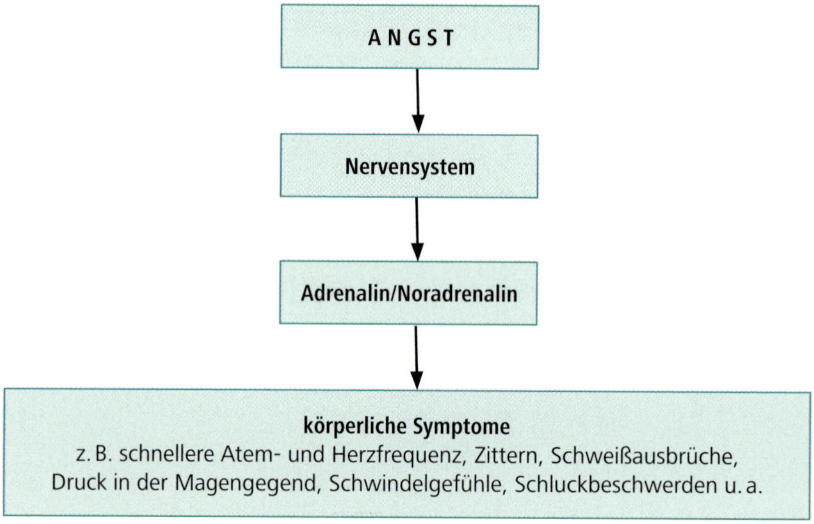

4.2.1.3 Folgen von Angst

Neben den bereits besprochenen positiven und negativen Angstfolgen wie Leistungssteigerung und Blockierungen kann Angst bewirken, dass

- Menschen **kontaktarm** werden und sich zunehmend von ihrer Umwelt zurückziehen. Die Psychologie bezeichnet dies als **Vermeidungshaltung**.
- sich **psychosomatische Erkrankungen** einstellen, bei denen – wie der Name schon sagt – psychische Faktoren körperliche Krankheiten verursachen. Bekannte psychosomatische Erkrankungen sind Magengeschwüre, Asthma, Hautkrankheiten, Bulimie, Migräne, Störungen im Verdauungstrakt und auch der Herzinfarkt. So tritt der Herzinfarkt in 14 % der Fälle direkt während ungewöhnlicher seelischer Belastungen auf. Erste Hinweise für eine beginnende psychosomatische Erkrankung können Unruhe, Nervosität und Schlafstörungen sein.

4.2.1.4 Erklärungsmodelle zur Entstehung von Ängsten

Um mit Ängsten richtig umgehen zu können, sollte man etwas über die Entstehung von Ängsten wissen. Hierbei haben sich recht unterschiedliche Erklärungsansätze etabliert. Die nachstehende Tabelle gibt eine Übersicht über die wichtigsten Erklärungsansätze zur Entstehung von Ängsten.

Erklärungsmodelle zur Entstehung von Ängsten			
tiefenpsychologische Theorien		**Lerntheorien**	**kognitive Theorien**
Psychoanalyse: Angst entsteht, wenn bestimmte Wünsche oder Bedürfnisse nicht zugelassen werden können. Zur Vermeidung von Angst werden Abwehrmechanismen eingesetzt	Individualpsychologie: Der Ursprung der Angst liegt im verstärkten Minderwertigkeitsgefühl, das den Menschen am Aufbau eines gesunden Selbstwertgefühls hindert. Zur Vermeidung von Angst werden Sicherungen eingesetzt.	Angst ist das Ergebnis von Lernprozessen und wird erlernt durch – Lernen am Modell – klassisches und operantes Konditionieren. Bestimmte Verhaltensweisen werden gelernt, um Angst auslösende Situationen zu vermeiden, zu beenden oder zu verringern.	Im Mittelpunkt steht die kognitive Beurteilung des Erlebten: Angst entsteht durch die kognitive Bewertung einer bestimmten Person, eines Gegenstandes oder einer Situation.

(vgl. Hobmair, Altenthan, Bettscher-Ott u. a., 2003, S. 170)

4.2.1.5 Techniken zur Bewältigung von Angst

In vielen Fällen erweist sich Angst als durchaus lösbares Problem, vor allem dann, wenn die Ursache dingfest gemacht werden konnte und sich als grundlos erwiesen hat. Die wichtigsten Techniken zur Bewältigung von Angst sind:

Angst als normal akzeptieren

Der Patient macht sich klar, dass Angst bis zu einem gewissen Grad normal und wichtig ist. Angst signalisiert dem Bewusstsein, dass Gefahr im Verzug ist, was biologisch unbedingt notwendig ist. Hat also ein Patient Angst, so bedeutet dies zunächst nichts anderes, als dass er die Gefahr erkannt hat und sich ihr stellt.

Über die Angst sprechen

Die Gesundheits- und Krankenpflegerin sollte sich Zeit nehmen und mit dem Patienten über seine Ängste sprechen. Dieses „sich von der Seele sprechen", gepaart mit dem Gefühl des Verstandenwerdens, vermittelt dem Patienten Geborgenheit und gibt ihm Kraft, das vor ihm Stehende anzunehmen.

Entspannungstechniken

In der Psychologie haben sich therapeutische Entspannungstechniken wie autogenes Training und progressive Muskelentspannung als erfolgreich in der Angstbekämpfung erwiesen. Um Angst abzubauen, muss man sich entspannen. Durch die willkürliche Muskelentspannung erreicht man eine Angstverringerung. Autogenes Training arbeitet mit Vorstellungsbildern. Man stellt sich vor, dass ein Körperteil entspannt und schwer wird. Mithilfe des **autogenen Trainings** kann beispielsweise die Angst vor Prüfungen stark gemindert werden. **Progressive Muskelentspannung** arbeitet dagegen mit dem Wechselspiel von Anspannung und Entspannung. Man spannt einen Muskel mehrere Sekunden an und lässt ihn dann los, womit er sich automatisch entspannt (siehe auch Soziologie, Kapitel 7.4 Möglichkeiten der Stressbewältigung). Eine weitere Methode ist die **systematische Desensibilisierung**, bei der der Patient mental schrittweise an die Angst auslösende Situation herangeführt wird und dabei mehr und mehr Angstenergie aufarbeitet.

Kognitive Angstbewältigungstechniken

- Bild vom besseren Zustand danach:
  Ein Patient vor einer schweren Operation macht sich ein Bild über den positiven Zustand nach der Operation. Dieses Bild von Gesundheit und Fitness gibt ihm den Mut, die Operation durchzustehen.
- Argumente für die mangelnde Stichhaltigkeit der Angst:
  Der Patient stellt sich vor, dass seine Angst unbegründet ist, weil z. B. vor ihm schon Unzählige diese Operation gut überlebt haben und weil mit großer Sicherheit nicht gerade ihn ein ärztlicher Kunstfehler treffen wird.

Positive Selbstinstruktion

Ein wirksames Mittel gegen die Angst ist auch die Möglichkeit, sich selbst positiv zuzureden. Beispiel: „Ich bin die Ruhe selbst." Wichtig ist hierbei, dass in den Sätzen Begriffe mit negativer Energie nicht vorkommen. Falsch wäre also: „Ich habe keine Angst." Besser: „Ich bin ruhig und gelassen."

Sich ablenken

Gerade im Krankenpflegebereich gibt es zahlreiche Situationen, die Angst auslösen, ohne dass der Betroffene in der Situation allzu viel tun kann. Beispiele sind eine anstehende Operation oder eine beschwerliche Untersuchung. Der Eindruck des Ausgeliefertseins verstärkt in vielen Fällen noch die Angst. In solchen Situationen ist es ein ebenso einfaches wie wirkungsvolles Instrument, die Gedanken in eine andere Richtung zu lenken, sprich: sich abzulenken. Hierzu gibt es vielfältige Möglichkeiten: ein gutes Buch lesen, Briefe schreiben, mit Freunden telefonieren, basteln, Kreuzworträtsel lösen, soweit möglich sportliche Betätigungen oder Spiele. Wichtig ist hierbei, dass man sich auf die jeweilige Aufgabe konzentrieren muss. Eine bewährte Methode, negative Gedanken abzubauen, ist ein Spaziergang in der Natur und sei es nur im Krankenhauspark.

Hilfe zulassen

Hinzuziehen eines Psychologen, wenn Angst den Behandlungsprozess stark behindert.

4.2.2 Scham

Oftmals dringen Untersuchungen und Behandlungen in die persönliche Intimsphäre vor, also in jene Bereiche, die der Patient gewöhnlich vor der Öffentlichkeit verbirgt. Viele Menschen müssen deshalb bereits beim Besuch des Hausarztes innere Hürden überwinden, weil sie sich dort oft im wahrsten Sinn des Wortes „entblößen" müssen. Beim Hausarzt ist noch ein gewisser Schutz der Intimsphäre gegeben, weil es sich hier nur um eine Person handelt, die Einblick in persönliche Bereiche erhält, und zu der man oft ein persönliches Vertrauensverhältnis hat. Im Krankenhaus hingegen kommen fremde Personen (Ärzte, Gesundheits- und Krankenpfleger) in engsten körperlichen Kontakt mit dem Patienten und sind häufig bei den intimsten Verrichtungen zugegen. Auch Gespräche zwischen Arzt bzw. Stationsleitung und Patient berühren oft Schamgrenzen, wenn der Patient Auskunft über persönliche und intime Dinge geben muss. Wichtig im Umgang mit Patienten ist nun der sensible und feinfühlige Umgang mit den Dingen, die zur persönlichen Intimsphäre gehören. Von Fall zu Fall kann das Ausmaß der Intimsphäre durchaus unterschiedlich ausfallen.

4.3 Übungen und Fragen zur Selbstkontrolle

Übungen

Um welche speziellen Gefühle handelt es sich in den folgenden Beispielen?

a) Heute morgen ist allerhand los auf der Station. Gesundheits- und Krankenpflegerin Fiona hat Geburtstag und wird rot, als ihre Kollegen sie herzlich umarmen.

b) Gesundheits- und Krankenpflegeschüler Sinan denkt an seine letzte Beurteilung. Ihm kommt die Galle hoch, denn er fühlt sich ungerecht behandelt und verwünscht den Lehrer.

c) Gesundheits- und Krankenpflegerin Katja denkt immer noch an den unglaublichen Gesichtsausdruck des Patienten auf Zimmer 3. Er starrte sie mit großen Augen an, konnte kaum sprechen, war vollkommen blass und sein Puls raste wegen der für heute anberaumten Operation.

Fragen

1. Was versteht man unter Gefühlen?
2. Der Psychologe Caroll E. Izard unterscheidet zehn unterschiedliche Gefühle, die in jeder Kultur vorkommen. Nennen Sie diese.
3. Vor welchen Dingen oder Situationen ängstigen sich Krankenhauspatienten am meisten?
4. Definieren Sie die Begriffe Angst, Furcht, Phobie und Panik.
5. Beschreiben Sie die physiologischen Auswirkungen der Angst.
6. Welche Erklärungsmodelle zur Entstehung von Ängsten werden unterschieden?
7. Erläutern Sie die Folgen der Angst.
8. Mit welchen Techniken können Ängste erfolgreich bewältigt werden?

5 Aggression

5.1 Zum Begriff Aggression

Definition

Unter dem Begriff Aggression werden alle Verhaltensweisen zusammengefasst, die das Ziel haben ein Lebewesen oder einen Gegenstand zu verletzen oder zu beschädigen.

Eine direkte Schädigung liegt vor, wenn sich die Aggression gegen das Objekt oder die Person richtet, das die Aggression auslöste. Von indirekter Schädigung spricht man hingegen, wenn sich die Aggression gegen ein anderes Objekt oder eine andere Person richtet.

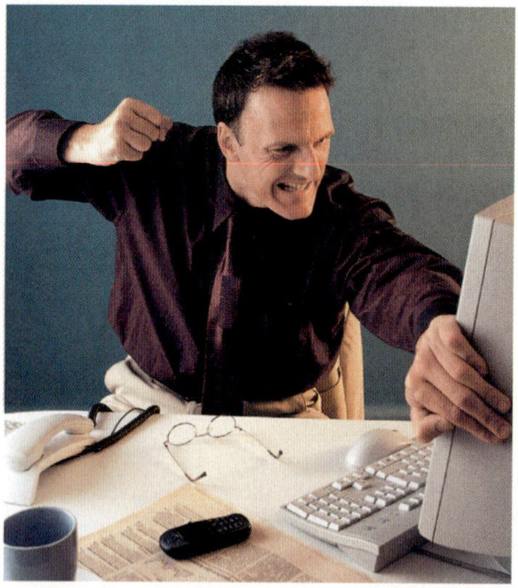

Ein ungeduldiger Stationsarzt versucht erfolglos am Computer eine Tabelle zu formatieren. Ob seiner zahllosen Versuche gerät er zunehmend in Zorn und schlägt schließlich wütend mit der Faust auf die Tastatur, die dabei zu Bruch geht. Hierbei handelt es sich um eine direkte Schädigung. Würde er auf den Schreibtisch schlagen und dabei beispielsweise seine Kaffeetasse zerbrechen, wäre dies eine indirekte Schädigung.

5.2 Arten von Aggressionen

- Körperliche Aggressionen (z. B. Schläge)
- Verbale Aggressionen (z. B. Beschimpfungen, Beleidigungen, üble Nachrede)
- Passive Aggressionen (absichtliches Unterlassen einer gewünschten Handlung)

Ein Oberarzt fragt einen Gesundheits- und Krankenpfleger nach den neuen Patienten auf der Station. Der Gesundheits- und Krankenpfleger verweigert aufgrund eines nicht offen ausgetragenen Konflikts mit dem Arzt die Auskunft und schweigt standhaft.

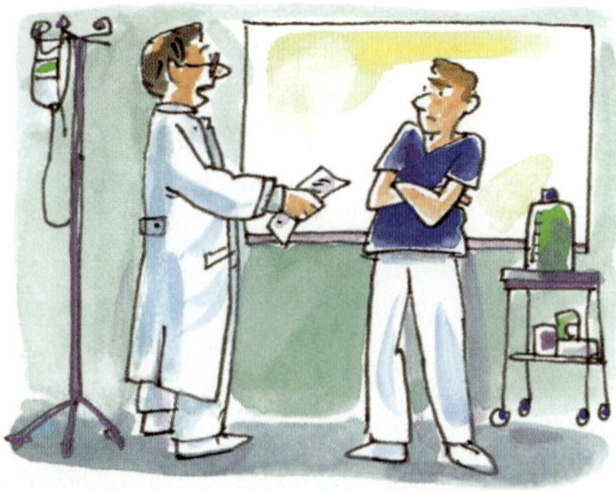

- Instrumentelle Aggressionen (als Mittel zum Zweck bewusst eingesetzte Aggressionen, um ein bestimmtes Ziel zu erreichen)

  Der Patient Herr Ahrens möchte partout nicht mehr mit seinem Bettnachbarn im gleichen Zimmer liegen. Deshalb provoziert er seinen Nachbarn, wo er kann: Er sieht ständig und ohne Rücksprache mit überhöhter Lautstärke fern, er versteckt regelmäßig die Hausschuhe und die Zeitung, die sich der andere Patient nachschicken lässt.

- Autoaggressionen (gegen sich selbst gerichtete Aggressionen)

5.3 Modelle zur Entstehung von Aggression

Die Psychologie hat für Entstehung von Aggressionen unterschiedliche Modelle und Ansätze entwickelt.

5.3.1 Lerntheoretischer Ansatz

Die Lerntheorie geht davon aus, dass Aggressionen erlernte Verhaltensweisen sind. Modelle führen vor, in welchen Situationen und auf welche Art man aggressiv sein kann.

Eine Gesundheits- und Krankenpflegerin wird von einem Stationsarzt bei einer Visite vor einem Patienten aus nichtigem Anlass mit einer verletzenden Bemerkung bloßgestellt. Der Patient nimmt den Arzt als Modell und imitiert ihn, indem er sich nun seinerseits in Anwesenheit der Gesundheits- und Krankenpflegerin über sie lustig macht.

Aggressionen werden mit größerer Wahrscheinlichkeit imitiert, wenn folgende Faktoren hinzukommen:

- das Modell ist mit seinen Aggressionen erfolgreich
- das Leid des Betroffenen kann nicht beobachtet werden
- der Beobachter ist bereits verärgert.

Auch das operante Konditionieren liefert einen Erklärungsansatz für aggressives Verhalten: Hat aggressives Verhalten positive Konsequenzen, so steigt die Wahrscheinlichkeit, dass aggressives Verhalten wieder auftritt.

Ein Gesundheits- und Krankenpfleger kommt öfter zu spät zum Dienst. Die Stationsleiterin beobachtet dies und spricht ihn wiederholt darauf an, jedoch ohne Erfolg. Eines Tages platzt ihr der Kragen und sie schreit ihn minutenlang an, was ihm einfiele, seine Pflichten so sträflich zu vernachlässigen. Dies zeigt Wirkung, und der Gesundheits- und Krankenpfleger kommt fortan pünktlich zum Dienst. Beeindruckt wegen des erzieherischen Erfolgs ihrer Standpauke fährt die Stationsleiterin nun auch andere Pflegekräfte bei nicht ordnungsgemäßer Dienstverrichtung in rüder Form an.

5.3.2 Trieb- oder Instinkttheorien

Sie gehen zurück auf den Verhaltensforscher Konrad Lorenz (1903–1989), der mit Vögeln und Fischen experimentierte, und den Psychoanalytiker Sigmund Freud (1856–1933). Lorenz ging davon aus, dass Aggression eine Instinktäußerung ist, die verschiedene biologisch nützliche Aufgaben erfüllt. So müssen z. B. Tiere aufgrund der Aggressivität ihren Lebensraum so aufteilen, dass immer ausreichend Nahrung vorhanden ist. Nach Freud ist Aggression ein angeborener Trieb, der von sich aus im Körper entsteht, zunehmend stärker wird und nur einen nichtigen Anlass benötigt, um sich zu entladen.

Von wissenschaftlicher Seite aus werden diese Theorien abgelehnt. Während Lorenz der Vorwurf gemacht wird, seine Tierbeobachtungen in unzulässiger Weise auf den Menschen zu übertragen, besteht die Kritik an Freud darin, dass der Aggressionstrieb beim Menschen nicht nachgewiesen werden kann.

5.3.3 Frustrations-/Aggressionstheorie

Diese Theorie geht zurück auf den Psychologen John Dollard. Kernaussage der Theorie ist die Annahme, dass auf jede Frustration eine Aggression folgt. Hierbei wird unter Frustration die Störung einer zielgerichteten Handlung, Enttäuschung und Versagung verstanden.

Diese Theorie ist in dieser Form nicht haltbar, da der Mensch grundsätzlich in der Lage ist, Frustrationen auch kognitiv zu verarbeiten.

Eine Pflegedienstleiterin verliebt sich unsterblich in den leitenden Chefarzt einer großen Klinik und bekundet ihr lebhaftes Interesse durch kleine Aufmerksamkeiten und vielfache Briefe. Eines Tages lädt der Chefarzt sie in ein Nobelrestaurant ein und erläutert ihr väterlich, dass er auf ihr Ansinnen leider nicht eingehen kann. Die Pflegedienstleiterin ist zunächst tief enttäuscht, kommt dann aber zum Schluss, dass eine Ehe mit ihm tatsächlich nichts für sie wäre. Aufgrund seiner enormen beruflichen Verpflichtungen hätte sie kaum etwas von ihrem Gatten. Auch müsste sie ihren bisherigen freiheitlichen Lebensstil weitestgehend aufgeben, da sie an seiner Seite vielen gesellschaftlichen Zwängen unterworfen wäre.

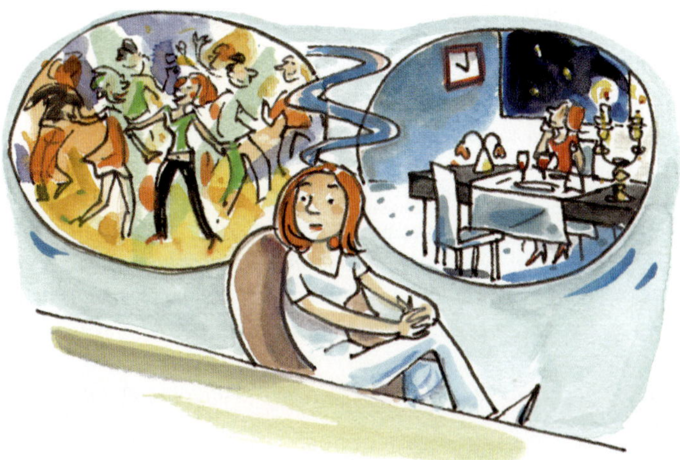

Folgende Gründe können verhindern, dass aus einer Frustration eine Aggression entsteht:

- Weil eine Aggression Nachteile haben könnte, bleibt sie aus.

  Gesundheits- und Krankenpflegeschüler Lars ist für das Wochenende zu einer Party eingeladen, auf die er sich schon lange freut. Kurz vor Dienstschluss am Freitag wird er zur Stationsleitung gerufen. Diese eröffnet ihm, dass die für den Wochenenddienst eingeteilte Kollegin kurzfristig erkrankt sei und fragt ihn, ob er sie vertreten könne. Obwohl Lars weiß, dass es Kolleginnen gibt, die am Wochenende nichts vorhaben, stimmt er zähneknirschend zu, weil er eine schlechtere Beurteilung fürchtet.

- Weil man nicht gelernt hat, sich aggressiv zu verhalten.

  Gesundheits- und Krankenpflegeschülerin Ines kommt aus einer Familie, in der Aggressionen kaum vorkommen. Konflikte werden in der Familie durch Gespräche bereinigt. Dieses Verhalten wird sie zunächst auf das berufliche Umfeld übertragen.

- Weil das Frustrationspotenzial zu gering ist.

  Beispiel: Ein Patient hat eine Vorliebe für Nachspeisen. Eines Tages stellt er fest, dass sein Pudding deutlich kleiner ist als der des Bettnachbarn. Obwohl der Unterschied für ihn deutlich sichtbar ist, beschließt er, sich dieses Mal nicht zu beschweren, sondern zu beobachten, wie die nächsten Nachtische ausfallen.

- Weil andere Bewertungen stattfinden.

  Beispiel: Gesundheits- und Krankenpfleger Dirk ärgert sich darüber, dass er schon wieder Überstunden machen muss. Er tröstet sich aber mit dem Gedanken, dass er als Pfleger eine wichtige gesellschaftliche Aufgabe erfüllt, die eben Opfer fordert.

5.4 Umgang mit Frustration und Aggression

Beim Umgang mit Frustrationen und Aggressionen gibt es folgende Verhaltensmaßregeln:

- Ausleben von Aggressionen in anderer Form wie Sport treiben, sich bei jemandem aussprechen, Musik hören, sich schriftlich „abreagieren", z. B. im eigenen Tagebuch oder in Form eines Briefs an einen guten Freund.

- Auslöser von Aggressionen vermeiden, d. h. keine unannehmbaren Forderungen stellen, mit Patientenwünschen flexibel umgehen. Auch zu forsches Auftreten kann Aggressionen auslösen.

Gesundheits- und Krankenpflegerin Aylin betritt ein Patientenzimmer, um nach dem Mittagessen Fieber zu messen. Die Patientin Frau Kuhn ist jedoch noch in ihr Mittagessen vertieft. Da sie viel zu tun hat, sagt sie, dass sie bitte mit dem Essen aufhören möge, da es Zeit wäre zum Fieber messen. Die Patientin fühlt sich um den einzigen Genuss des Tages gebracht und reagiert aggressiv. Besser wäre es in dieser Situation gewesen, zunächst in den anderen Zimmern die Temperaturwerte aufzunehmen und zu Frau Kuhn erst ganz zum Schluss zu kommen.

- Umbewerten der Situation

  Gesundheits- und Krankenpflegerin Bettina hat ihren Jahresurlaub für Ende Juli eingereicht, bekommt ihn aber wegen personeller Unterbesetzung der Station nicht genehmigt und muss ihn deshalb auf einen späteren Zeitpunkt verschieben. Da sie sich sehr auf den Urlaub gefreut hat, reagiert sie zunächst ungehalten. Später jedoch macht sie sich bewusst, dass der spätere Urlaubszeitpunkt durchaus Vorteile haben kann, da zu diesem Zeitpunkt der Urlaubsort nicht mehr so überlaufen ist und es auch nicht mehr so heiß ist.

- Bei Auseinandersetzungen versuchen, sich in den anderen einzufühlen. Dadurch erschließen sich möglicherweise die Beweggründe des Gegenübers, und man findet leichter zu einer angemessenen Reaktion.

- Nicht nach dem Schuldigen suchen, sondern nach einer Lösung des Konflikts.

- Aggressiven Äußerungen keinesfalls mit Aggression begegnen, sondern stets ruhig und gelassen bleiben, eventuell die vorgetragene Aggression gänzlich ignorieren.

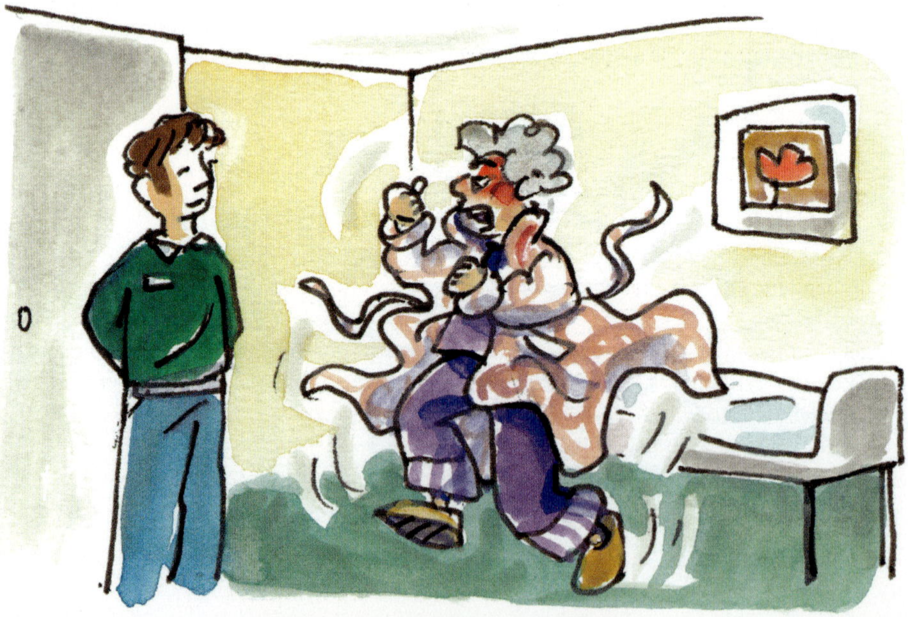

„Ich reg' mich nicht auf, Sie regen mich auf!"

5.5 Übungen und Fragen zur Selbstkontrolle

Übungen

Ordnen Sie folgende Situationen den verschiedenen Aggressionsarten zu.

a) *Die Stationsleiterin ist aufgebracht wegen der Nachlässigkeit eines Gesundheits- und Krankenpflegers beim Servieren von Getränken. Sie herrscht ihn an: „Sie kapieren aber auch rein gar nichts. Wie oft habe ich Ihnen schon gesagt, sie sollen die Kaffeekannen nicht so voll machen. Jetzt haben Sie schon wieder den halben Kaffee auf dem Tablett!"*

b) *Ein Stationsarzt fühlt sich beim Pflegepersonal nicht standesgemäß geachtet. Um seiner Person die gewünschte Geltung zu verschaffen, beobachtet er peinlich genau das Stationspersonal. Hat er einen Fehler entdeckt, rügt er den Betreffenden aufs Schärfste und droht bei jeder sich bietenden Gelegenheit mit einer Dienstaufsichtsbeschwerde.*

c) *Eine Lehrerin kann eine Gesundheits- und Krankenpflegeschülerin aufgrund ihrer vorlauten Art nicht leiden. Immer wenn die Schülerin etwas zum Unterricht beitragen möchte, geht die Lehrerin darauf demonstrativ kaum oder gar nicht ein, sondern wendet sich dem nächsten Beitrag zu.*

d) *Der als Schürzenjäger bekannte Patient Herr Fink macht eine anzügliche Bemerkung zu Gesundheits- und Krankenpflegeschülerin Karen. Diese errötet und schlägt Herrn Fink mit der flachen Hand auf die Wange.*

e) *Frau Kühn wird nach einem Selbstmordversuch wegen Liebeskummer ins Krankenhaus eingeliefert. Die in ihrem Selbstwertgefühl stark beeinträchtigte Patientin schürft sich mit einer Gabel in die Haut.*

Aufgaben

1. Bestimmen Sie den Begriff Aggression.
2. Nennen Sie verschiedene Arten von Aggressionen.
3. Beschreiben Sie wesentliche Entstehungstheorien der Aggression.
4. Was besagt die Frustrations-/Aggressionstheorie?
5. Warum ist diese Theorie in dieser Form nicht haltbar?
6. Welche vier Gründe verhindern, dass aus einer Frustration eine Aggression entsteht?
7. Erläutern Sie Möglichkeiten mit Frustrationen und Aggressionen umzugehen.

6 Wahrnehmung und Verhalten

Die Wahrnehmung ist für den Menschen der entscheidende Vorgang, um Kenntnis von der Außenwelt zu bekommen und sich in der Umwelt zu orientieren und angemessen verhalten zu können. Die Wahrnehmung bezeichnet einen Vorgang, bei dem Sinnesorgane wie Augen, Ohren, Nase sowie Geschmacks- und Tastsinn physikalisch-chemische Energien in elektrische Impulse umwandeln, die im Gehirn als Wahrnehmungen registriert werden. Die Quellen dieser Wahrnehmung können in der Umwelt liegen – zum Beispiel Menschen, Tiere, Dinge, Objekte (Umweltreize) – oder im Körperinneren, wenn z. B. ein Organ schmerzt oder der Magen Hunger oder Durst signalisiert (Körperreize).

Definition

Wahrnehmung ist der Prozess und das Ergebnis der Informationsgewinnung und Verarbeitung von Reizen aus der Umwelt und dem Körperinneren.

6.1 Die Subjektivität der Wahrnehmung

Die meisten Menschen sind der Meinung, die Wirklichkeit so wahrzunehmen, wie sie tatsächlich ist. In Wirklichkeit jedoch ist das, was Menschen wahrnehmen, nur sehr bedingt ein Abbild der Realität. Zahlreiche Faktoren des menschlichen Bewusstseins sowie physische Gegebenheiten beeinflussen den Wahrnehmungsprozess. Sie führen dazu, dass wir aus der Flut der Informationen, die ständig auf unsere Sinnesorgane auftreffen, nur einen mehr oder weniger kleinen Teil wahrnehmen, der zudem oft verzerrt oder gar verfälscht im Gehirn gespeichert wird. Sie führen auch dazu, dass sich das jeweils Wahrgenommene von Mensch zu Mensch unterscheidet.

Auf eine Station kommen drei neue Patienten: ein Zeitungsreporter, ein Medizinstudent und eine Patientin, die noch nie in einem Krankenhaus war. Alle drei Patienten nehmen dieselbe Station unterschiedlich wahr. So widmet beispielsweise der Reporter seine ganze Aufmerksamkeit allem Negativen. Er sieht die überbelegten Zimmer und die personelle Unterbesetzung der Station, er hört die Klagen der Patienten und hat ein offenes Ohr für Fehldiagnosen und -behandlungen. Der Medizinstudent wird seine Aufmerksamkeit vor allem auf die technische Ausstattung der Station und die eingesetzten Diagnose- und Behandlungsmethoden richten. Der krankenhausunerfahrenen Patientin hingegen wird möglicherweise das Leid der vielen Menschen auffallen. Die nüchterne, bisweilen auch sterile Atmosphäre im Krankenhaus mit den vielen technischen Apparaten wird auf sie befremdlich wirken.

6.2 Faktoren, die die Wahrnehmung beeinflussen

Unsere Wahrnehmung wird von einer Vielzahl von Faktoren bestimmt. Ob wir überhaupt einen Reiz wahrnehmen und wenn ja, wie wir ihn wahrnehmen und darauf reagieren, hängt beispielsweise ab von:

a) der Beschaffenheit unserer Sinnesorgane
b) der Anwesenheit weiterer Sinnesreize
c) bestimmten Gestaltgesetzen der Wahrnehmung
d) sozialen Faktoren wie Wert- und Normvorstellungen und anderen Personen und Gruppen
e) Persönlichkeitsmerkmalen wie Bedürfnissen und Trieben, Gefühlen und Stimmungen, bisherigen Erfahrungen, Einstellungen und Interessen.

Zu a) Beschaffenheit der Sinnesorgane

Auch beim gesunden Menschen sind die Sinnesorgane nur begrenzt aufnahmefähig. So nimmt unser Ohr beispielsweise nur Schall im Frequenzbereich zwischen etwa 16 und 22.000 Hz wahr (1 Hz [Hertz] = 1 Schwingung pro Sekunde). Signale mit einer höheren Frequenz (Ultraschall) nimmt der Mensch nicht mehr wahr, wohl aber beispielsweise die Fledermaus. Ähnliches gilt für die übrigen Sinnesorgane Auge, Nase sowie für den Geschmacks- und Tastsinn.

Zu b) Anwesenheit weiterer Sinnesreize

In der Regel kann sich das Gehirn immer nur auf einen Sinnesreiz konzentrieren. Werden einem Sinnesorgan mehrere gleichartige Sinnesreize angeboten, wird es nicht immer gelingen, die Informationen einer bestimmten Reizquelle wahrzunehmen. Dies gilt besonders dann, wenn der Reizpegel dieser Signalquelle vergleichsweise schwach ist.

Unterhalten sich zwei Gesundheits- und Krankenpfleger auf der Station, so können sie sich in der Regel gut verständigen. Landet hingegen bei geöffneten Fenstern gerade der Notarzthubschrauber auf dem Landeplatz neben dem Gebäude, dürfte die Kommunikation erheblich gestört sein.

Zu c) Gestaltgesetze der Wahrnehmung

Die Gestaltpsychologen haben einige Gesetzmäßigkeiten herausgefunden, nach denen unser Gehirn die von den Sinnesorganen übertragenen Reize ordnet und strukturiert, d.h. unser Gehirn versucht ständig, bruchstückhaften Informationen der Sinnesorgane vollkommene Muster zuzuweisen. Dieses Zuweisen von Mustern folgt bestimmten Gesetzen, den Gestaltgesetzen. Damit ist das Gehirn in der Lage, auch aus unvollständigen Sinnesreizen die ursprüngliche Bedeutung oder zumindest eine mögliche Bedeutung herauszulesen. Die wichtigsten Gestaltgesetze sind:

- **Gesetz der Ähnlichkeit**
  D.h. ähnliche Elemente werden als zusammengehörig wahrgenommen im Vergleich zu anderen Elementen, deren Entfernung voneinander gleich groß ist, die aber weniger ähnlich sind. So werden in der folgenden Anordnung Spalten und nicht Zeilen gesehen:

  R Z R Z R Z
  R Z R Z R Z
  R Z R Z R Z
  R Z R Z R Z
  R Z R Z R Z

- **Gesetz der Nähe**
  D.h. Elemente, die nahe beieinander liegen, werden eher als zusammengehörig betrachtet als ähnliche Elemente, die weiter voneinander entfernt sind. In der folgenden Anordnung sieht man nicht Z und R als zusammengehörig, sondern R und Z:

RZ RZ RZ RZ RZ
RZ RZ RZ RZ RZ
RZ RZ RZ RZ RZ
RZ RZ RZ RZ RZ

Die Nähe kann auch Dinge einander ähnlicher erscheinen lassen, als sie in Wirklichkeit sind. Die gleiche Figur, die unter Antilopen wie eine Antilope aussieht, sieht in der Gesellschaft von Vögeln wie ein Vogel aus.

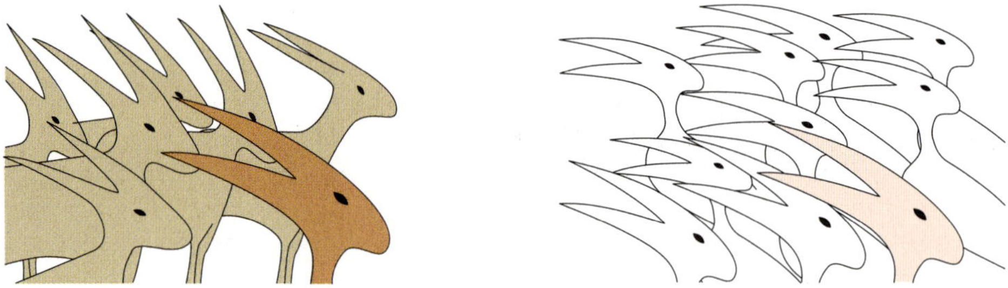

Beispiel, wie die Wahrnehmung eines Objekts durch die Umgebung des Objekts beeinflusst wird

- **Gesetz der Geschlossenheit**
  Wir neigen dazu, unvollendete Figuren als vollendet wahrzunehmen. So sehen wir im Folgenden keine Punkte, sondern einen Kreis und die unregelmäßigen Fragmente stellen einen Hund dar. In vielen Karikaturen, auf Gebots- und Verbotsschildern, Plakaten oder im Straßenverkehr finden wir das Prinzip der Geschlossenheit wieder.

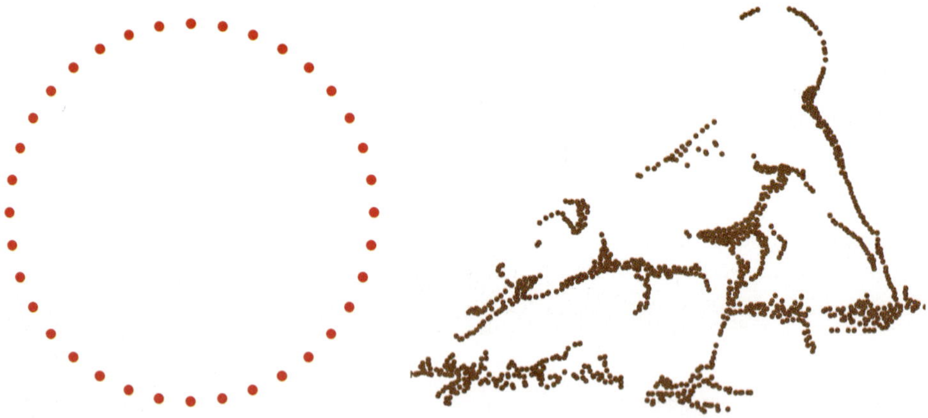

Beispiel für die Leistung des Gehirns, lückenhafte Abbildungen zu vervollständigen

- **Gesetz der Kontinuität**
  Wir betrachten Elemente als zusammengehörig, wenn sie eine Fortsetzung vorausgehender Elemente zu sein scheinen. Im Folgenden wird die Kurvenlinie als eine und die rechteckige Linie als eine andere Figur wahrgenommen.

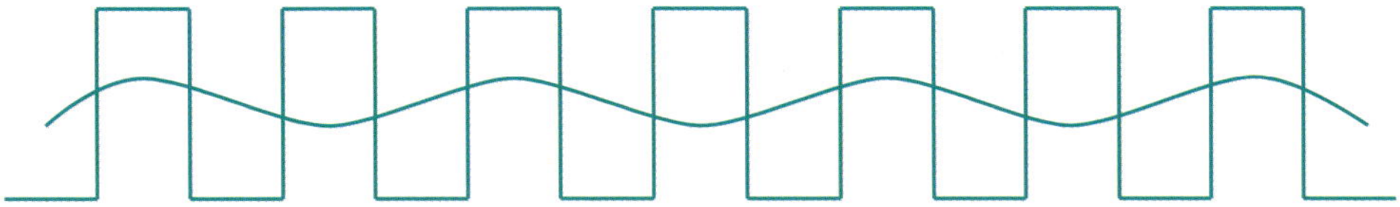

- **Gesetz der gemeinsamen Bewegung**
  Elemente, die sich in dieselbe Richtung bewegen, werden als zusammengehörig wahrgenommen. Wenn beispielsweise Tänzer abwechselnd aus der Ballettgruppe hervortreten und die gleichen Bewegungen machen, werden sie als eine Einheit wahrgenommen.

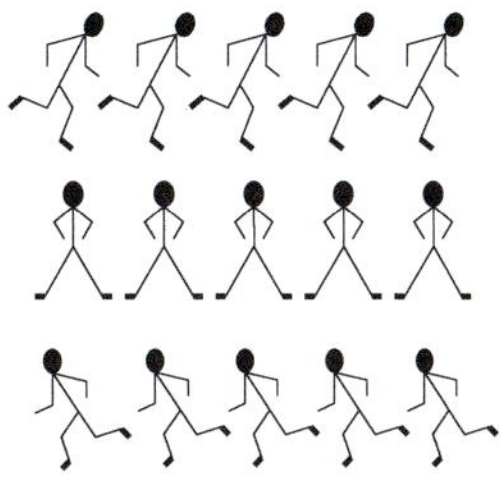

- **Gesetz der Prägnanz**
  Wir nehmen bevorzugt Gestalten wahr, die sich von anderen durch ein bestimmtes Merkmal abheben. So sehen wir in nebenstehendem Bild die sieben Linien deshalb nicht als parallel, weil wir versuchen, aus den vielen nicht rechten Winkeln rechte Winkel zu machen. Der rechte Winkel hebt sich nämlich durch eine bestimmte Prägnanz von den anderen Winkeln ab.

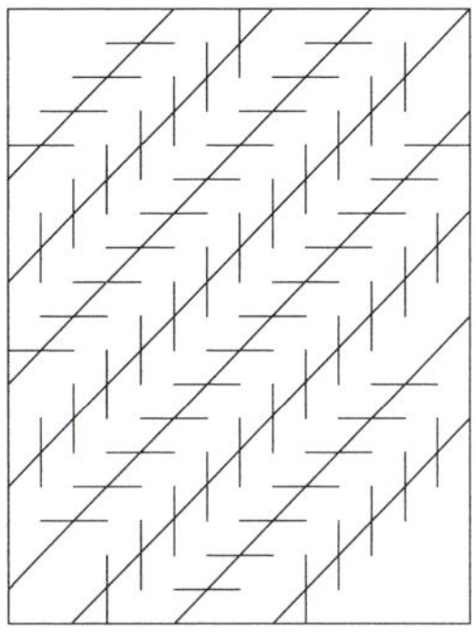

Definition

Ungeordnete und sinnlos erscheinende Reize werden vom Menschen zu sinnvollen Gebilden ergänzt. Auch Phänomene optischer Täuschungen können oftmals durch Prinzipien der Gestaltgesetze erklärt werden.

Kippbilder

Reizmuster können so organisiert sein, dass sie mehrere Wahrnehmungen ermöglichen. Dies führt dazu, dass man bei längerer Betrachtung nicht mehr das zuerst wahrgenommene Bild, sondern ein anderes wahrnimmt. Das Auge sieht zwar dasselbe Bild, das Gehirn jedoch interpretiert es anders. Man spricht von Kippbildern.

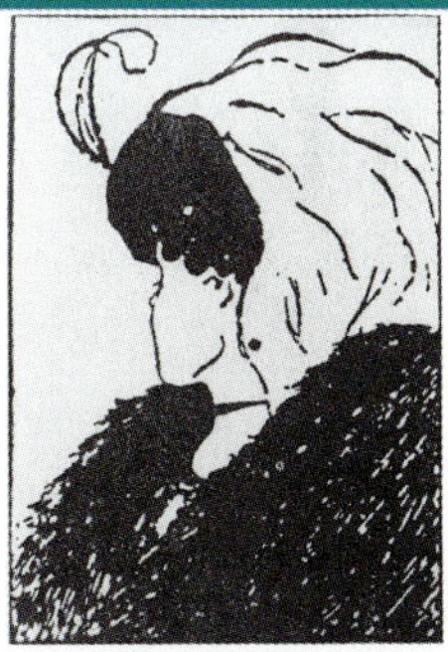

Das Bild lässt sich sowohl als junge Schönheit als auch als alte Frau interpretieren.

6.3 Personenwahrnehmung und Soziale Wahrnehmung

Beziehungen zwischen Menschen werden in starkem Maße durch gegenseitige Wahrnehmungen der jeweiligen Interaktionspartner beeinflusst. Jeder erlebt den anderen in einer bestimmten Art und Weise und versucht, sich ein Bild von seinem Gegenüber zu machen. Dieses Bild wiederum beeinflusst, wie man mit diesem Menschen Kontakt aufnimmt und die Beziehung zu ihm gestaltet. Diesen Vorgang bezeichnet man als **Personenwahrnehmung**. Sie ist ein Teilgebiet der **sozialen Wahrnehmung**. Die soziale Wahrnehmung umfasst zweierlei:

- **Wahrnehmung von Sozialem**, etwa einzelne Personen und Gruppen: Hier geht es um die Frage, welche Gefühle und Gedanken eine Person oder eine Gruppe beim Betrachter auslöst und welche Gesetzmäßigkeiten hier zugrunde liegen.

- **Wahrnehmung, die durch psychische und soziale Faktoren mitbestimmt ist**: Das Bild, das ein Betrachter in einer bestimmten Situation gewinnt, wird entscheidend mitbestimmt durch die vorangegangenen Erfahrungen und Wertvorstellungen des Beobachters.

Zu d) Soziale Faktoren

Die Wahrnehmung wird von sozialen Faktoren wie Wert- und Normvorstellungen sowie bestimmten Personen und Gruppen beeinflusst.

Eine Gesundheits- und Krankenpflegeschülerin wird im Verlauf ihrer Ausbildung immer wieder auf die Bedeutung von Sauberkeit und Hygiene im Krankenhaus hingewiesen. Durch die Sauberkeits- und Hygienenorm im Pflegebereich schärft sich damit automatisch die Wahrnehmung der Schülerin für Schmutz und mangelnde Hygiene – auch im privaten Bereich.

Eine Gesundheits- und Krankenpflegerin steht vor der Tür einer Stationsleiterin, die sie zu sich gerufen hat. Aufgrund zahlloser früherer Kontakte weiß sie, dass die Stationsleiterin auf korrektes und ordentliches Erscheinen Wert legt. Da sie diesbezüglich schon wiederholt von der Stationsleiterin angesprochen wurde, überprüft sie unwillkürlich Kleidung, Schuhe und Gesicht, ganz besonders jedoch die Dinge, weswegen sie bereits gerügt wurde. Die Wahrnehmung der Gesundheits- und Krankenpflegerin hat sich diesbezüglich ohne Zweifel verändert.

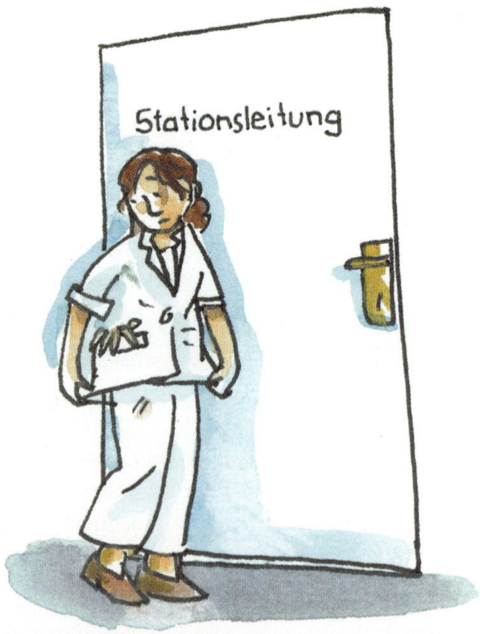

Zu e) Persönlichkeitsmerkmale
Persönlichkeitsmerkmale wie Bedürfnisse, Triebe, Gefühle und Stimmungen, bisherige Erfahrungen, Einstellungen, Interessen und dergleichen verändern unsere Wahrnehmung.

Beispiel für Bedürfnisse:

Ein Patient, der wegen einer notwendigen Untersuchung einen Tag nichts essen durfte, nimmt Nahrungsmittel anders wahr als ein Patient, der gerade gegessen hat und satt ist.

Beispiel für Gefühle:

Ein Patient, der eine Gesundheits- und Krankenpflegerin sympathisch findet, wird sie in der Regel besser wahrnehmen – z. B. bezüglich Kleidung, Aussehen, Verhalten usw. – als jemand, der für sie nichts empfindet.

Beispiel für Stimmungen:

Ein momentan depressiv gestimmter Gesundheits- und Krankenpfleger wird seine Umgebung relativ unbeteiligt an sich vorüberziehen lassen, was zu einer verminderten Gesamtwahrnehmung führt.

Beispiel für bisherige Erfahrungen:

Eine Auszubildende zur Zahnarzthelferin wird Zähne von Mitmenschen anders wahrnehmen als vor ihrer Ausbildung. So wird sie beispielsweise bewusster die Größe der Zahnzwischenräume wahrnehmen, weil sie gelernt hat, dass der Zahnzwischenraum medizinisch bedeutsam ist, insbesondere bei mangelnder Pflege.

Beispiel für Interessen:

Ein technikbegeisterter Gesundheits- und Krankenpflegeschüler wird im Krankenhaus technische Apparaturen bewusster und genauer wahrnehmen als eine Schülerin mit einer ausgeprägten Abneigung gegen alles Technische.

6.4 Fehler bei der Wahrnehmung von Personen und Gruppen

Die Verzerrung und Verfälschung der Wirklichkeit führt zu Wahrnehmungsfehlern. Die wichtigsten sind:

Halo-Effekt
Die Wahrnehmung orientiert sich häufig an einer hervorstechenden Einzeleigenschaft einer Person, die immer wieder gesehen und als besonders charakteristisch für sie betrachtet wird.

Ein Patient hat im Krankenhaus Geld gestohlen. Meist nimmt man dann an, dass der Betreffende sich auch in anderen Situationen auf nicht korrekte Weise finanzielle Vorteile verschafft.

Logischer Fehler
Einer bestimmten Persönlichkeitseigenschaft werden andere Eigenschaften zugeordnet.

Ein Arzt, der im Rahmen einer Fortbildungsveranstaltung durch einen guten Vortrag auffiel, gilt im Kollegenkreis als ehrgeizig, fleißig, zuverlässig, korrekt und kompetent.

Primacy-Effect
Das Bild einer Person richtet sich sehr stark nach dem ersten Eindruck. Hat man von einer Person einen ersten positiven Eindruck, ist man geneigt, diese Person auch weiterhin positiv wahrzunehmen. Ebenso verhält es sich umgekehrt, was fatale Auswirkungen haben kann.

Ein Patient wird nach einem Autounfall betrunken in die Klinik eingeliefert. Mit großer Wahrscheinlichkeit werden sich einige Gesundheits- und Krankenpflegerinnen einem solchen Patienten gegenüber ablehnend verhalten. Die Frage, ob er an dem Unfall schuld ist oder nicht, dürfte hierbei kaum eine Rolle spielen.

Kontrastfehler
Die eigene Person gilt als Vergleichsmaßstab für andere Personen. Mitmenschen werden Charaktereigenschaften zugeordnet, die beim Beobachter gar nicht vorhanden oder nicht ausgeprägt vorhanden sind.

Die eher schüchterne Gesundheits- und Krankenpflegerin Susanne, die deshalb von Patienten wiederholt als unfreundlich bezeichnet wurde, arbeitet zusammen mit einer durchschnittlich kontaktfähigen Kollegin. Bei einem guten Verhältnis zwischen den beiden wird Susanne ihre Kollegin als sehr selbstbewusst, sympathisch und kontaktfreudig beschreiben.

Ähnlichkeitsfehler
Auch hier dient die eigene Person als Vergleichsmaßstab. Anderen Personen werden Charaktereigenschaften der eigenen Person zugeschrieben, egal ob es sich dabei um positive oder negative Merkmale handelt.

Ein Gesundheits- und Krankenpfleger, der einer Kollegin gegenüber eher feindselig eingestellt ist, wird von der Stationsleitung wiederholt wegen mangelhafter Arbeit angesprochen. Dies führt dazu, dass er bei der Kollegin unwillkürlich die Schwachstellen bei der Arbeit wahrnimmt.

6.5 Störungen in der Wahrnehmung

Definition

Von einer Wahrnehmungsstörung spricht man, wenn die Verarbeitung von Sinneseindrücken gestört ist.

Die Sinnesorgane funktionieren nicht mehr bzw. nur bedingt wie z. B. bei Kurz- oder Weitsichtigkeit, Schwerhörigkeit oder Taubheit. Menschen mit Wahrnehmungsstörungen haben Probleme in der zentralen Organisation von Wahrnehmungsprozessen. Störungen in der Wahrnehmung können Orientierungsschwierigkeiten und Leistungsdefizite verursachen. Weiterhin können sie eine stark hemmende Wirkung auf die sprachliche und geistige Entwicklung sowie auf das Gefühlsleben eines Menschen haben und Beeinträchtigungen im sozialen Leben nach sich ziehen. Im Extremfall rufen Wahrnehmungsstörungen Auffälligkeiten im Verhalten hervor.
Ursachen von Wahrnehmungsstörungen können organische Schäden, extremer Reizmangel, Einnahme von Drogen, aber auch besondere Zustände wie übermäßige Freude, tiefe Trauer oder übersteigerte Ängste sein. Sie können kurzfristig auftreten, z. B. aufgrund von Drogeneinfluss oder auch ein ganzes Leben lang vorhanden sein wie z. B. bei einem Blindgeborenen.

Es besteht auch die Möglichkeit, dass bestimmte Objekte oder Personen nicht wieder erkannt werden, obwohl die Sinne und Nervenbahnen funktionstüchtig sind. In solch einem Fall spricht man von Agnosie. Eine **Agnosie** wäre vorhanden, wenn z. B. ein Gegenstand zwar gesehen, aber nicht als solcher erkannt wird. Das Individuum kann lediglich über das Ertasten der Form, also durch den Einsatz anderer Sinnesorgane und Hirnzentren, Aufschluss über die Beschaffenheit des Gegenstands erlangen.

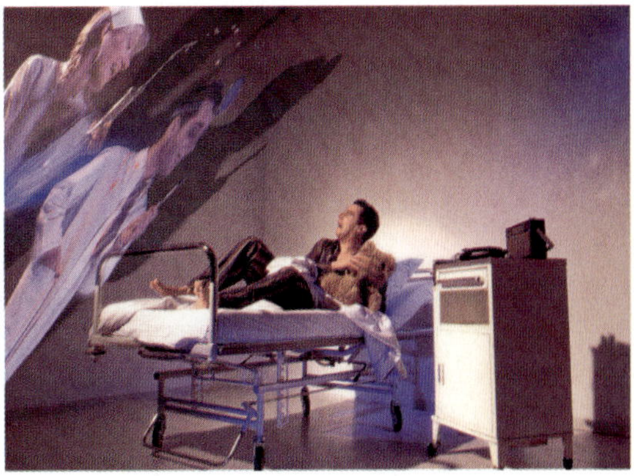

Ergebnisse einer gestörten Wahrnehmung können Halluzinationen oder Illusionen sein. Unter **Halluzination** versteht man eine Sinnestäuschung, die ohne Mitwirkung äußerer Reize zustande kommt. Es handelt sich dabei um eine Art ‚Trugwahrnehmung', wobei der Betroffene von der Realität überzeugt ist. Das bedeutet z. B., dass nicht vorhandene Personen oder Objekte gesehen, oder Stimmen gehört werden, ohne dass jemand spricht. Halluzinationen können alle Sinnesgebiete betreffen. Sie können durch Psychopharmaka, Ausnahmezustände wie Hunger und Durst oder Isolation hervorgerufen werden.

Bei einer **Illusion** handelt es sich um eine auf Wünschen beruhende Sinnestäuschung, die im Unterschied zur Halluzination einen real vorhandenen Gegenstand im Sinn einer Erwartung oder eines krankhaften Wahns umdeutet.

Ebenfalls eine bestimmte Art von Wahrnehmungsstörung sind **Wahnvorstellungen**. Eine Wahnvorstellung ist einer der Wirklichkeit widersprechende Vorstellung, an der mit krankhafter Überzeugung festgehalten wird. Der Wahn kann auftreten u. a. bei psychotischen Störungen, Schizophrenien oder in Folge organischer Hirnschädigungen. Eine reine Wahnerkrankung ohne psychopathologische Symptomatik wurde früher als **Paranoia** bezeichnet. Nach dem heutigen Klassifikationssystem verwendet man den Begriff **wahnhafte Störung**.

6.6 Fragen zur Selbstkontrolle

1. Definieren Sie den Begriff Wahrnehmung.
2. Was versteht man unter der Subjektivität der Wahrnehmung?
3. Welche Faktoren bestimmen unsere Wahrnehmung?
4. Nennen und erläutern Sie die Gestaltgesetze der Wahrnehmung.
5. Ein neuer Patient kommt auf Ihre Station. Was nehmen Sie bei diesem Patienten zuerst wahr?
6. Welche Fehler können bei der Wahrnehmung von Personen und Gruppen auftreten?
7. Wann spricht man von einer Wahrnehmungsstörung?
8. Grenzen Sie die Begriffe Agnosie, Halluzination, Wahnvorstellung und Illusion voneinander ab.
9. Nennen Sie mögliche Ursachen für Wahrnehmungsstörungen.

7 Persönlichkeitspsychologie

7.1 Zum Begriff Persönlichkeit

Der Begriff Persönlichkeit wird teilweise sehr unterschiedlich definiert, je nach Persönlichkeitstheorie. Eine allgemeine Definition lautet:

Definition

Persönlichkeit ist die durch bestimmte Merkmale und Verhaltensbereitschaften geprägte Charakterstruktur eines Menschen. Sie ist durch Anlage und Umwelt entstanden und stetigen Veränderungen unterworfen.

Persönlichkeit wird in der Psychologie als das bezeichnet, was ein Individuum charakterisiert, und worin es sich von anderen Individuen unterscheidet. Dies können beispielsweise Einstellungen, Gewohnheiten, Interessen, Fähigkeiten, Zielsetzungen und Wertvorstellungen sein.

Die Persönlichkeitsstruktur eines Menschen kann nicht direkt beobachtet, sondern nur aus dem Verhalten erschlossen werden.

7.2 Theorien zur Persönlichkeit

Persönlichkeitstheorien beschreiben und erklären den Aufbau, die Struktur, Dynamik und Entwicklung der Persönlichkeit.

Folgende Ziele sollte eine Persönlichkeitstheorie erfüllen:

- eine möglichst zuverlässige und lebensnahe Beschreibung der Persönlichkeit liefern
- zum Verständnis der individuellen Unterschiede menschlichen Verhaltens beitragen
- Aussagen über die Bedingungen machen, unter denen die Individuen ihre charakteristischen Verhaltensweisen und Einstellungen erwerben
- Vorhersagen ermöglichen, wie und unter welchen Bedingungen sich solche Verhaltensweisen und Einstellungen verändern

Die bedeutendste Persönlichkeitstheorie ist das psychoanalytische Persönlichkeitsmodell nach Sigmund Freud.

7.3 Das Psychoanalytische Persönlichkeitsmodell Sigmund Freuds

Sigmund Freud (1856–1939) hat als Begründer der Psychoanalyse ein Persönlichkeitsmodell entwickelt, das auch heute von grundlegender Bedeutung ist. Das Wort Psychoanalyse (griech. „Seelenzergliederung") bezeichnet sowohl Freuds Persönlichkeitstheorie wie auch seine Therapiemethode. Sie gab der damaligen Psychologie entscheidende Impulse. Bestimmte Einsichten waren und sind jedoch bis heute sehr umstritten.

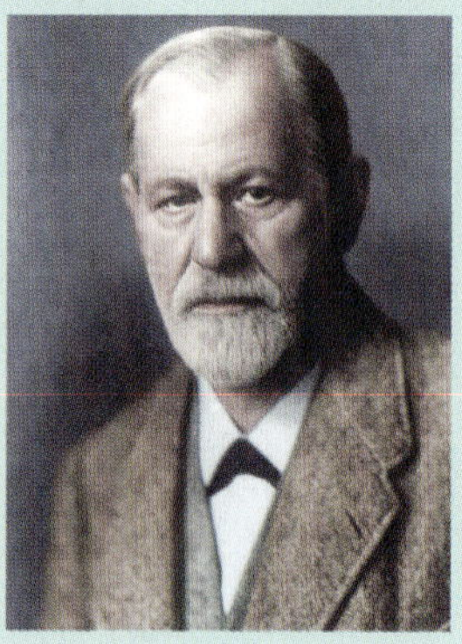

Sigmund Freud

Zur Person:

- 1856 in Freiberg (Mähren) geboren
- 1873 Medizinstudium in Wien
- 1881 Promotion in Medizin
- 1886 Niederlassung in Wien als Nervenarzt, wo er sich zunächst der Hypnose, später auch der Traumdeutung zuwandte und ein Verfahren zur Heilung von Neurosen entwickelte
- 1902 Titular-Professor in Wien
- 1910 Gründung der international bedeutsamen Deutschen Psychoanalytischen Gesellschaft
- 1930 Auszeichnung mit dem Goethepreis
- 1938 Emigration nach London wegen seiner jüdischen Abstammung, wo er ein Jahr später stirbt
- seine Tochter Anna führte seine Studien und Forschungen fort

„Ein Psychiater ist der letzte Mensch, mit dem man spricht, bevor man anfängt, mit sich selbst zu sprechen."

Frank Sinatra

Freud versuchte, die Persönlichkeit eines Menschen mithilfe von drei Instanzen zu erklären. Er unterscheidet **drei Persönlichkeitsinstanzen**, die in einer dynamischen Beziehung zueinander stehen und die Erlebens- und Verhaltensweisen des Individuums näher beschreiben:

- das ES
- das ICH
- das ÜBER-ICH

Diese drei psychischen Instanzen entwickeln sich nacheinander in der frühen Kindheit.

Definition

Das ES bezeichnet die triebhaften Bedürfnisse und Wünsche der Menschen.

Das ES ist die ursprünglichste Instanz und ist bereits vom ersten Lebenstag an vorhanden. Es kennt keine Wertungen, kein Gut und Böse, keine Moral und strebt nach sofortiger Befriedigung der Bedürfnisse. Dabei wird es vom Lustprinzip gesteuert.

Definition

Die Wert- und Normvorstellungen sowie die moralischen Prinzipien eines Menschen bilden sein ÜBER-ICH.

Das ÜBER-ICH enthält die verinnerlichten Normen und Moralvorstellungen einer Gesellschaft und/ oder der jeweiligen Bezugsgruppen. Das ÜBER-ICH entspricht dem Gewissen und handelt nach dem Moralitätsprinzip. Es entsteht im Laufe der Sozialisation durch Einflüsse von Bezugspersonen wie Eltern und Lehrern. Es hat die Funktion, die aus dem ES resultierenden ungezügelten Triebe zu kontrollieren und kann Schuldgefühle hervorrufen, wenn das Verhalten seinen Forderungen nicht entspricht. Konflikte zwischen ES und ÜBER-ICH sind damit unvermeidlich. Ein zu starkes oder verneinendes ÜBER-ICH ist die Ursache verschiedener psychischer Störungen.

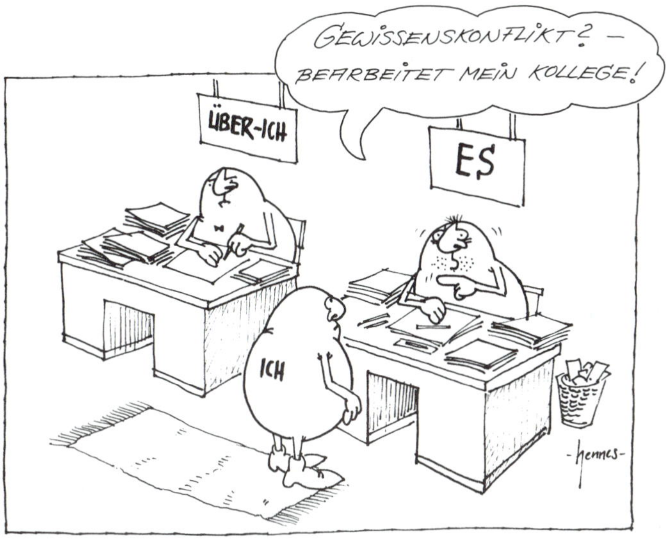

Definition

Das ICH bemüht sich um einen Ausgleich zwischen den unbewussten Bestrebungen des ES und den im ÜBER-ICH verinnerlichten Verboten der Moral.

Das ICH übernimmt eine Vermittlerrolle. Seine Aufgabe besteht darin, zwischen den triebhaften Wünschen des ES und den Ansprüchen der Umwelt, die sich im ÜBER-ICH manifestieren einen Ausgleich zu finden. Während das ES nur das Streben nach Triebbefriedigung kennt, besitzt das ICH die Fähigkeit, besonnen und vernünftig zu handeln. Es handelt nach dem Realitätsprinzip. Im ICH entscheidet sich, ob jemand eine gestörte oder intakte Persönlichkeit innehat. Ein Individuum ist dann psychisch gesund, wenn das ICH die Triebe des ES und die Ge- und Verbote des ÜBER-ICH mit der sozialen Realität ausgleicht.

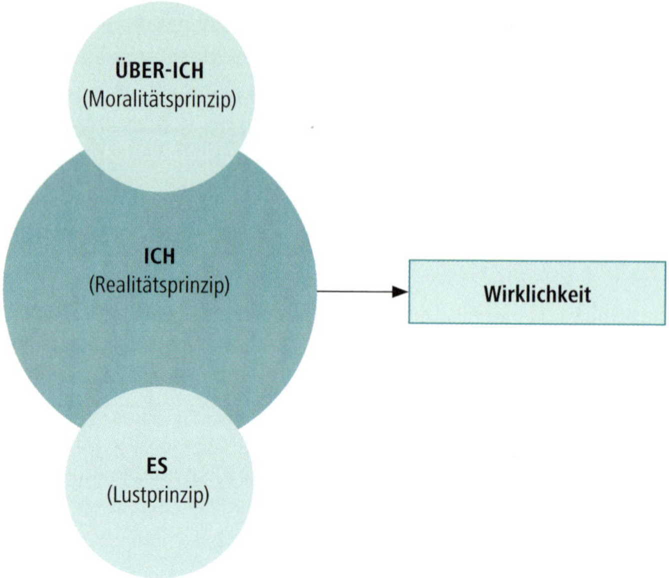

Persönlichkeitsstruktur nach Sigmund Freud

Das ES meldet bestimmte Wünsche und Bedürfnisse an. Diese werden vom ÜBER-ICH bewertet. Je nach den Wert- und Normvorstellungen entscheidet sich, ob das ICH die Wünsche des ES zulassen kann oder nicht. Die Persönlichkeit eines Menschen ist nach psychoanalytischer Sicht von einem dauernden Kampf zwischen ES und ÜBER-ICH bestimmt.

Gesundheits- und Krankenpflegeschüler Matthias ist sehr stark leistungsmotiviert. Er versäumt nie den Unterricht, bekommt selten eine Note schlechter als 2 und ärgert sich, wenn er schlechtere Noten erhält. Eines Morgens, an dem eine Schulaufgabe angesetzt ist, wacht er auf und fühlt sich krank. Er weiß nicht, was er machen soll.

ES: *möchte am liebsten im Bett bleiben und weiterschlafen*

ÜBER-ICH: *hat Schuldgefühle bei dem Gedanken, die Schulaufgabe zu versäumen*

ICH: *überprüft die Realität, vermittelt zwischen dem Wunsch des ES weiterzuschlafen und den Schuldgefühlen des ÜBER-ICHs. Je nach Wahrnehmung wird der Wunsch dann zugelassen oder abgewehrt.*

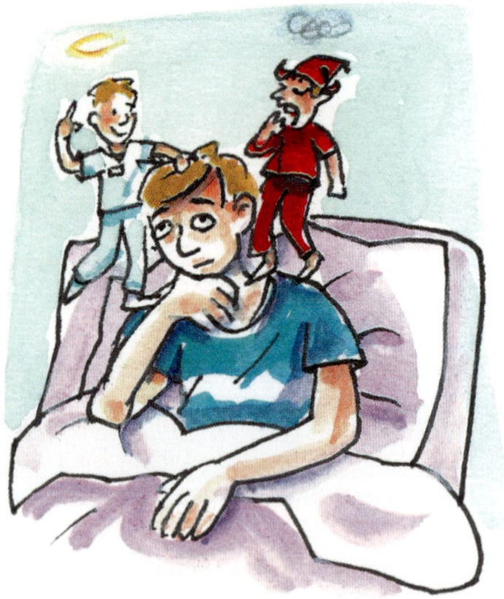

Gelingt es dem ICH nicht, zwischen den oftmals konkurrierenden Ansprüchen des ES, des ÜBER-ICH und der Realität zu vermitteln, so treten Ängste auf. Sigmund Freud unterscheidet drei Typen von Angst:

- die **Realitätsangst**, die durch wirkliche Bedrohung aus der Umwelt bedingt ist,
- die **neurotische Angst**, die aufgrund von Furcht vor unannehmbaren ES-Impulsen entsteht,
- die **moralische Angst**, die bei starken Schuldgefühlen und Gewissensbissen auftritt.

Um Angst zu vermeiden oder zu verringern, setzt das ICH Schutzmaßnahmen ein, die die Ansprüche des ES abwehren, unbewusst machen und somit drohende Konflikte vermeiden sollen. Diese werden als **Abwehrmechanismen** bezeichnet und laufen stets unbewusst ab. Die wichtigsten Abwehrmechanismen sind:

- **Verdrängung**
  Eigene Triebwünsche, Gefühle, Bedürfnisse, Ereignisse oder Erinnerungen, die der Mensch nicht wahrhaben will und die mit Angst verknüpft sind, werden ins Unbewusste abgeschoben. Die verdrängten Inhalte bleiben aber im Unbewussten bestehen und beeinflussen bzw. bestimmen das Erleben und Verhalten.

  Ein Patient weiß, dass eine schwere Operation ansteht. Er nimmt die Operation als eine Bedrohung wahr und verdrängt sie deshalb ins Unbewusste, um sich nicht mit den damit verbundenen möglichen körperlichen Beeinträchtigungen auseinandersetzen zu müssen.

- **Projektion**
  Eigenschaften, die die eigene Person betreffen, die diese aber an sich selbst nicht wahrhaben kann oder will, werden anderen Personen bzw. Personengruppen zugeschrieben, auf sie übertragen.

  Beispiel: Eine hektische, ungeduldige Gesundheits- und Krankenpflegerin beklagt sich über langsame Patienten, die für jede Kleinigkeit „eine halbe Ewigkeit" benötigen.

- **Regression**
  Zurückfallen auf eine frühere, kindlichere Entwicklungsstufe als Ausdruck von Angst und Hilflosigkeit.

  Ein Patient weiß, dass er an einer unheilbaren Krankheit leidet und nicht mehr lange leben wird. Dies kann er aber nicht annehmen und lehnt sich mit ganzer Kraft dagegen auf. Der Patient verhält sich teilweise hysterisch, indem er den Ärzten und dem Pflegepersonal vorwirft, sie würden ihn einfach links liegen lassen und sich nicht genügend um ihn kümmern.

- **Verschiebung**
  Angestaute aggressive Gefühle werden auf Personen übertragen, die weniger gefährlich sind als die Personen, die diese Gefühle ausgelöst haben.
  Der Stationsarzt reagiert seinen Ärger, den er mit dem Chefarzt hatte, am Pflegepersonal ab.

- **Rationalisierung**
  Für Wünsche und Bedürfnisse, die man nicht wahrhaben kann oder will sowie für nicht angepasste Verhaltensweisen wird eine verstandesmäßige Rechtfertigung bzw. Erklärung gefunden, um die wahren Gründe zu vertuschen.

  Ein Patient hat Angst vor dem Arztbesuch. Er versucht deshalb, sich vor dem Arztbesuch zu drücken und begründet dies damit, dass seine augenblickliche Arbeitsbelastung einen Arztbesuch gar nicht zulassen würde.

7.4 Gestörte Persönlichkeitsstrukturen nach Sigmund Freud

Mithilfe seiner Instanzentheorie erklärte Freud auch Fehlentwicklungen der Persönlichkeit. Nachstehende Tabelle gibt eine stark vereinfachte Übersicht über die möglichen Fehlentwicklungen der Persönlichkeit nach Freud.

Instanz	Grundmuster 1	Grundmuster 2
ÜBER-ICH	zu stark entwickelt → überladen mit unsinnigen Normen	zu schwach entwickelt → wichtige Normen werden nicht verinnerlicht
ICH	zu schwach entwickelt → unfähig, sich zu orientieren	
ES	will Befriedigung	
Folgen	Psychoneurosen Angst, Schuldgefühle z. B. Zwangsneurosen, Hysterie	Perversionen, Kriminalität z. B. Mord, Raub/Diebstahl, Exhibitionismus

Mögliche Fehlentwicklungen der Persönlichkeit nach Freud (Psychopathologie)

7.5 Pro und Contra Freuds Theorie

Bei aller Beachtung, die Freud mit seiner Theorie in der Fachwelt gefunden hat, meldeten sich im Laufe der Zeit jedoch auch Kritiker zu Wort. Nachstehende Gegenüberstellung listet die wichtigsten Argumente der Befürworter und Kritiker der Freudschen Gedanken auf.

Pro	Contra
• Freud erkannte, dass sexuelle Probleme – vor allem in seiner Zeitepoche – oft nur in indirekter und verkleideter Form geäußert wurden. Folgerichtig sprach er sich für mehr Offenheit und Ehrlichkeit in bezug auf die menschliche Sexualität aus.	• Freud reduzierte den Menschen zu sehr auf sexuelle Antriebe. Andere Handlungsmotive kommen bei ihm kaum vor. Er verabsolutierte seine Erkenntnisse zur Bedeutung verborgener Sexualwünsche so sehr, dass er in jedem Füllfederhalter und jedem Mauseloch ein Sexualsymbol sah.

Pro	Contra
• In seiner Praxis konnte Freud unzählige Menschen im Detail studieren und damit seinen Theorien ein stabiles, empirisches Fundament geben. • Keine andere Verhaltenstheorie kann ähnlich viele Verhaltensweisen erklären wie die Psychoanalyse. • Mit seinem Psychotherapieansatz erreichte er einen riesigen Fortschritt bei der Behandlung psychischer Krankheiten. So führte er seinen Zeitgenossen vor Augen, dass der Mensch mehr ist als nur ein rationales Wesen. Durch die Einteilung in drei Schichten erlangte das ES einen ebenbürtigen Rang neben den rationalen Schichten. Werden die ES-Erfahrungen unterdrückt bzw. ins Unterbewusstsein abgedrängt, so treten seiner Ansicht nach Neurosen und psychische Störungen auf. • Die Psychoanalyse wird als ein wertvolles und hilfreiches Verfahren angesehen, das es ermöglicht, unbewusste Sinnzusammenhänge zu verstehen.	• Laut Aussage von Kritikern beeinflusste Freud seine Patienten massiv im Sinne der psychoanalytischen Theorie und deutete viele ihrer Aussagen willkürlich. Die Psychoanalyse hätte sich zu einer Art Glaubensgemeinschaft entwickelt, die abweichende Meinungen nicht duldete. • Viele Kritiker behaupten, die Psychoanalyse sei schädlich für die Seele des Volkes. Es handle sich hierbei um einen raffinierten Versuch, den Menschen alle Ideale zu rauben. Verschiedentlich fällt auch der Begriff „mechanistische Fehlkonstruktion". • Freud nahm an, dass die Ursprünge neurotischer Störungen stets in den ersten sechs Lebensjahren zu suchen sind. Diese Behauptung wird durch neuere Forschungsergebnisse der Entwicklungspsychologie sehr in Frage gestellt. Vor allem die Resultate von Längsschnittuntersuchungen widersprechen der verbreiteten Hypothese, die Erfahrungen der frühen Kindheit würden weitgehend die Persönlichkeit eines Menschen bestimmen.

(vgl. Eschenröder, 1984)

7.6 Fragen zur Selbstkontrolle

1. Bestimmen Sie den Begriff Persönlichkeit.
2. Welche Aufgaben und Ziele erfüllen Persönlichkeitstheorien?
3. Beschreiben Sie das Psychoanalytische Persönlichkeitsmodell nach Sigmund Freud.
4. Erläutern Sie anhand von Beispielen aus der Krankenpflege die Wechselwirkung zwischen ES, ICH und ÜBER-ICH.
5. Welche drei unterschiedlichen Typen von Angst unterscheidet Sigmund Freud?
6. Beschreiben Sie anhand von Beispielen aus ihrem Berufsalltag fünf Abwehrmechanismen.
7. Erläutern Sie Argumente der Befürworter und Gegner der Theorie von Freud.

8 Krankhafte Persönlichkeitsstrukturen

8.1 Überblick über psychische Störungen

Neben den zahllosen Krankheitsbildern des Körpers gibt es eine mindestens ebenso große Anzahl verschiedenartigster psychischer Störungen.

Definition

Unter psychischen Störungen versteht man all jene Verhaltens- und Erlebensweisen eines Menschen, die von der Norm abweichen.

Diese Normabweichungen vermitteln der Umwelt ein Gefühl von Fremdartigkeit. Der psychisch Kranke leidet hauptsächlich an Störungen in seiner Beziehungs- und Erlebnisfähigkeit. Mit der Diagnose, Behandlung und Prophylaxe psychischer Störungen beschäftigt sich die **Klinische Psychologie**. Einen Überblick über die verschiedensten psychischen Störungen gibt die von der WHO verfasste Internationale Statistische Klassifikation der Krankheiten und verwandter Gesundheitsprobleme.

Organische, einschließlich symptomatischer psychischer Störungen
- Demenz bei Alzheimer-Krankheit
- Organisches amnestisches Syndrom
- Delir
- Andere psychische Störungen aufgrund einer Schädigung oder Funktionsstörung des Gehirns oder einer körperlichen Krankheit
- Persönlichkeits- und Verhaltensstörung aufgrund einer Krankheit, Schädigung oder Funktionsstörung des Gehirns

Psychische und Verhaltensstörungen durch psychotrope Substanzen
- Alkohol
- Opiate
- Cannabinoida
- Kokain
- Halluzinogene
- Tabak

Schizophrenie, schizotype und wahnhafte Störungen
- Schizophrenie
- Schizotype Störung
- Anhaltende wahnhafte Störungen
- Schizoaffektive Störungen

Verhaltensauffälligkeiten mit körperlichen Störungen und Faktoren
- Essstörungen
- Nichtorganische Schlafstörungen
- Sexuelle Funktionsstörungen, nicht verursacht durch eine organische Störung oder Krankheit
- Psychische Störung oder Verhaltensstörung im Wochenbett
- Schädlicher Gebrauch von nichtabhängigkeitserzeugenden Substanzen

Persönlichkeits- und Verhaltensstörungen
- Spezifische Verhaltensstörungen
- Andauernde Persönlichkeitsänderungen
- Abnorme Gewohnheiten und Störungen der Impulskontrolle
- Störungen der Geschlechtsidentität
- Psychische und Verhaltensstörungen in Verbindung mit der sexuellen Entwicklung und Orientierung

Intelligenzstörung
- Leichte Intelligenzminderung
- Mittelgradige Intelligenzminderung
- Schwere Intelligenzminderung
- Schwerste Intelligenzminderung
- Dissoziierte Intelligenzminderung

Affektive Störungen • Manische Episode • Depressive Episode • Rezidivierende depressive Störung • Anhaltende affektive Störung **Neurotische, Belastungs- und somatoforme Störungen** • Phobische Störungen • Andere Angststörungen • Zwangsstörung • Reaktionen auf schwere Belastungen und Anpassungsstörungen • Somatoforme Störungen	**Entwicklungsstörungen** • Umschriebene Entwicklungsstörungen des Sprechens und der Sprache • Umschriebene Entwicklungsstörungen schulischer Fertigkeiten • Umschriebene Entwicklungsstörungen der motorischen Funktionen **Verhaltens- und emotionale Störungen mit Beginn in der Kindheit und Jugend** • Hyperkinetische Störungen • Störungen des Sozialverhaltens • Kombinierte Störung des Sozialverhaltens und der Emotionen • Emotionale Störungen des Kindesalters • Ticstörungen

Vgl. Internationale Statistische Klassifikation der psychischen Störungen – Version von 2007 (ICD-10)

8.2 Organische psychische Störungen

Den organischen psychischen Störungen liegt eine Hirnerkrankung, eine Hirnverletzung oder eine andere Schädigung, die zu einer Hirnfunktionsstörung führt, zugrunde. Zu diesen zählen neben dem **organisch amnestischen Syndrom** und dem **Delir** die verschiedenen Formen der **Demenz**.

8.2.1 Organisch amnestisches Syndrom

Das **organisch amnestische Syndrom** ist gekennzeichnet durch eine schwere Beeinträchtigung des Kurz- und Langzeitgedächtnisses, während das Immediatgedächtnis (Gedächtnis zur Speicherung zuvor aufgenommener Sinneseindrücke oder Wahrnehmungen) weitgehend erhalten ist. Es besteht eine ausgeprägte Amnesie (Gedächtnisstörung) und eine zeitliche Desorientiertheit. Darüber hinaus können sogenannte Konfabulationen auftreten. In diesem Fall erzählt der Betroffene zufällige Einfälle ohne Bezug zur jeweiligen Situation und erfindet Begebenheiten und Geschichten, um seine Gedächtnislücken mit diesen zu füllen.

8.2.2 Delir

Beim **Delir** handelt es sich um eine spezifische Reaktion des Gehirns auf Schädigungen. Diese Störung zeichnet sich aus durch

- Bewusstseinsstörungen und Verwirrtheitszustände
- Wahrnehmungsstörungen sowie optische und akustische Halluzinationen
- Störungen der Aufmerksamkeit bis hin zum Koma
- Wahnerlebnisse

- zeitliche Desorientiertheit, in schweren Fällen auch Desorientiertheit von Ort und Person
- psychomotorische Störungen wie Hypo- oder Hyperaktivität, vermehrter oder verminderter Redefluss, Schreckreaktionen
- Störungen des Schlaf-Wach-Rhythmus wie Schlaflosigkeit, unangenehme Träume oder Albträume
- erhöhte Ablenkbarkeit und verminderte Konzentrationsfähigkeit
- affektive Störungen wie z. B. Angst, Unruhe, Depressionen, Reizbarkeit, Euphorie oder Apathie.

Die Ursachen für ein Delir können z. B. Unfälle, Vergiftungen, Infektionskrankheiten oder ein übermäßiger Alkoholgenuss sein. Auch ein plötzlicher Entzug bei vorheriger Gewöhnung an einen hohen Alkoholspiegel kann ein Delir verursachen. Bei letzterem spricht man vom Alkoholentzugsdelir. Diese Zustände sind sehr ernst zu nehmen. Besonders der Kreislauf ist gefährdet, sodass es zu einem plötzlichen Kreislaufversagen kommen kann.

Ein älterer Patient, der sich seit einigen Tagen wegen der Folgen starken Alkoholkonsums in einer psychiatrischen Klinik befindet, fällt durch zunehmende Verwirrtheit und Unruhe auf. Oft weiß er nicht, wo er sich befindet und verkennt seine Situation. Sein Bewusstsein ist getrübt, er leidet an Sinnestäuschungen, sieht weiße Mäuse die Bettkante hoch krabbeln und bittet das Pflegepersonal sie zu entfernen. Des Weiteren klagt er über Alb- und Schreckträume, die ihm den Schlaf rauben. Bei Dunkelheit und Ruhe, also vorwiegend nachts, nimmt sein Verwirrtheitszustand deutlich zu. So schimpft er häufig laut vor sich hin oder erteilt dem Pflegepersonal unsinnige Befehle.

8.2.3 Demenz

Unter **Demenz** versteht man eine fast immer, aber nicht ausschließlich im Alter auftretende Erkrankung des Gehirns, bei der es zu einem fortschreitenden und irreversiblen (nicht umkehrbaren) Verlust der geistigen Leistungsfähigkeit kommt, verbunden mit einem allgemeinen Persönlichkeitsabbau.

Etwa 8 bis 13 Prozent aller Menschen über 65 Jahren leiden unter einer Demenz. Bei den über 90-Jährigen sind es sogar 40 Prozent. Nach Schätzungen von Patientenverbänden leben in Deutschland weit über eine Million Menschen mit altersbedingten Hirnleistungsstörungen. Aufgrund der wachsenden Anzahl alter Menschen an der Gesamtbevölkerung, wird diese Zahl noch weiter ansteigen. Schon heute sind Demenzen der häufigste Grund für die Einweisung in ein Pflegeheim. Einige Formen von Demenz können in einem gewissen Umfang behandelt werden, d. h. die Symptome können im Anfangsstadium verzögert werden.

Die häufigste Form der primär degenerativen Demenz ist die **Alzheimer-Erkrankung**. Sie ist vor allem in allen entwickelten Industrieländern zu einem ernsten Problem geworden. Das Krankheitsbild wurde erstmals 1906 von dem deutschen Psychiater und Neuropathologen **Alois Alzheimer** beschrieben, der die Krankheit bei einer Patientin entdeckte. Im Verlauf der Krankheit kommt es zu einem fortschreitenden geistigen Verfall, zu affektiven Beeinträchtigungen (z. B. Reizbarkeit, Wutausbrüche) und zu intellektuellen Störungen.

Die Krankheitsentstehung ist bis heute ungeklärt. Diskutiert werden vor allem genetische Faktoren und ursächlich krankhafte Veränderungen im Hirnstoffwechsel. In ca. 5 bis 10 Prozent der Fälle tritt die Alzheimer-Erkrankung familiär gehäuft auf. Bei Alzheimer-Patienten kommt es zu einer degenerativen Veränderung des Gehirns. Typisch sind neurofibrilläre Veränderungen (spezielle Alzheimer-Nervenfasern) und Amyloidablagerungen (Ablagerungen von Proteinstrukturen), die entweder Ursache oder Folge der Erkrankung sind. Auch schrumpft das Gehirn der Patienten im Laufe der Erkrankung immer mehr (Hirnatrophie) und es entstehen große, liquorgefüllte Hohlräume (Liquor: Hirnflüssigkeit).

Weitere Anzeichen der Alzheimer Erkrankung sind:
- schleichende Entwicklung über Jahre hinweg
- gestörte Sprache, vor allem Wortfindung und Präzision des Ausdrucks
- Schwierigkeiten beim Speichern neuer Informationen
- gestörte Motorik
- Störung der Aufmerksamkeit und des Denkens, besonders Schlußfolgern und Urteilen
- starker Gedächtnisverlust, bis hin zum Vergessen des eigenen Namens und des Wohnorts, Unfähigkeit Familienmitglieder zu erkennen
- Verlust der örtlichen Orientierung, z. B. Probleme, in der Wohnung die Zimmer zu finden, Verirren außerhalb des Hauses
- ausgeprägte Unruhe, die Patienten wandern ziellos umher und drängen aus der Wohnung
- Störung der zeitlichen Orientierung: Der Patient weiß Datum und Uhrzeit nicht mehr.
- totale Persönlichkeitsveränderung
- verlorenes Zeitgefühl: Der Patient kann Vergangenheit und Gegenwart nicht mehr unterscheiden.
- Einfachste Verrichtungen des täglichen Lebens wie Waschen, Ankleiden und Essen gelingen nicht mehr.

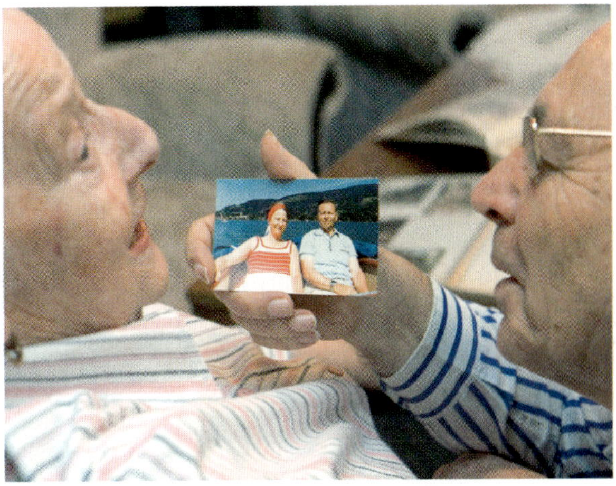

Eine Hochbetagte, aber noch rüstige verwirrte Patientin, die seit Jahren in einem Altersheim lebt, klagt über zunehmende Schmerzen und wird vom Arzt zur genaueren Untersuchung in eine Klinik eingewiesen. Dort verstärken sich die Zeichen der Verwirrung. Sie verlässt häufig unruhig das Zimmer, wandert ziellos umher, und wird mehrfach vom Pflegepersonal daran gehindert die Klinik im Nachthemd zu verlassen. Auf die Frage, wo sie denn hinwolle, antwortet sie, dass sie noch schnell einkaufen müsse, da sie ja keine Nahrungsmittel mehr im Hause hätte. Nur widerwillig lässt sie sich vom Pflegepersonal in ihr Zimmer zurückbringen. In der Stationsschwester meint sie ihre Tochter zu erkennen und macht ihr Vorwürfe, dass sie sie so selten besucht.

Allgemeine Hinweise für den Umgang des Pflegepersonals mit Alzheimer Patienten in der Klinik
- Das Wichtigste im Umgang mit an Alzheimer Erkrankten ist Geduld und Einfühlungsvermögen. Durch Ungeduld und Hektik seitens des Pflegepersonals hat der Betroffene das Gefühl, etwas falsch gemacht zu haben und dies ist oft Ursache für Unzufriedenheit, Traurigkeit und Unwohlsein.

- Alzheimerkranke benötigen einen geregelten und klar strukturierten Tagesablauf sowie Regelmäßigkeiten bei den pflegerischen Maßnahmen. Dies erleichtert den Patienten die zeitliche Orientierung.
- Die Patienten reagieren am besten auf eine ruhige Atmosphäre, in der ein freundlicher Umgang herrscht und in dem wenig Unvorhergesehenes passiert.
- Auch sollten bei Alzheimer-Patienten die Pflegepersonen nicht zu häufig wechseln, damit ein Wiedererkennen für die Patienten leichter möglich ist.
- Das Pflegepersonal sollte eine einfache Sprache verwenden und sich dabei klar und deutlich äußern. Die Sätze sollten prägnant und kurz sein. Durch die Beeinträchtigung des Denkvermögens ist bei dem Erkrankten das Verstehen von langen Sätzen nicht mehr gegeben. Jeder Satz sollte nur eine Information enthalten.
- Streitgespräche mit dem Patienten sollten unter allen Umständen vermieden werden, auch wenn der Patient eindeutig im Unrecht ist. Dies würde die Verwirrtheit nur noch verstärken. Des Weiteren kann der an Alzheimer Erkrankte nicht auf die Erfahrung zurückgreifen, dass der Streit wieder vorbeigeht, denn die Patienten leben fast ausschließlich in der Gegenwart. Die Zukunft hat für sie keine Bedeutung.
- Beim Sprechen sollte das Pflegepersonal einen steten Augenkontakt suchen. Ein unruhiger Blickkontakt wirkt irritierend.
- Das Pflegepersonal sollte Äußerungen des Alzheimer-Patienten nicht wörtlich nehmen, sondern hinterfragen, welches Bedürfnis hinter dieser Aussage steht. Anschuldigungen und Beschimpfungen seitens der Patienten sollten nicht persönlich genommen werden.
- Wenn verbale Kommunikation immer weniger möglich ist, ist es wichtig, sich durch nonverbale Kommunikation zu verständigen wie z. B. Körperkontakt, streicheln, in den Arm nehmen. Dies beruhigt die Kranken und löst ihre Starrheit.
- Vorhandene Ressourcen sollten beim Alzheimer-Patienten so weit es möglich ist, genutzt werden. Dadurch wird der Patient ruhiger und seine Pflege wird leichter.
- Nach Möglichkeit sollten die Kranken zur Selbstständigkeit bei den täglichen Verrichtungen angeleitet werden. So sollte das Pflegepersonal mit dem Patienten das Essen mit Messer und Gabel, das Aus- und Anziehen sowie das Waschen und Kämmen üben.

8.3 Schizophrene Erkrankungen und andere psychotische Störungen

Die **schizophrenen Erkrankungen** gehören zur Hauptgruppe der psychischen Störungen. Es handelt sich dabei um abnorme Erlebnisweisen, d. h. Störungen, die das Empfinden, Wahrnehmen, Denken, Fühlen, Werten, Streben und Wollen sowie das Ich-Erlebnis betreffen.

8.3.1 Schizophrenie

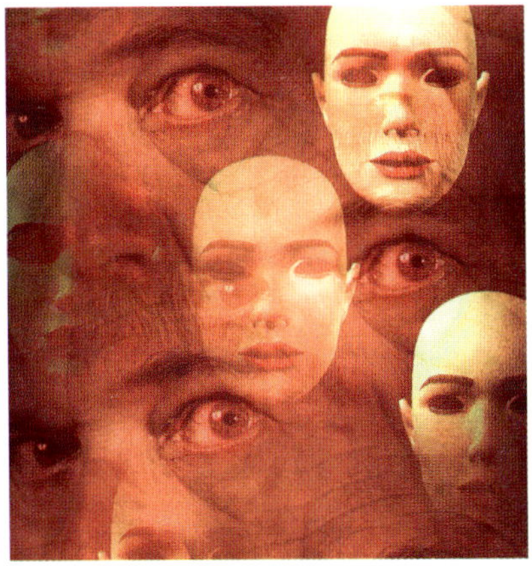

Das **Krankheitsbild der Schizophrenie** beschrieb erstmals 1896 der deutsche Psychiater Emil Kraepelin als „Dementia praecox“ und grenzte es vom „manisch-depressiven Irresein“ ab. Er beobachtete, dass sich die „Dementia praecox“ im 2. und 3. Lebensjahrzehnt manifestiert und zu einem dementiellen Abbau führt, während manisch-depressive Erkrankungen in jedem Lebensalter auftreten können und einen phasenhaften günstigeren Verlauf zeigen. Der Begriff „Schizophrenie“ wurde 1911 von dem Schweizer Psychiater Eugen Bleuler eingeführt.

Bleuler wollte mit diesem Begriff betonen, dass das auffälligste Merkmal der Schizophrenie eine Zerrissenheit im Fühlen und Denken ist. Das Wort **Schizophrenie** leitet sich ab vom griechischen **schizo** (spalten) und **phren** (Geist, Gemüt) und bedeutet Seelenspaltung. Es kommt zu schweren Störungen auf allen Gebieten des Seelenlebens, mit Ausnahme der Intelligenz, die bei der Schizophrenie nicht betroffen sein muss. In diese Gruppe psychischer Erkrankungen gehören Störungen mit sehr vielfältigen Erscheinungsbildern, bei denen die verschiedenen Krankheitstypen fließend ineinander übergehen können. Gemeinsam ist allen Formen der Schizophrenie eine Spaltung der Persönlichkeit. Der Schizophrene hat die Fähigkeit verloren, sich abzugrenzen. Er fühlt sich durch Wände und Türen hindurch beobachtet, von Apparaturen bestrahlt, von übersinnlichen Mächten oder von Dritten gesteuert, die ihm befehlen, etwas Bestimmtes zu tun. Diesen Einflüssen ist er hilflos ausgeliefert. Er nimmt sich nicht mehr als eigenständige Person wahr, sein Ich ist gespalten.

Eine Patientin wurde von ihrem Ehemann aufgrund ihres sonderbaren Verhaltens in eine psychiatrische Klinik gebracht. Sie wirkt in ihren Gedankengängen, Aussagen und Reden ausgesprochen fremdartig und seltsam. So behauptet sie, dass Stimmen ihr Befehle erteilen, die sie ausführen müsse, Nachbarn würden über sie tuscheln und sogar im Fernsehen würden anzügliche Bemerkungen über sie gesendet. Aus Angst, ihrer Tochter könne dasselbe passieren, ließ sie diese nicht mehr aus dem Hause gehen und versteckte ihre Schuhe. Auch ist sie der festen Überzeugung, dass Außerirdische sie beobachten und vereinnahmen wollen. Sie fühlt sich bedroht und ist derartig in Panik, dass sie an nichts anderes mehr denken und weder die Familie noch sich selbst versorgen kann.

Die Frage nach den **Ursachen der Schizophrenie** ist nicht eindeutig geklärt. Es ist aber heute gesichert, dass nicht eine Ursache für die schizophrene Erkrankung verantwortlich ist, sondern dass mehrere und verschiedenartige Ursachen zusammenfallen müssen. Auch ist eine familiäre Häufung festzustellen. So haben Geschwister von Schizophrenen ein Erkrankungsrisiko von ca. 10 Prozent. Leiden beide Elternteile an der Krankheit, so liegt das Risiko für deren Kinder bei 40 Prozent. Als Ursachen werden auch Komplikationen während und kurz nach der Geburt diskutiert, durch die das noch unreife Gehirn z. B. durch Sauerstoffmangel geschädigt werden kann. Vielfach wird auch von hirnorganischen Veränderungen durch z. B. Drogenmissbrauch, Gehirnverletzungen oder -tumore oder von starken seelischen Belastungen als möglicher Ursache ausgegangen. Weiterhin ist bekannt, dass eine Schizophrenie bei Frauen vermehrt in Zeiten stärkerer hormoneller Umstellungen wie z. B. während der Pubertät oder in den Wechseljahren ausbricht.

Kennzeichen einer schizophrenen Erkrankung sind:

- Wahnvorstellungen
- Halluzinationen in allen Sinnesbereichen wie Sehen, Hören, Riechen, Schmecken und Fühlen. Im Vordergrund stehen akustische Halluzinationen wie Hören von Stimmen in Form von Rede und Gegenrede, kommentierende Stimmen, die die eigenen Handlungen mit Bemerkungen begleiten, sowie befehlende Stimmen.
- zusammenhanglose Sprache mit unverständlichen Wortschöpfungen
- formale und inhaltliche Denkstörungen (Gedankengänge wechseln von einem Gegenstand zum anderen ohne erkennbaren Zusammenhang)
- Depersonalisationserlebnisse. Der Betroffene hat das Gefühl, nicht mehr er selbst zu sein.
- widersprüchliche bzw. situationsunangemessene Gefühlsäußerungen
- Störungen der Psychomotorik (durch psychische Vorgänge erzeugte Bewegungen)
- mangelnde Kontaktfähigkeit bis hin zum autistischen Rückzug
- stereotype und oftmalige Wiederholung von bereits Gesagtem
- große Verletzlichkeit

Die Patientin Frau Bohr ist fest davon überzeugt, dass Sie von verschiedenen Menschen verfolgt und beobachtet wird. Sie klingelt andauernd nach dem Pfleger und weigert sich in ihrem Zimmer zu bleiben, da jemand hinter ihrem Vorhang stünde. Auch verweigert Sie das Essen im Krankenhaus, da Sie der Meinung ist, jemand würde Sie vergiften.

Die Krankheit verläuft chronisch oder in Schüben. Der Kranke nimmt an, dass die eigenen Gefühle, Gedanken und Handlungen anderen Menschen bekannt sind und auch von diesen beeinflusst werden können. Alltägliche und zufällige Vorgänge, z. B. bestimmte Äußerungen zufällig vorbeikommender Leute bezieht der Schizophrene auf sich. Sie erhalten für ihn eine ganz besondere Bedeutung.

Der Patient Herr Martin bemerkt in einem Gespräch, dass das, was er gerade sagen wollte, von einem anderen geäußert wird. Ihn überkommt Angst, denn er hat die Vorstellung, dass der andere magische Kräfte habe und ihm seine Gedanken entziehen kann. Fluchtartig verlässt er den Raum und vermeidet jegliche Kontaktaufnahme in den nächsten Tagen.

8.3.2 Weitere psychotische Störungen

Eine **schizotype Störung** zeichnet sich aus durch tief greifende Störungen im Verhalten, besonders im zwischenmenschlichen bzw. psychosozialen Bereich. Dies kann sich äußern in exzentrischen und schrulligen Verhaltensweisen, einer mangelnden Fähigkeit zu engen persönlichen Beziehungen und Verzerrungen im Denken, der Wahrnehmung und der Stimmung.

Definition

Eine falsche Überzeugung, die der Realität widerspricht und die trotz aller Einwände, aufrechterhalten wird, wird als Wahn bezeichnet.

1

Die **anhaltende wahnhafte Störung** ist charakterisiert durch die Entwicklung eines einzelnen Wahns oder mehrerer aufeinander bezogener Wahninhalte, an denen lange, manchmal sogar lebenslang festgehalten wird. (Die häufigsten Wahnthemen sind in der untenstehenden Tabelle dargestellt.)

Von einer **induzierten wahnhaften Störung** spricht man, wenn der Wahn von zwei Personen mit einer engen emotionalen Bindung (wie z. B. Geschwister, Ehepartner oder Mütter mit Kindern) geteilt wird, obwohl nur einer der beiden an einer echten psychotischen Störung leidet. Die Wahnvorstellungen bei der anderen Person sind induziert (abgeleitet) und werden meist bei einer Trennung aufgegeben.

Bei einer **schizoaffektiven Störung** treten neben schizophrenen Symptomen auch ausgeprägte affektive Störungen auf wie manische oder depressive Verstimmungen.

Beschreibung der häufigsten Wahnthemen

Wahnthemen	Wahninhalte
Beziehungswahn	Überzeugung, dass sich alle Geschehnisse nur im Zusammenhang mit dem Patienten ereignen. (Was im Radio oder in den Nachrichten gesagt wird, was andere reden, ein Blick, ein Lachen, alles hat mit ihm zu tun und ist möglicherweise ein Zeichen für ihn.)
Beeinträchtigungswahn	Der Patient sieht alle Ereignisse und Geschehnisse gegen sich gerichtet. (Man erniedrige, demütige und beleidige ihn, wolle ihn schädigen oder gar vernichten.)
Verfolgungswahn	Harmlose Ereignisse der Umwelt werden als Zeichen der Bedrohung und Verfolgung empfunden. Ein Komplott wird gegen den Wahnkranken geschmiedet (z. B. Vergiftung)
Liebeswahn	Überzeugung, von einer anderen (meist höher gestellten) Person geliebt zu werden, auch wenn man sie nur flüchtig kennt.
Größenwahn	Wahnhafte Überschätzung der eigenen Person, der eigenen Fähigkeiten, der eigenen Bedeutung. (Manche Patienten fühlen sich als eine bedeutende Person und sind der Ansicht, die Welt retten zu müssen.)
Eifersuchtswahn	Überzeugung, vom Partner betrogen zu werden. (Der Betroffene interpretiert diverse Ereignisse als Beweis für einen Treuebruch.)
Hypochondrischer Wahn	Vorstellung, unheilbar krank zu sein, obwohl dies nicht der Realität entspricht.
Nichtigkeitswahn	Vorstellung, minderwertig, unwichtig, wertlos, im Extremfall gar nicht existent zu sein.
Dermatozoenwahn	Fehlerhafte, feste Überzeugung von Parasiten auf und unter der Haut befallen zu sein.
Religiöser Wahn	Überzeugung ein auserwählter Prophet oder religiöser Retter zu sein.

Beim Umgang des Pflegepersonals mit Patienten, die an einer Schizophrenie oder an einer anderen psychotischen Störung leiden, sind folgende Kriterien von Bedeutung:

- Aufbau einer tragfähigen Beziehung zum psychisch kranken Patienten, um Angst und Misstrauen zu verringern
- konstantes und ausgewogenes Verhältnis zwischen Nähe und Distanz zum Patienten finden
- Annahme des Patienten als Person auch mit seiner Krankheit
- Wahn akzeptieren und sich einfühlen in die aus dem Wahn resultierenden Ängste, da der Wahn Realität für den Kranken ist
- Wahn nicht ausreden, aber auch nicht teilen (z. B. „Ich kann mir nicht vorstellen dass ... aber für Sie muss es eine schreckliche Qual sein.")
- Ablenken vom Wahn und für andere Dinge motivieren
- Vermitteln von sozialen Kontakten, z. B. bei Furcht gegenüber einem Mitpatienten oder Begleitung zu Therapien
- den Patienten zu sportlichen Aktivitäten motivieren, die ihm helfen sollen, seine gestörte Körperwahrnehmung zu korrigieren
- klare, einfache und übersichtliche Informationen geben
- keine langen Gespräche und Diskussionen, da der Patient meist keine Krankheitseinsicht zeigt und unkorrigierbar an seinen Überzeugungen festhält
- ironische Bemerkungen, komplizierte Erklärungen und vage Äußerungen sollten vermieden werden
- gesunde Anteile des an Schizophrenie erkrankten Patienten verstärken und fördern

8.4 Affektive Störungen

Diese Gruppe enthält Störungen, deren Hauptsymptom in einer Veränderung der Gefühlslage besteht, welche entweder zur **Depression** oder zur gehobenen Stimmung – einer **Manie** – führen kann. Dieser Stimmungswechsel wird meist von einer Veränderung des allgemeinen Aktivitätsniveaus begleitet. Die Störungen treten phasenhaft auf, d. h. zeitlich abgrenzbar (episodisch) innerhalb einer vorher und nachher normalen, ausgeglichenen emotionalen Verfassung und gewöhnlich mehrfach während des Lebens.

8.4.1 Manie

Die **Manie** ist durch folgende Symptome charakterisiert:

- intensive, aber unbegründete gehobene Stimmung, teilweise aber auch Gereiztheit und Frustration
- rastlose Aktivität und Unruhe, schneller zusammenhangloser Redefluss
- ideenflüchtiges Denken; dem Betroffenen gehen ständig neue Ideen durch den Kopf, die rasend schnell aufeinander folgen

- fehlendes Krankheitsgefühl
- mangelnde Kritikfähigkeit und verminderter Respekt vor Mitmenschen
- Verlust von Hemmungen
- Realitätsverlust und Entwicklung von Wahnvorstellungen
- Selbstüberschätzung bis hin zum Größenwahn (Megalomanie)
- vermindertes Schlafbedürfnis und Steigerung der Libido
- Vernachlässigung von Nahrungsaufnahme und Körperhygiene
- Halluzinationen und Wachträume, verminderte Aufmerksamkeit

Die Stimmung eines manischen Patienten ist gehoben, d. h. der Patient ist grundlos gut gelaunt und ausgelassen, weit über dem Normalniveau. Diese heitere Laune ist jedoch auch leicht irritierbar. Das bedeutet, die fröhliche Stimmung kann schnell in eine gereizte, aggressive und streitsüchtige umschwenken, wenn der Patient Unannehmlichkeiten begegnet oder seinem Tatendrang Einhalt geboten werden muss. In diesem Zustand neigen Patienten auch zu gewalttätigen Handlungen. Man unterscheidet daher zwischen **euphorischer** (heiter-ausgelassener) und **dysphorischer** (gereizt-streitsüchtiger) Manie.

Die Patientin Frau Marx wurde von ihrer Familie wegen ihres auffälligen Verhaltens in die Klinik gebracht. Ihre Stimmung ist grundlos heiter und gehoben, übermütig strahlend und übertrieben positiv. Sie hält sich für eine der berühmtesten und reichsten Frauen der Welt und trieb die Familie mit ihren unüberlegten Einkäufen und Geldgeschäften fast in den Ruin. Beruflich wurde ihr nach mehreren Abmahnungen wegen ihres sonderbaren Verhaltens schon gekündigt. Ihre Mitpatienten fühlen sich durch ihr andauerndes lautes Singen und Tanzen gestört. Spricht man Sie daraufhin an und bittet Sie es zu unterbinden, reagiert sie gereizt und aggressiv.

Das Pflegepersonal sollte beim Umgang mit manischen Patienten folgende Kriterien beachten:

- Da manische Patienten sehr viel Unruhe und Gereiztheit auf der Station verbreiten, ist es für das Pflegepersonal unerlässlich, Ruhe und Gelassenheit auszustrahlen.
- Manische Patienten reagieren oft sehr empfindlich auf räumliche Enge. Deshalb sollte man ihnen einen großen Bewegungsraum zugestehen.
- Wichtig wäre es auch regelmäßige Beschäftigungen wie Malen, Tanzen, Gymnastik etc. anzubieten, damit sie ihre übersteigerte körperliche Energie ausleben können.
- Witze und sonderbare Äußerungen des manischen Patienten sollte das Pflegepersonal einfach überhören.
- Um den Patienten vor Spötteleien von Mitpatienten und Besuchern zu schützen, sollte das Pflegepersonal ihm alternative Vorschläge unterbreiten, wie z. B. „Schreiben Sie doch ihre Wünsche in ein Tagebuch".
- Das Pflegepersonal sollte manisch kranken Patienten klare Anordnungen erteilen wie z. B. „Heute wird nichts mehr eingekauft" und „Sie gehen jetzt schlafen".
- Bei der täglichen Körperpflege sollte darauf geachtet werden, dass die Patienten sich ausreichend waschen und die Haut pflegen. Meist sind auch die Lippen spröde vom vielen Reden.

- Manische Patienten benötigen vom Pflegepersonal oft Hilfestellungen beim Auswählen der Kleidung, da sie sich durch eigenwillige Zusammenstellungen oft lächerlich machen oder sich nicht dem Wetter entsprechend anziehen.
- Das Pflegepersonal sollte auf die Essgewohnheiten des Patienten achten. Manische Patienten ernähren sich oft nicht ausreichend oder essen wahllos alles in sich hinein. Oft fehlt den manischen Patienten die Geduld, eine Mahlzeit zu Ende zu essen oder sie nehmen ein Hunger- oder Sättigungsgefühl nicht wahr.
- Manische Patienten haben im Allgemeinen kein Krankheitsgefühl. Sie fühlen sich daher zu Unrecht in die Klinik gebracht. Das Pflegepersonal sollte daher ein besonderes Augenmerk auf die körperlichen Leiden der Patienten richten, da diese meist verleugnet oder übersehen werden. Auch sollte darauf geachtet werden, dass die Patienten regelmäßig ihre Medikamente einnehmen.
- Viele manische Patienten überschätzen ihre finanzielle Lage. Sie sind meist der Ansicht über Unmengen Geld zu verfügen und machen daher unsinnige Ausgaben oder tätigen Ratenkaufverträge. Zuweilen leihen sie sich auch Geld von Besuchern oder Mitpatienten. Auf der Station sollten klare Absprachen mit dem Patienten getroffen werden, dass in der Klinik keine Geldgeschäfte getätigt werden. Auch sollte auf der Station kein Geld untereinander ausgeliehen werden.

8.4.2 Depressionen

Zu den häufigsten psychischen Erkrankungen zählen Depressionen. Eine Depression kann sich in einer Vielzahl psychischer, psychosozialer und körperlicher Symptome äußern:

- Niedergeschlagenheit, Schwermut, Traurigkeit
- Schuldgefühle, allgemein vermindertes Selbstwertgefühl
- Teilnahmslosigkeit, Antriebslosigkeit
- Pessimismus, Hoffnungslosigkeit
- Konzentrationsschwierigkeiten, Gedächtnisschwäche
- Realitätsverlust
- Überempfindlichkeit
- Unfähigkeit zur Freude
- Gefühl des Unverstandenseins
- negatives Selbstbild mit Selbsttadel und -vorwürfen
- wenig Interesse an der Außenwelt
- eingeschränkte Liebesfähigkeit
- innere Unruhe
- wiederkehrende Todes- und Selbstmordgedanken

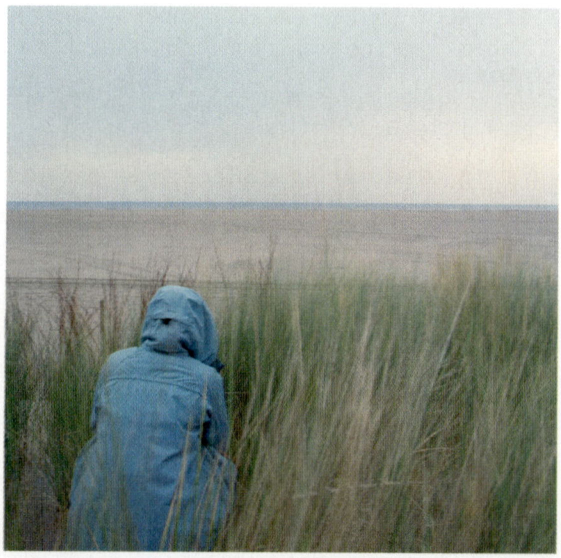

Selten weist eine Person alle Aspekte der Depression auf. Es genügt, wenn einige Anzeichen vorhanden sind, um von einer Depression zu sprechen. Zu den psychischen Symptomen kommen häufig körperliche Beschwerden wie

- Schlafstörungen oder die Tendenz, abnorm viel zu schlafen
- Appetitlosigkeit
- Herz- oder Kopfschmerzen
- Magen- und Darmbeschwerden
- Hypotonie (niedriger Blutdruck)
- Schwindel und Übelkeit

Ein Patient liegt seit Wochen mit einer schweren Depression auf der Station. Seelisch befindet er sich in einem Tief. Er leidet an Schlaflosigkeit, zeigt kein Interesse mehr an seiner Umgebung, zieht sich zurück und beginnt am Sinn des Lebens zu zweifeln. Beruflich ist er der Ansicht, den Anforderungen nicht mehr genügen zu können. Er ist grundlos traurig, schwermütig und fühlt sich innerlich angespannt. Stundenlang grübelt er darüber nach, was er in seinem Leben falsch gemacht hat.

Weltweit leiden ca. 100 Millionen Menschen, davon vier Millionen in Deutschland an und unter einer Depression. Die Wahrscheinlichkeit, in seinem Leben ein- oder mehrmals an einer schweren Depression zu erkranken, beträgt je nach Studie 5 bis 17 %. Depressionen treten bei Männern und Frauen aller Altersgruppen auf, wobei Frauen jedoch zwei bis dreimal häufiger betroffen sind als Männer. Leichtere Depressionen kommen weitaus häufiger vor und nehmen in den letzten Jahrzehnten ständig zu. Auch verlagert sich das Ersterkrankungsalter nach vorne, was in Zusammenhang gebracht wird mit den veränderten Lebensbedingungen wie andere Familienstrukturen und stärkere Leistungsanforderungen. Tritt eine Depression einmal im Leben auf, so liegt die Rückfallquote bei 50 %.

Behandlungsmethoden bei Depressionen

„Einmal Lachen hilft besser als dreimal Medizin nehmen." Aus dem Münsterland

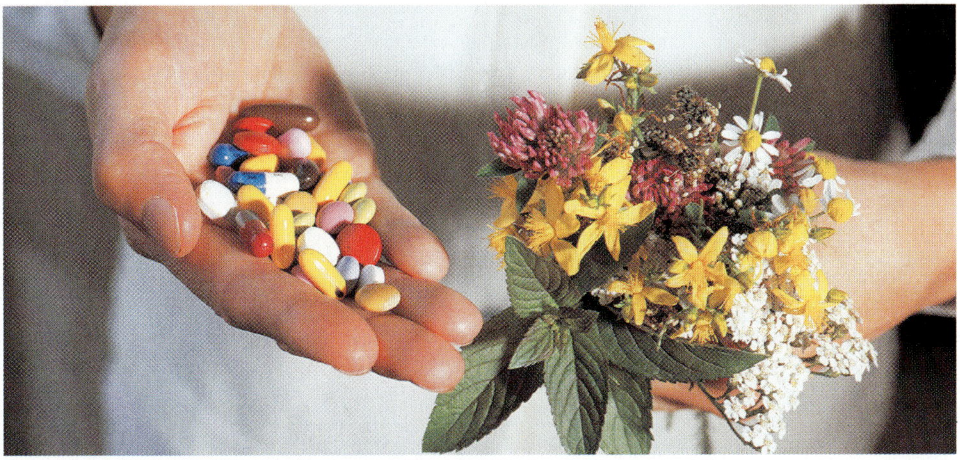

Besonders bei schweren Formen von Depressionen ist es meist unumgänglich, den Betroffenen spezielle Medikamente wie **Antidepressiva** zu verabreichen. Sie bewirken eine Anhebung des Gemütszustandes und ermöglichen es dem Betroffenen, sich wieder mit sich selbst auseinanderzusetzen. Häufig setzt man auch vorbeugend Antidepressiva ein, um einen Rückfall zu verhindern. Nach schulmedizinischer Auffassung führen sie nicht zu Abhängigkeit, dennoch verursachen sie vielfach Nebenwirkungen wie Herzrhythmusstörungen, Mundtrockenheit, Muskelzittern, Schwindel und Gewichtszunahme. Bei leichten Depressionen können **Heilpflanzen** wie Johanniskraut, Baldrianwurzel oder Melissenblätter eingesetzt werden. Sie haben bei richtiger Anwendung einen stimmungsaufhellenden Effekt und praktisch keinerlei Nebenwirkungen. Jegliche Medikamenteneinnahme sollte mit einer gezielten **Therapie** wie Psychotherapie, Bewegungstherapie, Verhaltenstherapie, Musiktherapie, Gesprächstherapie, Gestalttherapie, Kunsttherapie oder Lichttherapie gekoppelt sein[1].

Beim Umgang mit depressiven Patienten sollte das Pflegepersonal Folgendes beachten:

- Den Patienten anteilnehmend zuhören. Wichtig dabei ist es, die Kommunikation nicht auf die Krankheit des Patienten, sondern auf positive Gedanken und Verhaltensweisen auszurichten.
- Den Patienten loben und ihn positiv verstärken.
- Zuvorkommendes und freundliches Verhalten zeigen.
- Besondere Wünsche des Patienten berücksichtigen.
- Negatives Denken und verzerrte Wahrnehmung des Patienten korrigieren.
- Den Patienten ermutigen, ihn darauf hinweisen, dass die Erkrankung in Phasen verläuft, die vorübergehen.
- Darauf achten, dass die Patienten die medikamentöse Therapie nicht abbrechen.
- Den Patienten sofern möglich, in den Stationsablauf einbinden, Kontakte zu Mitpatienten anregen, gemeinsame Unternehmungen wie Spaziergänge anbieten.
- Auf Anzeigen für erhöhte Suizidgefahr achten und wenn nötig, den Arzt verständigen.
- Hilfen anbieten bei den alltäglichen Verrichten wie Körperpflege. Dabei sollten Sie dem Patienten aber nur die nötigsten Dinge abnehmen und ihm so viel Selbstständigkeit lassen wie möglich.
- Den Patienten zur Teilnahme an aktiven Maßnahmen wie Ergo-, Kunst- oder Musiktherapie ermutigen. Bei gemeinsamen Arbeiten und Therapien erfahren die Patienten, dass sie viel mehr können, als sie sich selbst zugetraut hätten.

[1] Ausführliche Erläuterungen siehe 8.7 Therapien bei psychischen Störungen

8.5 Neurotische-, somatoforme und Belastungsstörungen

8.5.1 Neurotische Störungen

Zu den neurotischen Störungen zählen die **Angsterkrankungen (Phobien)**, die **Zwangsstörungen** und die **dissoziativen Störungen** bzw. Konversionsstörungen.

8.5.1.1 Phobische Angsterkrankungen

Bei den phobischen Angststörungen wird die Angst überwiegend durch objektiv ungefährliche Situationen hervorgerufen. In der Folge werden diese Situationen typischerweise vermieden oder mit Furcht ertragen.

Ein Patient, der vor kurzem in die Klinik eingeliefert wurde und bei dem kein organischer Befund festgestellt wurde, berichtet folgendes: „Als ich neulich von der Arbeit nach Hause ging, überfiel mich aus dem Nichts etwas Unbegreifliches. Mein Herz begann plötzlich zu rasen, ich zitterte am ganzen Körper, bekam keine Luft mehr, meine Muskeln verkrampften sich und kalter Schweiß brach aus. Ich glaubte die Kontrolle über meinen Körper und meinen Verstand zu verlieren. Von da an kamen diese Attacken immer wieder: beim Einkaufen, während der Arbeit und beim Autofahren. Am Ende traute ich mich nicht mehr unter Menschen, da ich Angst hatte, wieder diese Panikzustände zu bekommen."

Angsterkrankungen gehören zu den am weitesten verbreiteten psychischen Krankheiten. Nach einer Studie der WHO leiden 8,5 % der Patienten in deutschen Allgemeinpraxen an einer generalisierten Angststörung und 2,5 % an einer Panikstörung. Frauen erkranken zweimal häufiger als Männer. Die am häufigsten beobachteten Störungen sind **Phobien**.

Lerntheoretisch werden Phobien als konditionierte Reaktionen erklärt und in der Verhaltenstherapie behandelt.

Definition

Bei einer Phobie empfindet der Patient unangemessene, anhaltende und ausgeprägte Angst angesichts bestimmter Gegenstände oder Situationen.

Die am häufigsten auftretenden Arten von Phobien sind:

- **Agoraphobie** (Platzangst): unangemessene Angstzustände in der Öffentlichkeit, auf Plätzen oder auf Reisen und folglich Vermeidung dieser vermeintlichen Gefahrensituationen
- **Soziale Phobie:** Angst in Bezug auf soziale Kontakte und öffentliches Sprechen; generell Furcht vor Situationen, bei denen man von anderen beobachtet wird
- **Klaustrophobie:** Angst vor geschlossenen, kleinen Räumen
- **Tierphobien:** z. B. Angst vor Spinnen, Hunden, Mäusen, Fröschen

- **Situative Phobien:** z. B. Höhenangst, Nachtangst, Furcht vor dem Fliegen, in Tunneln oder Aufzügen
- **Naturphobien:** z. B. Angst vor Gewittern und Naturgewalten, aber auch Furcht vor dem Wald oder Gewässern

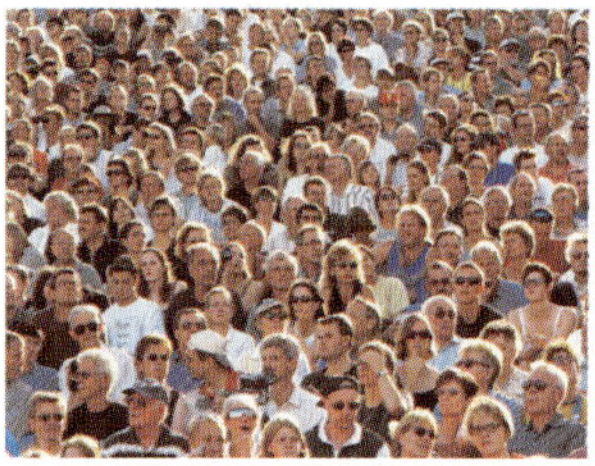
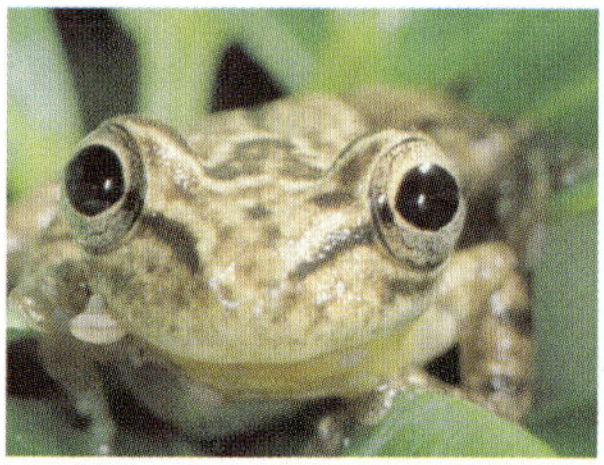
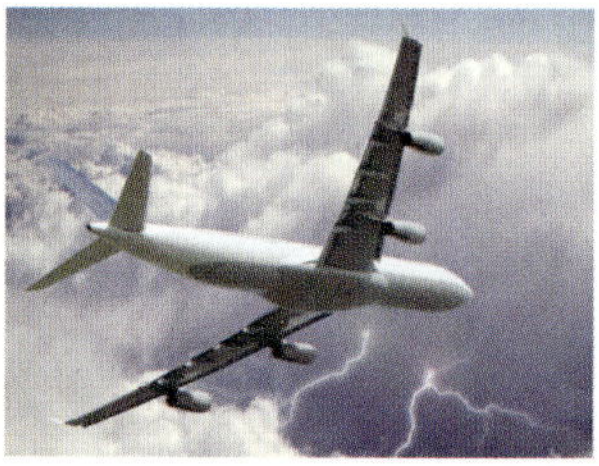

8.5.1.2 Zwangsstörungen

Von einer **Zwangsstörung** spricht man, wenn bestimmte Zwangssymptome in ihrer Häufigkeit, Dauer und Intensität ein solches Ausmaß annehmen, dass der Betreffende darunter leidet und in seiner sozialen oder individuellen Leistungsfähigkeit eingeschränkt ist.

Definition

Zwangsstörungen, vormals auch Zwangsneurosen genannt, sind gekennzeichnet durch immer wiederkehrende Gedanken und Handlungen, die der Betroffene zwar als absurd und unlogisch erkennt, aber trotzdem nicht unterlassen oder sich gegen sie wehren kann.

Zwangsgedanken sind Einfälle oder Impulse, die den Patienten immer wieder beschäftigen. Obwohl er sich der Tatsache bewusst ist, dass sie irrational und unsinnig sind, kann er sich nicht von ihnen befreien.

Herrn Celik drängt sich zwanghaft der Gedanke auf, dass ihn die Gesundheits- und Krankenpflegerin mit dem Essen vergiften will.

Stereotype Handlungen, die vom Betroffenen fortwährend und oft auch in einer bestimmten Anzahl wiederholt werden müssen, werden als **Zwangshandlungen** bezeichnet. Sie können von einfachen Gesten bis zu komplexen Ritualen reichen. Versucht der Betreffende die Handlung zu unterdrücken, empfindet er ein äußerst unangenehmes Gefühl innerer Anspannung, Ängstlichkeit oder Unruhe, die nachlässt, wenn das Ritual durchgeführt wird. Typische Zwangshandlungen sind z. B. Waschzwang, Putzzwang, Kontrollzwang, Ordnungszwang.

Frau Marhold hat das Bedürfnis mehrmals am Tag ihre Kleider zu sortieren und nach immer wieder neuen Kriterien einzuräumen.

Fast 1 % der Bevölkerung leidet an einer behandlungsbedürftigen Zwangserkrankung. Die Störung beginnt in der Regel im Jugend- oder frühen Erwachsenenalter vor dem 30. Lebensjahr, meist langsam zunehmend und sich dann stetig verschlimmernd. Eine einzig auslösende Ursache kennt man nicht. Wahrscheinlich ist es eine Kombination von Veranlagung, Hirnstoffwechselstörungen und seelischen Ursachen, die für das Entstehen einer Zwangsstörung verantwortlich ist.

8.5.1.3 Dissoziative oder Konversionsstörungen

Bei dissoziativen oder Konversionsstörungen wird ein ungelöster psychischer Konflikt auf körperliche Erscheinungen „verschoben" und dadurch eine Scheinlösung des Konflikts erreicht. Konflikthafte Situationen können so aus der Gesamtsituation gelöst (dissoziiert), umgedeutet und abgewertet werden. Patienten mit dissoziativen Störungen verneinen oft Schwierigkeiten und Probleme, die offensichtlich sind.

Eine Patientin wurde in ihrer Kindheit wiederholt sexuell vom Vater missbraucht. Da sie sich immer wieder dagegen wehrte, wurde sie vom Vater oft geschlagen. Die Patientin erinnert sich, bereits früh eine unbestimmte Angst gegenüber Männern empfunden zu haben. In der Pubertät entwickelt sie eine ausgeprägte Essstörung mit der Folge einer starken Adipositas. Nach Ansicht der Patientin hat sie ein normales Verhältnis zu Männern und spricht von ihrem Wunsch nach Familie, Geborgenheit und eigenen Kindern.

8.5.2 Somatoforme Störungen

Als somatoforme Störungen werden körperliche Beschwerden bezeichnet, die sich nicht oder nicht hinreichend auf eine organische Erkrankung zurückführen lassen. Dabei stehen neben Symptomen wie Müdigkeit und Erschöpfung Schmerzsymptome an erster Stelle, gefolgt von Herz-Kreislauf und Magen-Darm-Beschwerden. Die Störungen werden als Resultat eines komplexen Zusammenspiels verschiedener Faktoren betrachtet, bei dem psychologische Vorgänge, unangenehme Lebensereignisse, Probleme und Konfliktsituationen von Bedeutung sind. Eine psychische Ursache als Erklärung für die Beschwerden lehnen die Patienten jedoch häufig ab.

8.5.2.1 Somatisierungsstörungen

Sie sind charakterisiert durch verschiedenste und häufig wechselnde Beschwerden, die immer wieder auftreten und wenigstens zwei Jahre bestehen. Die meisten Patienten haben eine lange und komplizierte Patientenkarriere mit ergebnislosen Untersuchungen hinter sich.

Eine Patientin klagt seit über zwei Jahren über wechselnde Beschwerden wie Übelkeit, Gelenk- und Rückenschmerzen, Schwindel und depressive Verstimmungen. Sie hat während dieser Zeit schon eine ganze Reihe verschiedener Ärzte konsultiert und Untersuchungen über sich ergehen lassen, aber keiner der Ärzte konnte ihr bisher helfen.

8.5.2.2 Hypochondrische Störung

Die hypochondrische Störung ist gekennzeichnet durch die Überzeugung an einer oder mehreren ernsthaften körperlichen Erkrankungen zu leiden, ohne dass sich dafür ein objektiver Befund feststellen lässt. Betroffene Patienten klagen ständig über Beschwerden. Vollkommen normale oder allgemeine Körperwahrnehmungen und Symptome werden von Patienten mit einer hypochondrischen Störung oft als anormal und belastend interpretiert. Zudem leiden die Patienten oft unter ausgeprägten Ängsten und depressiven Zuständen, die als Rechtfertigung für zusätzliche „Diagnosen" herangezogen werden können.

Eine Patientin ist der Ansicht an einer seltenen Darmerkrankung zu leiden. Sie klagt ständig über verschiedenartige Schmerzen im Unterbauch. Im Internet und in Buchhandlungen sucht sie verzweifelt nach Informationen über ihre Krankheit, um ihren Verdacht bestätigen zu können. Des Weiteren hat sie von einer speziellen Diät gelesen, die ihr helfen soll, ihre Beschwerden zu lindern.

8.5.3 Belastungsstörungen

Die Belastungsstörungen werden nach ihrer Dauer und ihrem Schweregrad unterteilt in akute und posttraumatische Belastungsstörungen sowie Anpassungsstörungen.

Eine **akute Belastungsstörung**, umgangssprachlich auch Nervenzusammenbruch genannt, tritt auf als unmittelbare Reaktion auf extrem belastende Ereignisse wie z. B. Unfälle, Naturkatastrophen, Operationen, Misshandlungen oder Gewaltverbrechen.

Bei der **posttraumatischen Belastungsstörung** tritt die Reaktion verzögert, also erst Wochen oder Monate nach dem auslösenden Ereignis ein. Sie kann z. B. zu einer teilweisen Amnesie, zu Emotionslosigkeit, Veränderungen der Persönlichkeit und zur Vermeidung bestimmter Situationen führen. Kennzeichnend für diese Störung ist auch, dass der Betroffene die Störung immer wieder erlebt (Flashbacks) und von ihr träumt, was zu psychischen Störungen wie Schlaflosigkeit, Depressionen, Ängsten, Suchtproblemen und sogar Suizidgedanken führen kann.

Anpassungsstörungen liegen vor, wenn eine länger andauernde Belastung, wie z. B. ein Umzug, Arbeitslosigkeit oder Flucht zu einer Erkrankung geführt hat. Die betroffenen Patienten haben Schwierigkeiten mit der neuen Lebenssituation umzugehen und sich zurechtzufinden.

Eine ältere Patientin, die bisher allein in der Wohnung lebte und sich selbst versorgte, stürzte und zog sich eine Oberschenkelfraktur zu. Nach der Entlassung aus dem Krankenhaus ist sie auf fremde Hilfe angewiesen und zog ins Altenheim. Dort kann sie sich nur schwer an den Tagesablauf und die fremde Umgebung gewöhnen und wird depressiv.

8.6 Persönlichkeits- und Verhaltensstörungen

8.6.1 Persönlichkeitsstörungen

Definition

weisen, emotionale Reaktionen oder Denkmuster einer Person dauernd von der gesellschaftlich festgelegten Norm abweichen.

Solch eine Persönlichkeitsstörung behindert ein flexibles Verhalten, das wechselnden Situationen und sich verändernden Umgebungsbedingungen angemessen ist. Der Betroffene ist meist in seinem sozialen und beruflichen Leben erheblich eingeschränkt. Die von der Norm abweichenden Verhaltens- und Denkmuster werden vom Patienten selbst meist nicht als störend oder krankhaft empfunden. Persönlichkeitsstörungen sind nicht auf Hirnkrankheiten oder andere psychiatrische Störungen zurückzuführen. Meist dauern sie das ganze Leben an, beginnen oft schon in der Kindheit und manifestieren sich im Erwachsenalter. Einen Überblick über die wichtigsten Persönlichkeitsstörungen gibt die folgende Tabelle.

Gestörte Persönlichkeitsstruktur	Merkmale und Symptome	Probleme in der therapeutischen Behandlung und Pflege	Assoziierte psychosomatische Störungen	Assoziierte psychische Störungen
Depressiv	• Geringes Selbstwertgefühl • Passivität • Starke Abhängigkeitswünsche und Angst vor Beziehungsabbrüchen	• starke Anlehnung, die übermäßige Unterstützung hervorruft • Gefahr zu starker Gegenreaktion der Pflegenden, z. B. unangemessene Distanzierung	• Essstörungen (Anorexia und Bulimia nervosa, Adipositas) • Ulkusleiden	• Depressionen • Suchtverhalten
Schizoid	• Unabhängig, distanziert • Vermeidung gefühlsbetonter Beziehungen	• Auf herzliche Beziehungsangebote können plötzliche Kontaktabbrüche folgen	• Neurodermitis • Asthma bronchiale	• Depressionen • Identitätsverlust
Narzisstisch	• Starke Kränkbarkeit • Schwanken zwischen Minderwertigkeit und Größenphantasien • Egozentrismus	• Idealisierung einzelner Bezugspersonen mit entsprechender Enttäuschung, wenn Erwartungen nicht realisiert werden	• Verschiedene	• Depressionen • Beziehungsstörungen • Asoziales Verhalten • Hypochondrie • Perversionen

Gestörte Persönlichkeitsstruktur	Merkmale und Symptome	Probleme in der therapeutischen Behandlung und Pflege	Assoziierte psychosomatische Störungen	Assoziierte psychische Störungen
Zwanghaft	• Ausgeprägt Kontrollbedürftigkeit • Ordnungsliebe • Genauigkeit • Sparsamkeit	• Verdeckte Machtkämpfe • Oberflächliche Korrektheit, ohne dass die tatsächlichen Probleme zur Sprache kommen	• Entzündliche Darmerkrankungen • Funktionelle Herzstörungen • Kopfschmerzen • Essenzielle Hypertonie	• Zwangsstörungen
Borderline	• Fehlende Impulskontrolle • Gestörtes Selbstbild • Beziehungsstörungen	• Bezugspersonen werden entweder idealisiert oder komplett abgewertet • Gefahr für die Pflegenden, vieles durchgehen zu lassen, um nicht als „böse“ wahrgenommen zu werden	• Verschiedene	• Angststörungen • Suchtverhalten • Perversionen und Zwänge • Depressionen • Autoaggressive Handlungen
Histrionisch	• Stimmungslabilität • Geltungsbedürfnis • Angst vor Sexualität und vor dauerhaften Beziehungen	• Beziehungen scheinen lebendig und intensiv, erweisen sich aber oft als brüchig und wechselhaft	• Konversionssymptome • Funktionelle Sexual- und andere funktionelle Störungen	• Angststörungen • Phobien

(vgl. Grunst/Schramm, 2003, S. 344)

8.6.2 Verhaltensstörungen

Verhaltensstörungen sind insbesondere in der Erziehungswissenschaft und in der Psychologie von erheblicher Bedeutung, da von ihnen ein enormer Leidensdruck ausgehen kann. Beispiele für Verhaltensstörungen sind sowohl Aggressionen, Depressionen, ausgeprägte Hemmungen, Übergenauigkeit und die Tendenz zum Klammern als auch Einnässen oder Stottern.

Definition

Unter Verhaltensstörungen bzw. Verhaltensauffälligkeiten versteht man unangemessenes und von der Gesellschaft als störend empfundenes Verhalten.

Ursachen von Verhaltensstörungen können sein:

- hirnorganische Störungen wie z. B. ADHS (Aufmerksamkeitsdefizit-/Hyperaktivitätssyndrom)
- traumatische Erlebnisse wie Misshandlung oder Verlust
- fehlerhafte Erziehung, Trotzreaktionen

Zu den Verhaltensstörungen zählen auch **Störungen der Impulskontrolle**, die wiederholt auftreten und durch unkontrollierbare Impulse und Handlungen gekennzeichnet sind. Obwohl meist der Wunsch besteht, das störende Verhalten zu unterlassen, wird es immer wieder ausgeführt. Dabei erlebt der Betroffene ein Gefühl der Euphorie, der Lust oder der Erleichterung. Die Handlungen selbst bringen dem Betreffenden keinen persönlichen Nutzen oder Gewinn, sondern fügen ihm oder anderen Menschen Schaden zu (wie z. B. großen finanziellen Verlust beim Glücksspiel oder Sachbeschädigung bei Brandstiftung) Störungen der Impulskontrolle sind z. B. pathologisches (krankhaftes) Glücksspiel, pathologische Brandstiftung (Pyromanie), pathologisches Stehlen (Kleptomanie) und pathologisches Haare-Ausreißen.

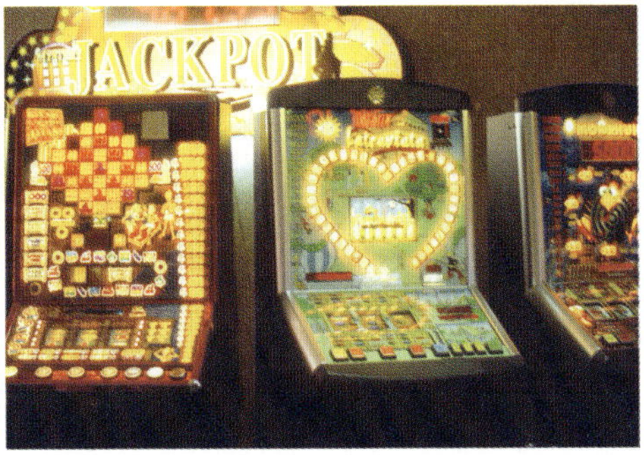

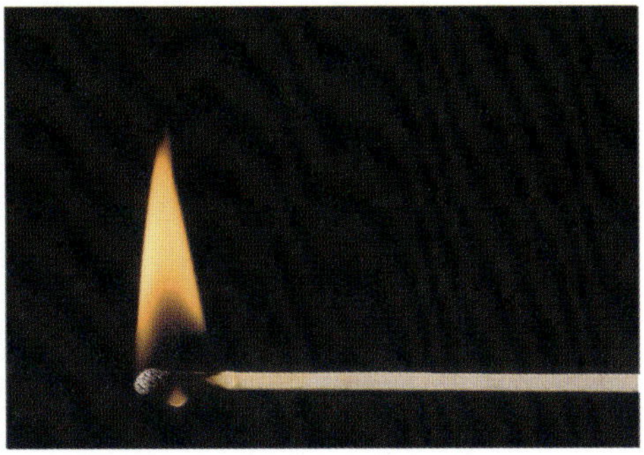

8.7 Therapien bei psychischen Störungen

Im Laufe der Zeit haben sich unterschiedlichste therapeutische Ansätze zur Behandlung psychischer Störungen entwickelt. Die wichtigsten sollen im Folgenden besprochen werden. Hierbei soll grundsätzlich unterschieden werden zwischen **klassischer Psychotherapie** – sie umfasst die Psychoanalyse, die Verhaltenstherapie, die Gesprächspsychotherapie und die Gestalttherapie – und **speziellen Therapieformen**, zu denen z. B. die Körper- und die Lichttherapie zählen.

8.7.1 Klassische Psychotherapie

Der Begriff Psychotherapie umfasst eine Vielzahl spezieller Techniken und Vorgehensweisen, mit denen versucht wird, psychische Störungen, die nicht organisch bedingt sind, zu heilen. Angezeigt ist eine psychotherapeutische Behandlung bei Krankheiten, die die Persönlichkeit der Erkrankten nachhaltig verändern. Dazu zählen neben neurotischen Störungen auch Angst, Belastungs- und Persönlichkeitsstörungen sowie schwere depressive Erkrankungen.

8.7.1.1 Psychoanalyse

„Wie könnte ich einen völlig Fremden auf der Bettkante meiner Seele ertragen?"

Vladimir Nabokov

Die klassische und wohl zugleich bekannteste Form der Psychotherapie ist die auf Sigmund Freud zurückgehende Psychoanalyse. Sie zählt zu den aufdeckenden Therapien, die versuchen, dem Patienten ein vertieftes Verständnis der ursächlichen, meist unbewussten Zusammenhänge seines Leidens zu vermitteln.

> **Definition**
> **Hauptanliegen der Psychoanalyse ist es, Konflikte, die aus der frühen Kindheit stammen und die für das neurotische Verhalten verantwortlich sind, aufzudecken und zu verarbeiten.**

Die klassische Psychoanalyse findet über einige Jahre hinweg drei- bis fünfmal wöchentlich statt. Bei der psychoanalytischen Therapie liegt oder sitzt der Patient bequem auf einer Couch oder einem Sessel, um sich besser auf sein eigenes Erleben konzentrieren zu können. Bisweilen sitzt der Analytiker dabei hinter ihm außerhalb des Blickfeldes, um den Patienten nicht zu irritieren.

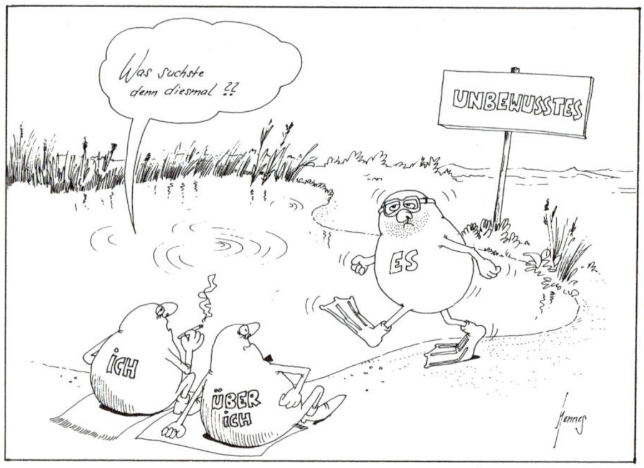

Um Zugang zum verdrängten Konfliktmaterial zu bekommen, wird die **Technik des freien Assoziierens** angewandt, d. h. der Patient wird aufgefordert, all seine Gedanken und Gefühle mitzuteilen, ganz egal, wie unbedeutend, unangenehm oder alltäglich sie ihm scheinen. Auf diese Weise kann die neurotische Störung möglichst uneingeschränkt auftauchen und auch abreagiert werden. Die Aufgabe des Psychoanalytikers besteht nun darin, dem Patienten sehr aufmerksam zuzuhören und wann immer er es für günstig hält, ihm die während des psychoanalytischen Prozesses gewonnenen Erkenntnisse mitzuteilen. Der Therapeut deutet die vom Patienten geäußerten Gedanken und frei assoziierten Vorstellungen und macht durch seine Interpretationen unverstandene Zusammenhänge deutlich. Besonders auch durch die Wiederbelebung früherer Erfahrungen kann der Patient neue Bewältigungsmöglichkeiten erproben und damit bestehende Verhaltensautomatismen allmählich auflösen.

Um Zugang zum Unbewussten zu bekommen, untersucht die Psychoanalyse zusätzlich auch die **Träume**. Dabei wird angenommen, dass im Traum unbewusste Bedürfnisse und Konflikte auftauchen, die sonst nicht zugelassen werden, weil sie Angst erzeugen. Im Traum erscheinen sie in einer für den Patienten unverständlichen, weil verschlüsselten und symbolhaften Art. Freud betrachtete die Traumdeutung als den „Königsweg zum Unbewussten". Durch die Analyse von Träumen wird gefühlsmäßig der Zugang zu dem Trauma gesucht, das den Ursprung des neurotischen Verhaltens darstellt. Auch kann **Hypnose** eingesetzt werden, um ohne bewusste Kontrolle des Patienten sein Unbewusstes zu erreichen.

Von wesentlicher Bedeutung für die Therapie ist die Beziehung zwischen Patient und Therapeut. Der Therapeut tritt dabei oft an die Stelle eines Elternteils oder einer anderen für die psychische Entwicklung des Patienten wichtigen Person. Häufig überträgt der Patient unkritisch und unangemessen frühere Erfahrungen auf den Therapeuten. Daneben kann aber auch der Analytiker Gefühle auf den Patienten übertragen. Es kann zu einer **Gegenübertragung** kommen. Aufgabe des Therapeuten ist es, solche Übertragungen mit dem Patienten zu analysieren und aufzuklären. Ist der Patient in der Lage, die Deutung anzunehmen, so findet ein Prozess der zunehmenden Einsicht statt, der zu einer Besserung der seelisch-psychischen Befindlichkeiten des Patienten führt.
Die Psychoanalyse wird vor allem bei Erwachsenen, aber auch bei Jugendlichen und Kindern angewandt. Des Weiteren gibt es die psychoanalytische Paar- und Familientherapie, die Gruppenpsychoanalyse, stationäre psychodynamische Therapien und die psychoanalytisch orientierte Supervision. Bewährt hat sich die Psychoanalyse vor allem bei neurotischen Erkrankungen, denen z. B. schwere Konflikte mit den Eltern aus der Kindheit zugrunde liegen, die der Patient verdrängt hat.

Eine junge Patientin, die an einer Essstörung leidet, befindet sich schon seit längerem in psychoanalytischer Behandlung. Sie wirkt sehr gehemmt und ängstlich, fühlt sich minderwertig. Die Therapeutin fordert sie während der Therapie auf, alle Gedanken, Vorstellungen und Empfindungen spontan zu äußern und unzensiert auszusprechen. Die Patientin erzählt von ihrer vaterlosen Kindheit, die sie als sehr lieblos empfand. Mit ihrer Mutter hatte sie große Probleme. Sie schildert sie als herzlose Frau, die immer an ihrer Tochter herumnörgelte und ständig unzufrieden war. Während der Therapie kommt es zu einer starken emotionalen Entwicklung. Die Patientin überträgt auf die Therapeutin intensive Gefühle wie Wut, Zorn, Hass, Aggressionen und Enttäuschung, aber auch verschiedene Formen von Liebe, die eigentlich der Mutter galten. In diesem Prozess erkennt die Patientin, dass sie hier Stadien durchmacht, wie in ihrer Kindheit. Die Therapeutin versteht die unbewussten Beziehungskonflikte der Patientin und kann sie deuten. Dadurch kann sie unbewusste psychische Prozesse und Inhalte bewusst machen und mit der Patientin Wege finden, ihre Essstörung und Minderwertigkeitsgefühle zu überwinden.

8.7.1.2 Verhaltenstherapie

Diese aus den USA stammende Therapieform umfasst Therapieansätze, die sich auf lerntheoretische Prinzipien berufen wie klassisches und operantes Konditionieren, Lernen am Modell sowie Selbstbehauptungstrainings. Anwendungsbereiche sind Angstzustände, Zwangsstörungen wie z. B. zwanghaftes Grübeln, unkontrollierte Aggressionen, Alkoholismus, Depressionen, hysterische Störungen etc. Die Verhaltenstherapie geht davon aus, dass alles Verhalten erlernt wird, also auch problematisches oder neurotisches Verhalten. Das unerwünschte Verhalten kann jedoch auch wieder verlernt werden und erwünschtes Verhalten entsprechend den Lerngesetzen aufgebaut werden. Fehlende angemessene Verhaltensweisen werden systematisch aufgebaut z. B. durch Belohnung von kleinen Fortschritten, durch Modell-Lernen und durch Selbststeuerung mittels Selbstinstruktionstraining. Unangemessene Verhaltensweisen können abgebaut werden, bei Ängsten beispielsweise durch eine schrittweise Konfrontation mit der Angst auslösenden Situation.

Gesundheits- und Krankenpflegeschüler Pedro leidet unter sehr starken Prüfungsängsten. Obwohl er sich gut auf Prüfungen vorbereitet, zeigt er Wochen vorher schon Krankheitssymptome wie Magenschmerzen und Übelkeit. Er konsultiert daraufhin verschiedene Ärzte, die keinen Befund feststellen. Erst der Besuch bei einer Psychologin, die mit verhaltenstherapeutischen Techniken und Entspannungsübungen wie autogenes Training versuchte, die Ängste zu beseitigen, war Erfolg versprechend.

Anders als die Psychoanalyse ist die Verhaltenstherapie leicht zu handhaben und kann deshalb auch von nicht speziell ausgebildeten Therapeuten wie Eltern, Lehrern und Gesundheits- und Krankenpflegern durchgeführt werden. Gute Erfolge erreichte die Verhaltenstherapie bei der Behandlung von Phobien und Hemmungen.

8.7.1.3 Gesprächspsychotherapie

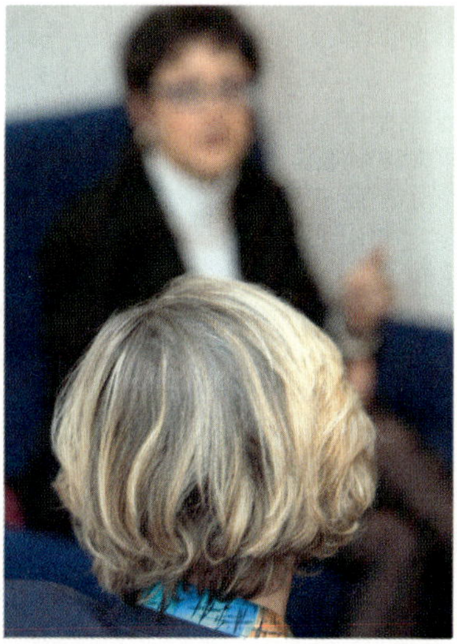

Die Gesprächspsychotherapie, auch klientenzentrierte Therapie (siehe Kapitel 9.7), personenzentrierte und nondirektive Gesprächspsychotherapie genannt, wurde in den 40er-Jahren von Carl Rogers, einem Vertreter der humanistischen Psychologie entwickelt. Sie ist von mehreren Forschern weiterentwickelt worden und hat in Deutschland besonders durch das Forscherehepaar Reinhard und Anne-Marie Tausch Eingang in die psychotherapeutische Praxis gefunden. Wesentliche Aspekte und Annahmen der Gesprächspsychotherapie sind:

- Klienten- oder Personenzentriertheit, d.h. die Hilfe suchende Person mit ihren jeweiligen Gefühlen, Wünschen, Zielen und Wertvorstellungen steht im Mittelpunkt des Interaktionsgeschehens. Ratschläge, Empfehlungen, Bewertungen oder andere direktive Maßnahmen seitens des Therapeuten werden vermieden. Ziel der Gesprächspsychotherapie ist es, eine vertrauensvolle Atmosphäre zu schaffen, die den Hilfe suchenden in die Lage versetzt, selbst aktiv und kreativ an der Lösung der eigenen Konflikte arbeiten zu können. Hilfe zur Selbsthilfe steht dabei im Vordergrund.
- Beeinflussung und Veränderung des gestörten Verhaltens und Erlebens des Klienten durch das verbale und soziale Verhalten des Therapeuten. Der Therapeut selbst sollte hierbei folgende Verhaltensaspekte verwirklichen:
  - Emotionale Wärme,
  - Verbalisierung emotionaler Erlebnisinhalte
  - Echtheit und Offenheit

(vgl. Deutscher Verein für öffentliche und private Fürsorge, 1980, S. 330f.)

Die sensible Gesundheits- und Krankenpflegerin Claudia fühlt sich von ihren Kollegen gemobbt. Durch Kleinigkeiten würden sie ihr das Leben schwermachen. So würde sie häufig von ihren Kolleginnen nicht gegrüßt, beim Essen in der Kantine einfach ignoriert, Gerüchte würden über sie verbreitet und sie bekäme keine verantwortungsvollen Aufgaben mehr erteilt. Der tägliche Gang zur Arbeit wird für sie zur Qual. Auch unterlaufen ihr aufgrund der zunehmenden Nervosität immer mehr Fehler. Des Weiteren neigt sie zu körperlichen Beschwerden wie Migräne und Schlaflosigkeit. Aufgrund der angespannten Arbeitsmarktsituation möchte sie ihre Stelle nur ungern kündigen. Daraufhin begibt sie sich in eine Gesprächspsychotherapie. Im Verlauf der Gespräche wird ihr Selbstbewusstsein und ihre Psyche gestärkt und sie lernt besser mit den Anfeindungen umzugehen.

8.7.1.4 Gestalttherapie

Die Gestalttherapie geht zurück auf den deutschen Psychoanalytiker Fritz Perls (1893–1970), der diese Technik in den 50er-Jahren entwickelte. Sie stellt neben der Gesprächspsychotherapie die gegenwärtig expansivste Therapieform humanistischer Prägung dar. Der Patient soll dabei in die Lage versetzt werden, eigene Empfindungen oder Wünsche aktiv und bewusst zu durchleben, um sie für sich zu klären. Diese treten dabei abwechselnd in den Vordergrund und wieder zurück. Sie nehmen gewissermaßen Gestalt an.

Die Bemühungen des Therapeuten zielen darauf ab, den psychisch Erkrankten möglichst rasch mit seinen Blockierungen zu konfrontieren. In einer Art Explosion sollen sich dann diese Blockierungen lösen. Dem Patienten wird in einem solchen dynamischen Prozess ein emotionales inneres Wachsen ermöglicht. Perls wandte sich mit seiner Vorstellung davon ab, dass allein die intellektuelle Einsicht schon zu Veränderungen führe. Deshalb entwickelte er Übungen, die unterdrückte Bedürfnisse aufzeigen und das emotionale Bewusstsein ebenso wie den Blick für physische wie psychische Reize schärfen. Praktisch bewährt hat sich die Gestalttherapie vor allem in der Arbeit mit Drogenabhängigen.

(vgl. Deutscher Verein für öffentliche und private Fürsorge, 1980, S. 332)

8.7.2 Spezielle Therapieformen

Körpertherapie
Der Begriff Körpertherapie fasst ein ganzes Spektrum unterschiedlichster Anwendungen zusammen. Der Atemtherapie beispielsweise geht es darum, unsere oft „flache" Atmung durch bewusstes Ein- und Ausatmen „tiefer" zu machen. Dadurch soll der individuelle Atemrhythmus wiedergefunden werden und der Patient so eine neue Sicht der eigenen Situation erlangen, die ihm Ruhe und Harmonie verschafft.

Die Bioenergetik, ein Ansatz von Wilhelm Reich (Schüler von Sigmund Freud), zielt demgegenüber darauf ab, jene körperlichen Verspannungen und Blockaden aufzubrechen, die durch seelische Empfindungen hervorgerufen werden.

Lichttherapie
Hier blickt der Patient über eine bestimmte Zeit hinweg in eine Lichtquelle einer ganz bestimmten Farbe. Diese Therapie ist besonders bei sogenannten Winterdepressionen erfolgreich, da sie das mangelnde Sonnenlicht im Winter ersetzt und somit einen günstigen Einfluss auf den Hormonhaushalt ausübt.

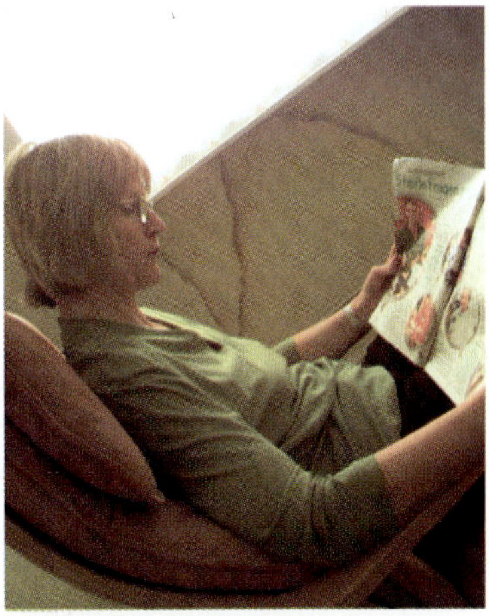

8.8 Fragen zur Selbstkontrolle

1. Was versteht man unter dem Begriff Psychische Störung?
2. Erläutern Sie das organisch amnestische Syndrom.
3. An welchen Symptomen erkennt man ein Delir?
4. Definieren Sie den Begriff Demenz und nennen Sie Kennzeichen der Alzheimer-Erkrankung.
5. Beschreiben Sie Umgangsweisen des Pflegepersonals mit Patienten, die an Alzheimer erkrankt sind.
6. Erläutern Sie den Begriff Schizophrenie und nennen Sie Symptome einer solchen.
7. Nennen Sie Gründe, warum die Schizophrenie zu den teuersten psychischen Erkrankungen zählt.
8. Grenzen Sie die Begriffe schizotype Störung, anhaltende wahnhafte Störung, induzierte wahnhafte Störung und schizoaffektive Störung voneinander ab.
9. Nennen und beschreiben Sie wichtige Wahnthemen.
10. Auf was sollte das Pflegepersonal beim Umgang mit Patienten, die an einer Schizophrenie oder einer anderen psychotischen Störung leiden, achten?
11. Erläutern Sie den Begriff Manie.
12. Grenzen Sie euphorische Manie und dysphorische Manie voneinander ab.
13. Beschreiben Sie den Begriff Depression und nennen Sie Merkmale einer Depression.
14. Mit welchen Methoden können Depressionen erfolgreich behandelt werden?
15. Erläutern Sie den Umgang des Pflegepersonals mit depressiven Patienten.
16. Nennen Sie Beispiele für Phobien.
17. Grenzen Sie die Begriffe Zwangsstörung, Zwangsgedanken und Zwangshandlungen voneinander ab.
18. Was versteht man unter einer dissoziativen oder Konversionsstörung?
19. An welchen Symptomen erkennt man eine somatoforme Störung?
20. Grenzen Sie Somatisierungsstörungen und hypochondrische Störung voneinander ab.
21. Nennen und erläutern Sie Arten von Belastungsstörungen.
22. Wann spricht man von einer Persönlichkeitsstörung?
23. Erläutern Sie Merkmale gestörter Persönlichkeitsstrukturen und beschreiben Sie mögliche Probleme in der Behandlung.
24. Nennen Sie Störungen der Impulskontrolle.
25. Bestimmen Sie die Begriffe Psychotherapie und Verhaltenstherapie.
26. Was versteht man unter der Technik des freien Assoziierens?
27. Stellen Sie Schritte einer Verhaltensanalyse dar.
28. Beschreiben Sie die Prinzipien der Gesprächspsychotherapie.
29. Erläutern Sie die Unterschiede zwischen Gestalttherapie, Körpertherapie und Lichttherapie.
30. Welche psychischen Störungen können mit den oben genannten Therapien erfolgreich behandelt werden?

9 Interaktion und Kommunikation im Krankenhaus

9.1 Begriffsbestimmungen

Definition

Unter sozialer Kommunikation versteht man die Vermittlung, den Austausch und die Aufnahme von Informationen zwischen zwei oder mehreren Personen.

Immer dann also, wenn Menschen in mündlicher, schriftlicher oder in grafischer Form Informationen austauschen, liegt soziale Kommunikation vor. Von sozialer Kommunikation werden das Selbstgespräch und das Denken unterschieden. Diese fasst man als **intrapersonale Kommunikation** auf.

Definition

Unter sozialer Interaktion versteht man die Wechselwirkung von Handlungen verschiedener Personen aufeinander.

Soziale Interaktion liegt also im konkreten Fall vor, wenn beispielsweise ein Gesundheits- und Krankenpfleger einem Patienten eine Spritze gibt oder dem Patienten beim Anziehen behilflich ist.

Definition

Unter Metakommunikation versteht man
- **eine schriftliche Auseinandersetzung über die Kommunikation als solche z. B. im Rahmen einer wissenschaftlichen Abhandlung**
- **die Kommunikation über die Beziehung zwischen Interaktionspartnern**
- **die Verdeutlichung einer Information mithilfe nichtsprachlicher Signale wie Mimik und Gestik.**

Konkret sprechen wir von Metakommunikation, wenn z. B.
- ein Medizin-Soziologe eine wissenschaftliche Arbeit über die Kommunikation zwischen Patienten und Pflegepersonal anfertigt,
- wenn Gesundheits- und Krankenpflegeschülerinnen und Stationsleiter über ihre Beziehung zueinander sprechen,
- wenn ein Patient durch Schlagen mit der Faust auf den Tisch seine Forderung unterstreicht, sofort mit dem Chefarzt sprechen zu wollen.

9.2 Elemente sozialer Interaktion und Kommunikation

Zu einer Kommunikation gehören:

- ein **Sender (Kommunikator)**, der übermittelt
- eine **Nachricht (Botschaft)**, die übermittelt wird
- ein **Kommunikationskanal**, über den die Nachricht übertragen wird
- ein **Empfänger (Kommunikant)**, der die Nachricht erhält.

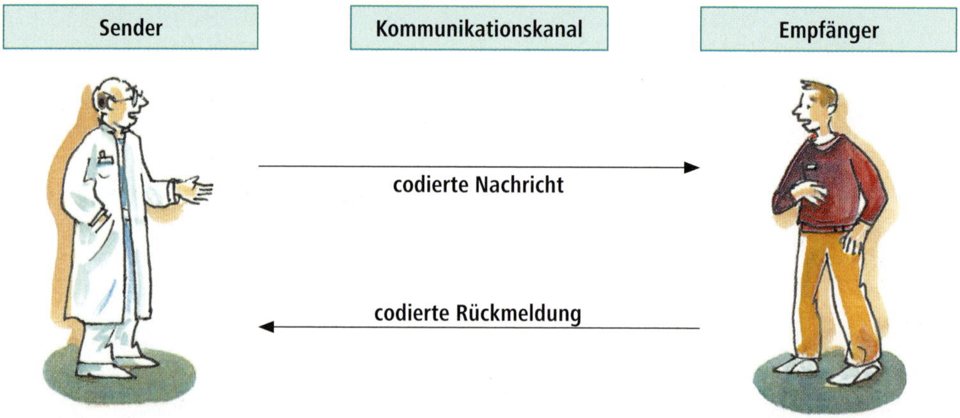

Wie seine Nachricht ankommt, ist abhängig von:
- Glaubwürdigkeit
- Kompetenz
- Attraktivität
- Position

Die Nachricht kann erfolgen:
- sprachlich oder nicht sprachlich
- mündlich oder schriftlich
- über ein Medium vermittelt (z. B. Telefon oder Internet)

Wie er die Nachricht aufnimmt, ist abhängig von:
- Intelligenz
- Vorwissen
- Einstellung
- Beeinflussbarkeit

„Missverständnis ist die häufigste Form menschlicher Kommunikation."

Peter Benary

Der Sender (Kommunikator) sendet eine Nachricht an den Empfänger (Kommunikant). Die Nachricht wird auf einem Kanal übertragen. Kanal meint, über welches Sinnesorgan die Übermittlung der Nachricht geschieht: über das Hören, das Sehen, das Fühlen. Die gesendeten Informationen werden vom Empfänger decodiert, d. h. entschlüsselt, wobei Sender und Empfänger die gleichen Zeichen und die gleiche Art, wie diese Zeichen miteinander verknüpft werden, beherrschen müssen. Der Empfänger gibt die Rückmeldung, wie und ob die Nachricht bei ihm angekommen ist. Der Empfänger wird damit zum Sender und der Sender zum Empfänger. Auf diese Weise wechseln im Kommunikationsablauf ständig die Rollen.

Der Patient berichtet der Gesundheits- und Krankenpflegerin von den Sorgen über seine bevorstehende Operation. Diese Information bewirkt einen Effekt beim Empfänger. Die Gesundheits- und Krankenpflegerin möchte dem Patient helfen und gibt ihm Ratschläge, wie er sich am besten verhält.

Folgende Merkmale spielen bei der Kommunikation eine entscheidende Rolle:

- die Position und die dazugehörige Rolle

  Gesundheits- und Krankenpflegerinnen sprechen untereinander anders als mit Ärzten.

- die Beziehung zwischen den Interaktionspartnern

  Eine Kommunikation zwischen Patienten, die einander sympathisch finden, wird anders verlaufen als bei gegenseitiger Antipathie.

- Persönlichkeitseigenschaften der Kommunikationspartner

  Bei ähnlicher Intelligenz, Bildungsgrad, Bedürfnissen, Interessen und Einstellungen zwischen den Patienten wird die Kommunikation deutlich freier und spontaner verlaufen als bei stark divergierender Ausprägung dieser Persönlichkeitsmerkmale.

- die Fähigkeit zur Interaktion und Kommunikation

  Die Kommunikation zwischen kontaktfreudigen Patienten wird lebhafter sein als zwischen gehemmten und schüchternen Patienten.

- die Anzahl der Interaktions- und Kommunikationspartner

  Zwei Ärzte werden untereinander anders kommunizieren als auf einer Dienstbesprechung vor 20 Zuhörern.

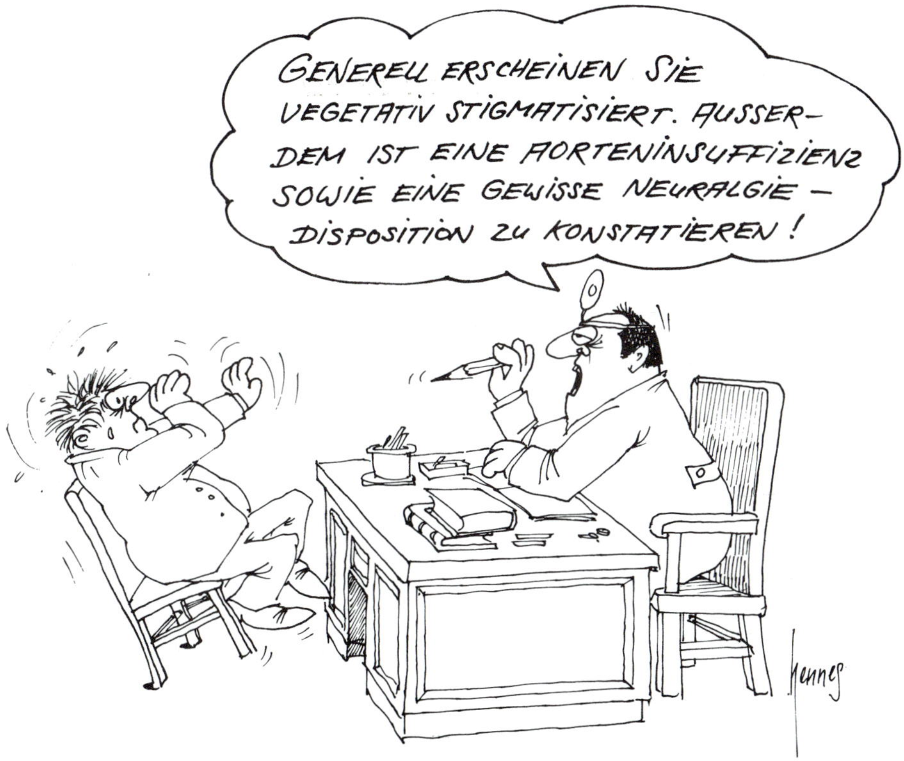
GENERELL ERSCHEINEN SIE VEGETATIV STIGMATISIERT. AUSSERDEM IST EINE AORTENINSUFFIZIENZ SOWIE EINE GEWISSE NEURALGIE-DISPOSITION ZU KONSTATIEREN!
Hennes

Die Bedeutung sozialer Interaktion und Kommunikation
Soziale Interaktion und Kommunikation

- dienen der Herstellung und Aufrechterhaltung von Beziehungen zwischen Menschen
- dienen der Regelung des Zusammenlebens in menschlichen Beziehungen
- erhöhen das Wissen und die Fähigkeit, angemessen zu handeln
- ermöglichen die Verringerung und Vermeidung von Angst und Unsicherheit
- helfen, Konflikte zu vermeiden und zu bewältigen
- ermöglichen die Befriedigung der eigenen Bedürfnisse und der des Partners

Ohne soziale Interaktion und Kommunikation wäre der Mensch nicht lebens- und überlebensfähig.

„Alle reden von Kommunikation, aber die wenigsten haben sich etwas mitzuteilen."
Hans Magnus Enzensberger

9.3 Verbale und nonverbale Kommunikation

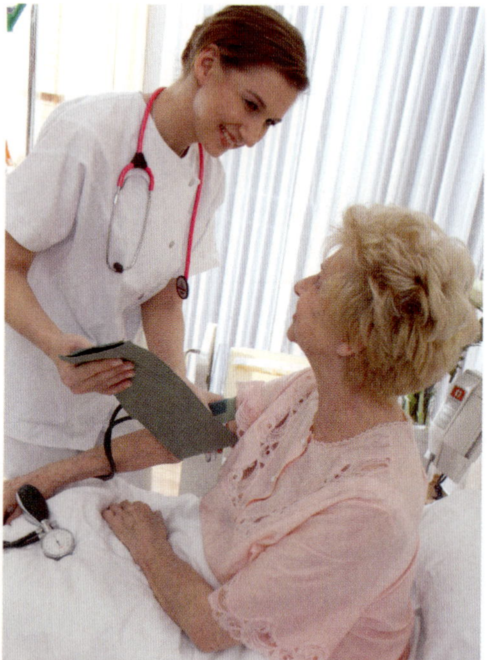

Bei der Kommunikation unterscheidet man zwischen verbaler und nonverbaler Kommunikation.

Die **verbale Kommunikation** bezieht sich auf alle sprachlichen Äußerungen. Dazu zählen die geschriebene und gesprochene Sprache. Bei der geschriebenen Sprache unterscheidet man den Inhalt und den Sprachstil. Bei der gesprochenen Sprache sind paralinguistische Elemente von zentraler Bedeutung. Dazu zählen Lautstärke, Sprechgeschwindigkeit, Sprechpausen und Stimmvariationen. Verbale Äußerungen werden in der Regel von nonverbalen begleitet, ergänzt und verdeutlicht. So kommt es bei einem Gespräch neben der verbalen auch immer zur nonverbalen Kommunikation. Verbale und nonverbale Kommunikation sollten immer übereinstimmen. Stimmen verbale und nonverbale Kommunikation nicht überein, so kann es zu schwerwiegenden Kommunikationsstörungen kommen.

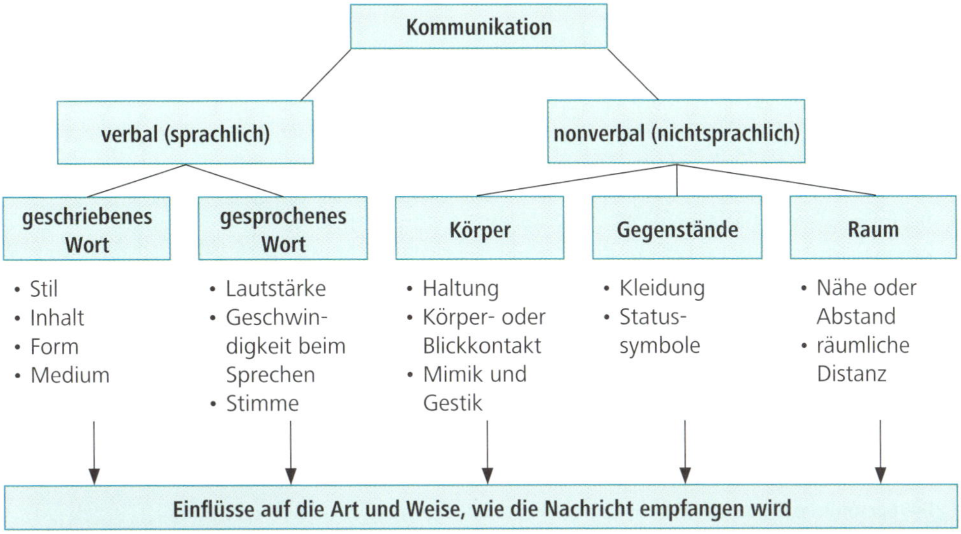

Die **nonverbale** Kommunikation bezieht sich auf alle nichtsprachlichen Aspekte. Bereiche der nonverbalen Kommunikation sind im körperlichen Bereich Körperhaltung, Körperkontakt, Blickkontakt sowie Mimik und Gestik und physiologische Reaktionen wie Erröten, Blasswerden oder Schwitzen.

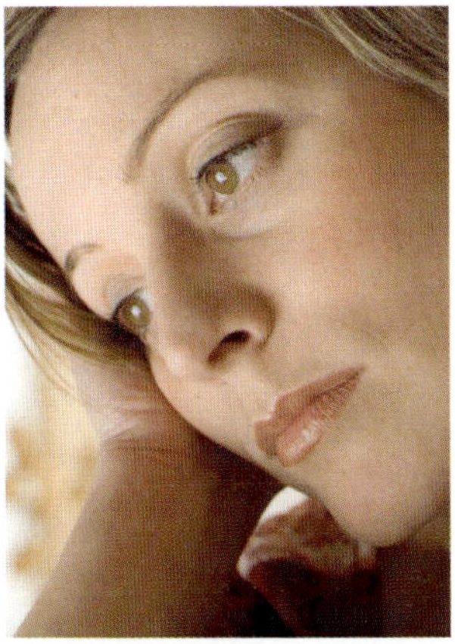

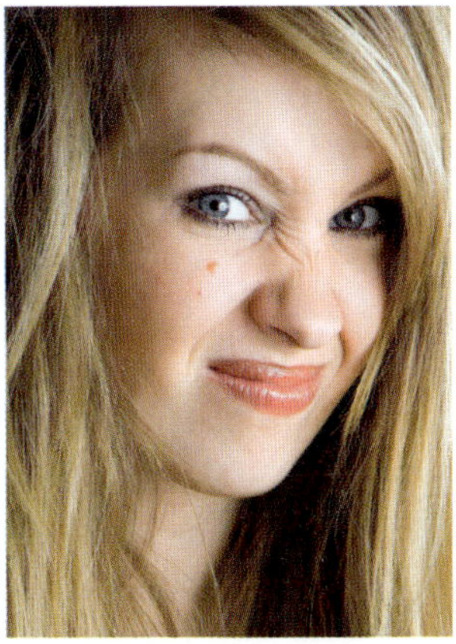

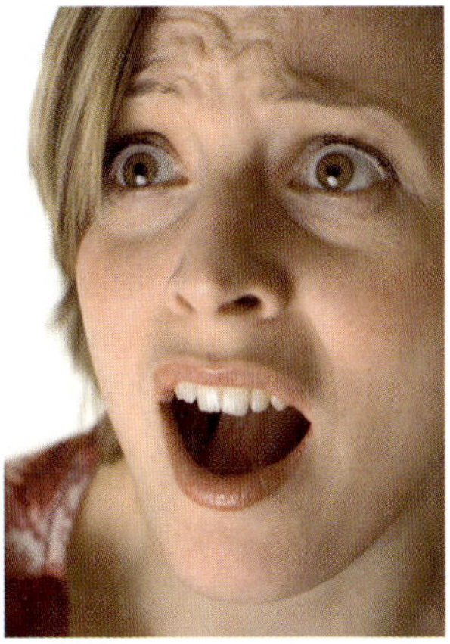

Zur Mimik zählen der Gesichtsausdruck, Blickkontakt und -richtung. Mit Gestik meint man grundsätzlich alle Bewegungen des Körpers, die eine bestimmte Kommunikation unterstützen sollen, vor allem jedoch die Bewegungen der Finger, Hände und Arme.

Weitere Aspekte nonverbaler Kommunikation sind Objektmerkmale wie Kleidung und Statussymbole. Beispielsweise erkennt man Angehörige medizinischer und pflegerischer Berufe leicht an der für sie typischen weißen Kleidung. Statussymbole hingegen sind Merkmale, mit denen ihre Inhaber die Zugehörigkeit zu einer bestimmten Schicht kommunizieren wollen. Bekannte Statussymbole sind noble Modelle renommierter Automarken.

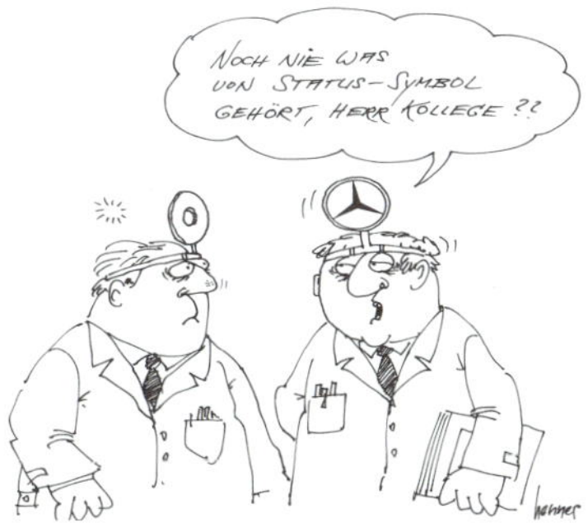

Zur nonverbalen Kommunikation zählen auch räumliche Aspekte wie die räumliche Distanz zwischen den Kommunikationspartnern oder die Sitzordnung. So können wir durch die räumliche Distanz, die wir zu einem anderen Menschen einnehmen, etwas über unsere Beziehung zu diesem Menschen aussagen. Die räumliche Distanz gilt als Indikator für die Enge der Beziehung. John Michael Argyle (Sozialpsychologe) unterscheidet vier Distanzbereiche.

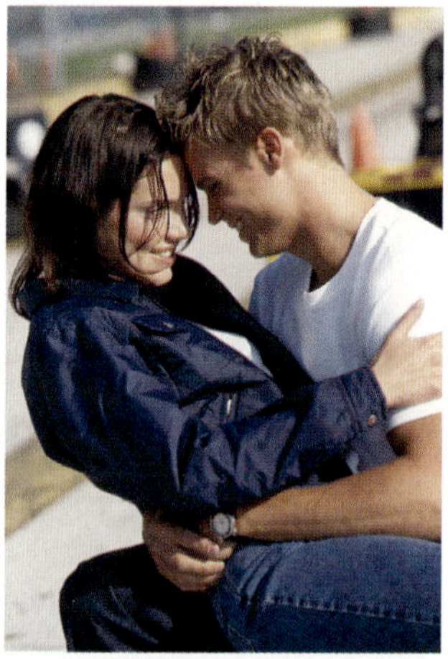

- **Die intime Distanz (weniger als 45 cm Abstand):** Die Kommunikationspartner stehen sehr eng, fast in körperlichem Kontakt zueinander. Dies ist entweder bei einander nahe stehenden Menschen der Fall, die eine enge, gefühlsbetonte Beziehung unterhalten, oder bei fremden Menschen, wenn es um die Erbringung einer bestimmten Dienstleistung geht wie bei medizinischen Untersuchungen und Behandlungen oder beim Friseur.

- **Die persönliche Distanz (45 cm – 120 cm Abstand):** Die persönliche Distanz ist der Bereich, der von Menschen gemeinhin als zur eigenen Persönlichkeit gehörig empfunden wird. Ein Eindringen in diesen Bereich ohne ausdrückliche Zustimmung des Betroffenen wird meist als aufdringlich empfunden.

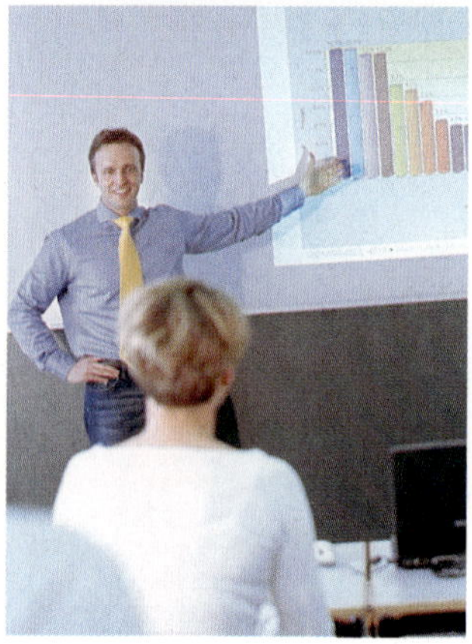

- **Die soziale Distanz (120 cm – 270 cm Abstand):** Die soziale Distanz erlaubt keine körperliche Berührung mehr. Diese Zone ist charakteristisch für die Erledigung unpersönlicher Angelegenheiten und Geschäfte.

- **Die öffentliche Distanz (beginnt bei ca. 4 m Abstand):** Diese Distanz ist noch formeller und ist beispielsweise typisch für die Entfernung eines Vortragenden zu seinen Zuhörern.

Nonverbale Kommunikation

- Nonverbale Kommunikation kann in manchen Situationen die verbale ersetzen, z. B. bei Aufenthalten in fremdsprachigen Ländern zur Kommunikation einfacher Fragen oder Sachverhalte. Wir sprechen dann mit „Händen und Füßen".
- Nonverbale Zeichen können vom Zuhörer als Rückmeldung eingesetzt werden, ohne den Sprechenden zu unterbrechen. So kann ein beipflichtendes Nicken einen Gesprächspartner animieren weiterzusprechen.
- Die Beziehung zum Gesprächspartner wird durch nonverbale Zeichen sichtbar. Je nachdem, ob sich zwei Gesprächspartner sympathisch sind, werden sie sich in der Regel freundlich oder weniger freundlich anschauen.
- Nonverbale Kommunikation kann die verbale verstärken. Indem wir einen entsprechenden Gesichtsausdruck zeigen, können wir ausdrücken, dass die Aussage ernst gemeint ist.
- Nonverbale Kommunikation kann der verbalen Kommunikation auch widersprechen. Beispielsweise kann es passieren, dass jemand behauptet, er habe keine Angst, zittert aber am ganzen Leib, ohne jedoch erkennbar unterkühlt zu sein.

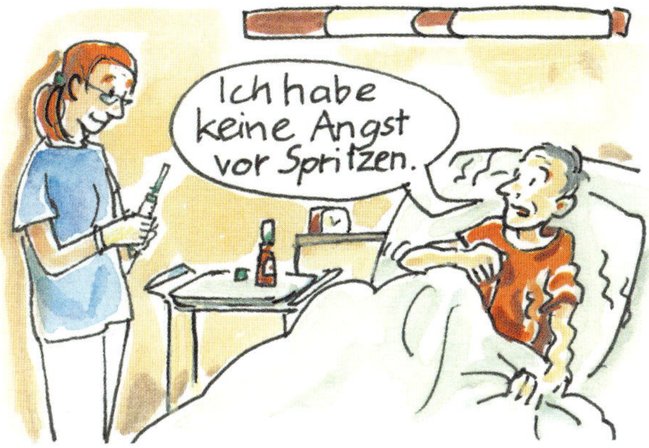

Körperlicher Ausdruck	Bedeutung
mit der Stirn runzeln	nachdenken, erstaunt oder misstrauisch sein
an der Nase reiben und am Ohr zupfen	sich über etwas aufregen
die Hand/Hände zur Faust ballen	wütend sein
im Stuhl zurücklehnen und die Beine umeinanderschlingen	misstrauisch oder unsicher sein
die Arme überkreuzen	sich vor etwas schützen
seufzen	etwas wird einem schwer
schlaffe Körperhaltung	traurig oder lustlos sein
pfeifen (z. B. ein Lied pfeifen)	gut gelaunt sein

9.4 Die fünf Axiome[1] der Kommunikation nach Paul Watzlawick

Der Sozialpsychologe Paul Watzlawick hat fünf Axiome der zwischenmenschlichen Kommunikation postuliert. Sie verdeutlichen, warum eine bestimmte Interaktion und Kommunikation erfolglos bzw. erfolgreich verläuft.

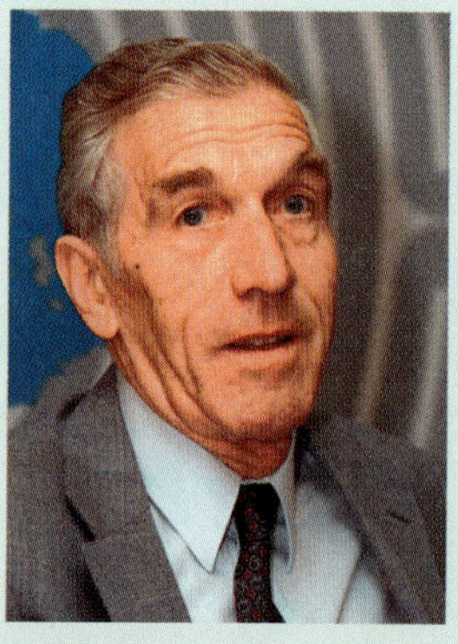

Paul Watzlawick

Zur Person:

- 1921 in Villach (Kärnten) geboren
- Studium der Philosophie, Philologie und Psychologie
- Promotion 1949
- 1957–1960: Professor für Psychologie in El Salvador
- ab 1976 Professor für Psychologie an der Stanford Universität (Kalifornien)
- gestorben 2007 in Palo Alto (Kalifornien)
- gehörte zu den einflussreichsten Theoretikern der modernen Kommunikationsforschung

Definition

1. Axiom
Man kann nicht nicht kommunizieren.

Jedes Verhalten in einer zwischenmenschlichen Situation hat Mitteilungscharakter. Zur Kommunikation gehören neben verbalen auch nonverbale Äußerungen wie z. B. Blickkontakt, Körperhaltung, Mimik, Gestik, Lachen und Weinen. Auch Schweigen und sich von jemandem abwenden beinhaltet Kommunikation.

Ein Patient, der im Wartezimmer eines Arztes auf den Boden starrt, teilt mit, dass er im Moment nicht angesprochen werden möchte.

Ein Gesundheits- und Krankenpfleger, der während einer Dienstbesprechung schweigt, kommuniziert damit möglicherweise, dass er an der Besprechung kein Interesse hat oder dass ihn im Moment private oder berufliche Probleme sehr beschäftigen.

Definition

2. Axiom
Jede Kommunikation hat einen Inhalts- und Beziehungsaspekt, wobei der Beziehungsaspekt dem Inhaltsaspekt übergeordnet ist.

[1] Axiom: ein Erfahrungsgrundsatz, der keines Beweises bedarf

Der Inhaltsaspekt einer Kommunikation bezieht sich auf die Information, stellt also das Was der Mitteilung dar. Der Beziehungsaspekt definiert, wie ein Kommunikationspartner seine Beziehung zu dem anderen Kommunikationspartner sieht, wie er also zum Gegenüber steht, ob er ihn sympathisch findet oder ablehnt. Auf der Inhaltsebene herrschen sprachliche Mittel vor, während auf der Beziehungsebene vorwiegend nichtsprachliche Mittel wie Tonfall, Mimik und Gestik zum Tragen kommen.

Herr Maier fragt Frau Vogel: „Wie geht es Ihnen?" In dieser Formulierung liegt zum einen ein Inhaltsaspekt, nämlich eine bekundete Neugier über das Befinden des Gesprächspartners. Zum anderen transportieren Tonfall, Mimik und Gestik, ob Herr Maier tatsächlich am Zustand von Frau Vogel interessiert ist oder ob er einfach nur höflich sein möchte.

Der Stationsarzt fragt die Gesundheits- und Krankenpflegerin: „Gehen Sie schon?" Neben dem Inhaltsaspekt, ob die Befragte nun nach Hause gehe, können verschiedene Beziehungsaspekte liegen: z. B. schlichte Verwunderung über einen offensichtlich früheren Dienstschluss, beispielsweise wegen einer wichtigen Erledigung oder ein latenter Vorwurf, weil die Gesundheits- und Krankenpflegerin bereits einige Minuten vor dem regulären Dienstende die Station verlässt.

Definition

3. Axiom:
Die Natur einer Beziehung ist durch die Interpunktion der Kommuniktationsabläufe seitens der Partner bedingt.

Jeder Kommunikationsteilnehmer legt die Ursache-Wirkungsfolge auf seine Art und Weise fest. Ursache und Wirkung werden dabei von den Kommunikationspartnern unterschiedlich wahrgenommen. Vorangegangene Verhaltensweisen oder Mitteilungen des Partners werden als Ursache für die Art und Weise der eigenen Kommunikation interpretiert. Zwischen den Kommunikationspartnern liegen unterschiedliche Interpunktionen vor.

Eine regelmäßige Besprechung zur Vergabe von Diensten verläuft konzentriert und schnell, weil sich die Mitarbeiter bei besonderen Anliegen der Unterstützung der Stationsleitung sicher sein dürfen. Die Stationsleiterin setzt sich für Gesundheits- und Krankenpfleger bei verschiedensten Anliegen ein, weil sie sich bei der Dienstvergabe stets kooperativ zeigen.

Ein Lehrer an einer Krankenpflegeschule hält einen monotonen und wenig engagierten Unterricht, weil er merkt, dass seine Schüler nicht aufpassen. Die Schüler passen nicht auf, weil der Unterricht eintönig ist und der Lehrer keine Begeisterung für den Stoff aufbringt.

Definition

4. Axiom
Menschliche Kommunikation bedient sich digitaler und analoger Modalitäten.

Es gibt zwei verschiedene Weisen, in denen etwas mitgeteilt werden kann: entweder digital, d. h. durch ein Wort, das dem Objekt zugeordnet ist, oder analog in Form einer Entsprechung, z. B. durch eine Zeichnung oder Ausdrucksverhalten. Digitale Kommunikation entspricht damit der verbalen

Kommunikation, analoge Kommunikation der nonverbalen. Auf dem Gebiet der Beziehungen, z. B. im Umgang mit Kindern oder Menschen mit Behinderungen oder in der Partnerbeziehung bedienen wir uns oft analoger Kommunikationsformen, während im öffentlichen Leben digitale Kommunikation deutlich überwiegt. In der Regel wird der Inhaltsaspekt in einer Kommunikation digital übermittelt, während der Beziehungsaspekt vorwiegend analog weitergegeben wird.

Bei der Visite stellt der Arzt fest, dass ein Verband beim Patienten erneuert werden muss. Dies kann der Arzt digital mitteilen, indem er zur Gesundheits- und Krankenpflegerin sagt: „Wechseln Sie doch bitte gleich den Verband." Er kann dies auch analog durch einen Blickwechsel mit der Gesundheits- und Krankenpflegerin und ein Hindeuten auf den Verband anordnen.

Ein Patient schenkt der Gesundheits- und Krankenpflegerin einen Blumenstrauß. Dies entspricht einer analogen Kommunikation. Der Patient kann dies aber auch digital ausdrücken durch den Satz: „Sie sind mir sehr sympathisch."

Definition

5. Axiom
Zwischenmenschliche Kommunikationsabläufe sind entweder symmetrisch oder komplementär, je nachdem, ob die Beziehung zwischen den Partnern auf Gleichheit oder Unterschiedlichkeit beruht.

Bei einer **symmetrischen Kommunikation** sind beide Partner gleichwertig und ebenbürtig. Es gibt also kein hierarchisches Oben und Unten, sondern die Kommunikationspartner stehen auf gleicher Ebene, wie es unter Kollegen meist der Fall ist. **Komplementarität** ist dann gegeben, wenn der eine Kommunikationspartner einen Bildungs- und Machtvorsprung gegenüber dem anderen hat. Die komplementäre Kommunikation beruht auf unterschiedlichen Positionen, wie sie im Verhältnis zwischen Arzt – Patient, Eltern – Kind, Lehrer – Schüler, Berater – Klient, Chef – Angestellter zu finden sind.

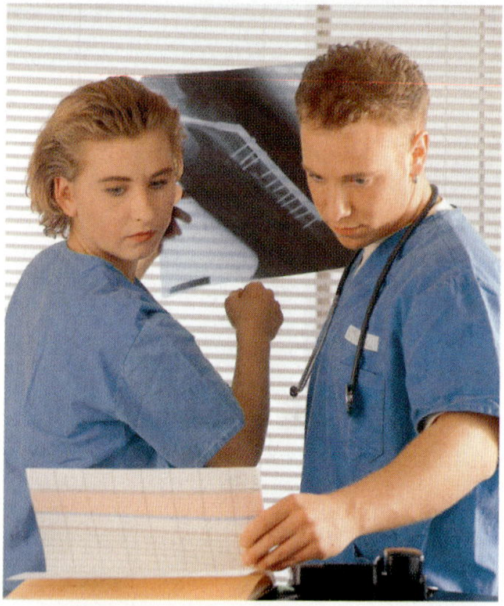

Zwei Patienten kommunizieren miteinander meist symmetrisch, weil sie angesichts der Krankenhaussituation auf gleicher Ebene stehen. Hingegen ist die Kommunikation zwischen Arzt und Patient komplementär, weil der Arzt aufgrund seiner medizinischen Ausbildung einen Bildungsvorsprung gegenüber dem Patienten hat.

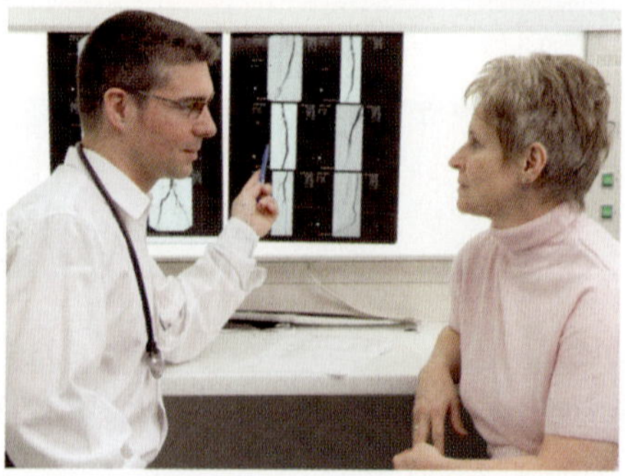

Zwischen Gesundheits- und Krankenpflegeschülerinnen besteht meist ein symmetrisches Verhältnis, während die Beziehung zur Stationsleitung aufgrund ihrer Weisungsbefugnis komplementärer Natur ist.

9.5 Interaktions- und Kommunikationsstörungen anhand der Axiome nach Paul Watzlawick

Definition

Von einer Interaktionsstörung spricht man, wenn das Ziel der sozialen Interaktion und Kommunikation nicht erreicht wird.

Dies geschieht beispielsweise, wenn:

- der beantragte Urlaub der Gesundheits- und Krankenpfleger von der Stationsleitung nicht genehmigt wird
- der Patient sich weigert, die verordneten Medikamente ordnungsgemäß einzunehmen
- beim Krankenpflegeexamen überdurchschnittlich viele Teilnehmer durchfallen.

Definition

Von einer Kommunikationsstörung spricht man, wenn die Aufnahme, die Übermittlung oder der Austausch von Informationen nicht gelingt.

Dies geschieht beispielsweise, wenn:

- Gesundheits- und Krankenpflegeschüler bestimmte Unterrichtsinhalte nicht verstehen
- Patient A versucht, Patient B anzusprechen, dieser aber nicht reagiert, da er aus der Narkose noch nicht erwacht ist
- eine Dienstplanänderung nicht befolgt wird, weil der entsprechende Aushang nicht gelesen wurde.

Im Folgenden sollen die möglichen Störungen der zwischenmenschlichen Kommunikation anhand der Axiome von Watzlawik untergliedert werden.

Störungen im Umfeld des 1. Axioms:

- Abweisung, z. B.: „Mit dir will ich nichts zu tun haben."
- Einseitige Beendigung einer Kommunikation

Der Patient klingelt zum zehnten Mal wegen Kleinigkeiten nach der Gesundheits- und Krankenpflegerin. Sie reagiert gereizt mit den Worten: „Ich will jetzt endlich meine Ruhe haben."

- Widerwillige Annahme der Kommunikation
- Entwertung der Aussagen des Partners wie z. B. Bagatellisierung durch Ratschläge oder häufigen Themenwechsel

Der Arzt nimmt die Schmerzen des Patienten nicht ernst und erteilt Ratschläge wie: „Das wird schon wieder."

- Flucht in Symptome wie Müdigkeit oder Kopfschmerzen

Der Privatpatient Herr Faber muss wegen Zimmermangels mit Herrn Schulz kurzfristig ein Zimmer teilen. Herr Schulz ist sehr redselig, während Herr Faber seine Ruhe haben möchte. Herr Faber täuscht deshalb Müdigkeit und Kopfschmerzen vor, um sich mit Herrn Schulz nicht unterhalten zu müssen.

Störungen im Umfeld des 2. Axioms:

- Uneinigkeit auf der Inhaltsebene wird auf die Beziehungsebene übertragen.

  Der Stationsarzt hat zur Assistenzärztin ein kollegiales Verhältnis. Doch als es um die Einführung einer umstrittenen Therapiemethode geht, sind sich die beiden nicht einig und geraten in einen persönlichen Konflikt miteinander.

- Eine negative Beziehung wird auf der Inhaltsebene ausgetragen.

  Bei einer Dienstbesprechung wertet der Oberarzt die Argumente des Stationsarztes ab, weil er ihn nicht leiden kann.

> ***„Ein Mensch, will er auf etwas pfeifen, darf sich im Tone nicht vergreifen."***
>
> Eugen Roth

- Eine negative Beziehung oder eine Beziehung, in der Unklarheit herrscht, verursacht Spannungen.

  Der erwähnte Stationsarzt fühlt sich vom Oberarzt missachtet und rächt sich dadurch, dass er akribisch nach Fehlern des Oberarztes sucht und diese im Kollegenkreis weitererzählt. Außerdem verbreitet er üble Gerüchte über den Oberarzt. Der Oberarzt erfährt von den Aktivitäten des Stationsarztes und lehnt ihn nun noch mehr ab.

- Eine Beziehung, die durch ungleiche Emotionen bestimmt ist, führt zu Problemen.

  Ein Patient hat sich in eine Gesundheits- und Krankenpflegerin verliebt. Sie empfindet für den Patienten aber nur Sympathie.

Störungen im Umfeld des 3. Axioms:

- Das Verhalten des einen wird als Entschuldigung oder Rechtfertigung für das Verhalten des anderen gesehen.

  Zwei Gesundheits- und Krankenpflegerinnen sind für einen sehr betreuungsbedürftigen Patienten zuständig. Gesundheits- und Krankenpflegerin A engagiert sich sehr und wird deshalb vom Patienten mit Aufmerksamkeiten überhäuft. Gesundheits- und Krankenpflegerin B bemerkt dies und versucht sich soweit möglich vor der Arbeit am Patienten zu drücken. Darauf angesprochen, rechtfertigt sie sich mit dem Argument, dass sie ja von Kollegin A gar nicht an den Patienten herangelassen werde.

- Eine gestörte Kommunikation ist vor allem dann zu erwarten, wenn gegensätzliche Interpunktionen vorgenommen werden.

  Gesundheits- und Krankenpflegerin Miriam meidet, wann immer möglich, das Zimmer vom Patienten Herrn Fiedler und schickt stattdessen eine Kollegin. Von dieser Kollegin auf ihr Verhalten angesprochen, antwortet sie: „Der Patient ist mir irgendwie unsympathisch. Er nörgelt ständig an allem herum." Die Kollegin fragt Herrn Fiedler, ob er in irgendeiner Form mit der Betreuung nicht zufrieden wäre. Daraufhin beklagt er sich, dass er sich von Gesundheits- und Krankenpflegerin Miriam vernachlässigt fühlt und deshalb mitunter schlecht gelaunt sei.

Störungen im Umfeld des 4. Axioms:

- Analoge Kommunikation ist mehrdeutig und kann unterschiedlich entschlüsselt werden.

  Der Chefarzt schenkt der Pflegedienstleitung einen Blumenstrauß. Diese Geste kann unterschiedlich aufgefasst werden. Mögliche Interpretationen sind ein Dank für die im letzten Monat erbrachten Überstunden, persönliche Sympathie oder als Entschuldigung für ein erkanntes Fehlverhalten seitens des Chefarztes. Erst eine entsprechende Erläuterung beseitigt die Zweifel.

- Wenn in einer Beziehung entweder digitale oder analoge Kommunikation überwiegt, so kann dies zu Störungen führen.

  Ein älterer Oberarzt drückt sich wegen einer Kriegsverletzung, die zu einer Sprachbehinderung führte, nur sehr undeutlich aus. Er versucht dies, mit Handzeichen auszugleichen. Entsprechend häufig werden seine Anweisungen von dem Pflegepersonal nicht verstanden.

- Stimmen digitale und analoge Kommunikation nicht überein, kann sich hieraus eine Störung ergeben.

  Der Stationsarzt erkundigt sich nach dem Befinden des Patienten. Der Patient antwortet, es gehe ihm ganz gut. Aus dem blassen Gesicht, den glanzlosen rötlichen Augen mit tiefschwarzen Rändern schließt der Arzt jedoch auf einen eher bedenklichen Gesamtzustand des Patienten.

  Der Patient steht kurz vor einer schweren Operation. Am Operationstag erkundigt sich der Gesundheits- und Krankenpfleger, ob er aufgeregt sei oder Angst habe. Der Patient antwortet stotternd und zitternd: „Ich doch nicht!"

  Die Gesundheits- und Krankenpflegerin öffnet nach der Körperpflege das Zimmerfenster und fragt den Patienten, ob das Fenster einige Zeit geöffnet bleiben könne, oder ob es ihm zu kühl sei. Der Patient antwortet: „Selbstverständlich können Sie das Fenster öffnen. Mir ist nicht kalt", und zieht sich fröstelnd die Decke bis zur Nasenspitze.

- Der Partner ist sich seiner analogen Kommunikation nicht bewusst.

  Die Gesundheits- und Krankenpflegerin sagt zur Patientin: „Lassen Sie sich ruhig Zeit beim Anziehen." Dabei wirkt die Gesundheits- und Krankenpflegerin jedoch ungeduldig und nervös und blickt immer wieder zur Uhr. Daraus kann sich eine Störung im Miteinander zwischen ihr und der Patientin ergeben.

Störungen im Umfeld des 5. Axioms:

- In einer symmetrischen Beziehung besteht die Gefahr, dass ein Kommunikationspartner etwas gleicher als der andere sein will.

  Zwei Gesundheits- und Krankenpflegerinnen wollen sich jeweils auf Kosten der anderen aufwerten und suchen deshalb nach Schwächen der anderen. Dies kann beispielsweise dazu führen, dass Gesundheits- und Krankenpflegerin A Gesundheits- und Krankenpflegerin B wiederholte geringfügige Verspätungen zum Vorwurf macht. Gesundheits- und Krankenpflegerin B rächt sich mit vermeintlichen Unzulänglichkeiten bei der Patientenbetreuung. Ein Kreislauf gegenseitiger Feindseligkeiten kann beginnen.

- Bei einer starren Komplementarität besteht die Gefahr, dass eine Abhängigkeit vom anderen erhalten bleibt.

Eine Stationsleiterin deligiert keine Verantwortung, sondern hält alle Leitungsfäden konsequent in ihrer Hand. Dies kann dazu führen, dass die Gesundheits- und Krankenpfleger unmündig bleiben und nicht rechtzeitig in die Verantwortung hineinwachsen.

In vielen Fällen lassen sich Kommunikationsstörungen dadurch beheben, dass die betroffenen Personen über den Inhalts- und Beziehungsaspekt ihrer Kommunikation sprechen. Dies wird als Metakommunikation bezeichnet.

9.6 Möglichkeiten erfolgreicher Interaktion und Kommunikation[1]

Aus den bisherigen Erläuterungen lassen sich wichtige Möglichkeiten für eine erfolgreiche Interaktion/Kommunikation ableiten.

Sich selbst und die eigenen Gefühle annehmen

Das Ja-Sagen zu sich selbst, zu seinen Gedanken, Gefühlen, Bedürfnissen und Verhaltensweisen, auch zu seinen „negativen" Empfindungen und Schwächen bildet eine entscheidende Voraussetzung für eine erfolgreiche Interaktion und Kommunikation. Erst dann, wenn ein Mensch sich selbst so wie er ist annimmt und akzeptiert kann er den Anforderungen, die die Umwelt an ihn stellt, gerecht werden.

Die Existenz von Konflikten akzeptieren

Es geht hier darum, die Existenz von Problemen und Konflikten zu akzeptieren einschließlich der damit verbundenen und als unangenehm empfundenen Spannungen. Im Gegensatz zum oft herangezogenen „Harmoniemodell", nach dem Konflikte als etwas nicht Normales, als etwas, das nicht sein darf, angesehen werden, sollten Konflikte nach Möglichkeit nicht vertuscht oder verdrängt, sondern offen gehandhabt werden.

Den anderen akzeptieren und verstehen

Eine erfolgreiche Interaktion und Kommunikation ist auf Dauer nur möglich, wenn man versucht, den anderen, so wie er ist mit all seinen Gefühlen, Empfindungen und Befürchtungen, mit all seinen Schwächen und Problemen zu akzeptieren und anzunehmen. Die Bereitschaft, den anderen zu akzeptieren ist eng verknüpft mit der Bereitschaft, auf ihn einzugehen und ihn zu verstehen. Dies bedeutet ein Sich-Hineinversetzen in die Rolle des anderen, um die Situation aus seinem Blickwinkel zu betrachten.

Dem Gegenüber „aktiv" zuhören

Wer sich immer nur selbst gerne reden hört und kein Interesse am Leben seiner Mitmenschen hat und dies auch noch dadurch dokumentiert, dass er dem anderen ins Wort fällt, den Blick oft abwendet und sich mit anderen Dingen beschäftigt, gibt seinem Gegenüber das Gefühl, dass man an seiner Sicht der Dinge kein Interesse hat. Hingegen bedeutet „aktiv" zuhören, dem Gesprächspart-

[1] vgl. Hobmair, Altenthan, Betscher-Ott u. a., 2003, S. 353 ff.

ner durch gezieltes Fragen nach seinen Gefühlen oder Meinungen, Empfindungen und Wünschen ein wirkliches Interesse an seiner Person zu signalisieren.

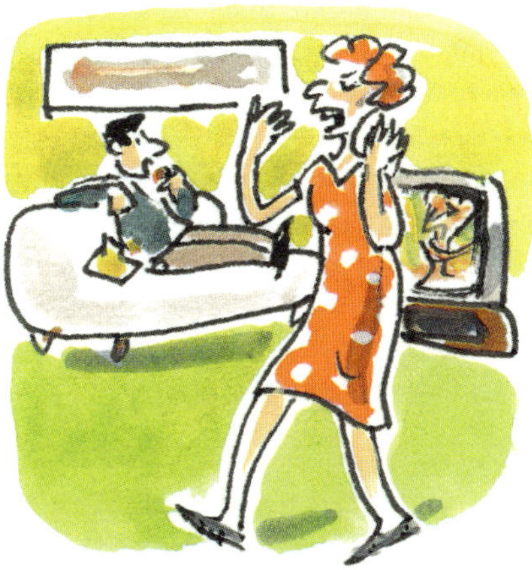

Eine positive Atmosphäre ermöglichen

Für ein gedeihliches und erfolgreiches Gespräch ist eine entspannte, offene Atmosphäre vielfach unabdinglich. Eine solche kann sich jedoch nur dann einstellen, wenn niemand auf den anderen in irgendeiner Form Zwang oder Druck ausübt. Auf diese Weise baut sich ein angstfreies Gesprächsklima auf, bei dem keine Seite sich hinter einer Maske verstecken muss.

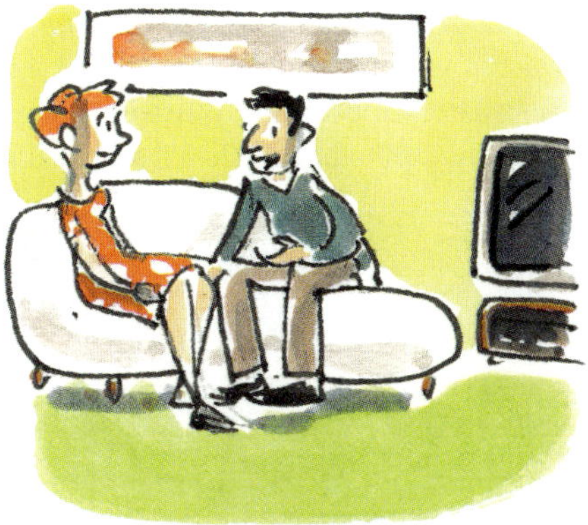

Dem anderen die eigenen Gefühle, Bedürfnisse und Erwartungen offen mitteilen, Ich-Botschaften verwenden

Alles, was den eigenen Erlebnishorizont definiert, also die eigenen Gefühle, Empfindungen, Gedanken, Bedürfnisse, Erwartungen, Wünsche und Befürchtungen sollten dem Gesprächspartner klar und offen mitgeteilt werden. Denn nur, wenn der andere weiß, was im Gegenüber vorgeht, kann er entsprechend darauf eingehen. Dies ist eine wichtige Voraussetzung für einen effektiven und konstruktiven Gesprächsverlauf.

Das Formulieren des eigenen Standpunktes geschieht im Idealfall durch sogenannte „Ich-Botschaften" statt über „Du-Botschaften". Durch „Du-Botschaften" bleiben die wahren Gefühle, Bedürfnisse und Beeinflussungsabsichten unklar. Das Ziel der sozialen Interaktion und Kommunikation kann dadurch nur sehr schwer oder gar nicht erreicht werden. Eine typische „Du-Botschaft" wäre z. B., wenn eine Gesundheits- und Krankenpflegerin zur anderen sagt: „Sag' mal, wie läufst du denn heute schon wieder rum?" Als Ich-Botschaft formuliert, könnte diese Bemerkung etwa so ausfallen: „Ich persönlich finde diese Farbkombination etwas zu gewagt." Ich-Botschaften sind also Mitteilungen über sich selbst. Sie drücken persönliche Empfindungen, Gefühle, Gedanken und Bedürfnisse aus.

Vorteile von Ich-Botschaften:

- Man wird sich seiner eigenen Gefühle, Wünsche, Befürchtungen und Bedürfnisse bewusst.
- Der Kommunikationspartner erkennt genau, was in einem vorgeht, was man will und braucht und kann deshalb angemessen reagieren.
- Ich-Botschaften rufen keine Verteidigungshandlung oder Abwehr, keinen Widerstand, keine Schuldgefühle, Feindseligkeit oder Rückzug hervor.
- Die Kommunikationspartner verschaffen sich Klarheit über ihre Beziehung.
- Uneinigkeiten auf der Inhaltsebene werden nicht so leicht auf die Beziehungsebene übertragen.

Versuchen, Konflikte selbst zu lösen
Die Erfahrung lehrt uns, dass wir die Fehler unserer Mitmenschen deutlich klarer sehen als unsere eigenen. Außerdem ist es angenehmer und leichter, die Ursachen von auftretenden Schwierigkeiten auf andere abzuwälzen. Dies kann zur Folge haben, dass Probleme irgendwelcher Art zu langwierigen und fruchtlosen Auseinandersetzungen führen, in denen eine Konfliktpartei der anderen die Schuld zuweist und den eigenen Anteil verkennt. Bei einer erfolgreichen Interaktion und Kommunikation hingegen sucht jeder zunächst den Anteil bei sich selbst.
Bei sich selbst anzufangen heißt auch, nicht auf Lösungen des anderen zu warten, sondern sich eigene Lösungsstrategien zu überlegen. Auf diese Weise verändert man sein Handeln vom reinen Reagieren hin zum aktiven Agieren.

9.7 Klientenzentrierte Gesprächsführung

Die klientenzentrierte Gesprächsführung hat ihren Ursprung in der sogenannten klientenzentrierten Gesprächspsychotherapie und ist eng mit ihrem Begründer Carl Rogers (1902–1987) verbunden. Dieser Psychotherapeut und Wissenschaftler steckte in ganz entscheidender Weise den Rahmen gesprächspsychotherapeutischen Denkens und Handels ab.

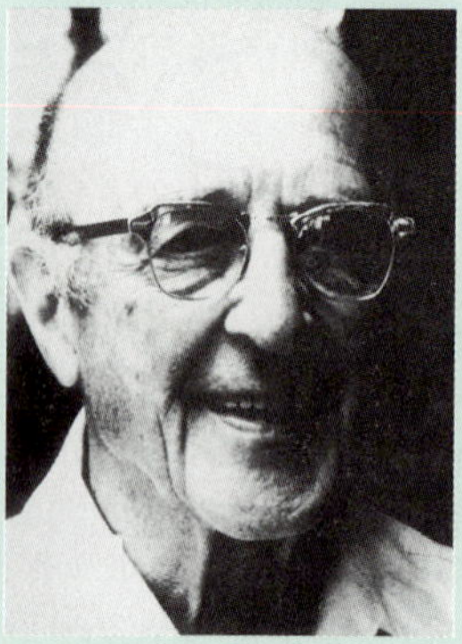

Carl Rogers

Zur Person:
- geboren 1902 in Oak Park/Illinois, USA, als Sohn eines Farmerehepaares
- Studium der Agrarwissenschaften, Physik und Biologie an der Universität von Wisconsin, danach Besuch eines theologischen Seminars, anschließend Studium der Psychologie
- 1924 Psychologie-Diplom an der Universität von Wisconsin mit anschließender Promotion an der Columbia Universität
- Schüler des Freud-Schülers Otto Rank
- ab 1940 Professor für Psychologie an der Ohio State University und an der University of Chicago
- Direktor der Rochester Child Guidance Clinic, New York; dort entwickelte er Techniken, aus denen sich später die klientenzentrierte Therapie formte
- einer der bekanntesten Vertreter der humanistischen Psychologie

Klientenzentriert bedeutet, dass der Therapeut immer an der Person und der Erlebniswelt des Klienten (Patienten) orientiert sein sollte und nicht an einzelnen Störungen und Symptomen. Die Gesprächspsychotherapie geht davon aus, dass der Patient sein Problem allein bewältigen kann und für die Lösung selbst verantwortlich ist.

Rogers selbst hat die klientenzentrierte Grundhaltung nahezu auf das gesamte Leben ausgedehnt. Die Durchführung des klientenzentrierten Ansatzes hält er bedeutsam für Industrie, Kirchen, Regierungen, Familien und Institutionen wie Krankenhäuser.

Auf der Grundlage seines unerschütterlichen Glaubens an das Gute im Menschen stellte Rogers folgende Annahme in den Mittelpunkt seines therapeutischen und pädagogischen Ansatzes: Das Individuum, sofern es nur die geeigneten Möglichkeiten und die notwendige Ermunterung dazu erhält, ist in der Lage, selbst zu entscheiden, welchem Weg es am besten folgt. Für den Erfolg eines Gesprächs sind nach Rogers folgende drei Bedingungen ausschlaggebend:

- uneingeschränktes Akzeptieren und Wertschätzen des Klienten durch den Therapeuten
- einfühlendes (empathisches) Verstehen des inneren Bezugrahmens des Klienten durch den Therapeuten und fortwährende Mitteilung des Verstandenen für den Klienten (Spiegeln)
- Echtheit oder Kongruenz (Übereinstimmung zwischen Fühlen, Denken, Sprechen und Tun) beim Therapeuten

Die Verwirklichung dieser drei Verhaltensmerkmale schafft eine entspannte und angstfreie Atmosphäre zwischen Patient und Therapeut. Beim Klienten soll ein Reflektieren der eigenen Person stattfinden (Selbstexploration), d. h. er soll in sich hineinhorchen und seine Innenwelt erforschen. Dabei kann er zu neuen Einstellungen und Verhaltensweisen gelangen und neue Erfahrungen sammeln. Diese Annahmen entsprechen Rogers Weltbild. Er glaubt, dass der Mensch von Natur aus gut ist und eine Tendenz zur Selbstverwirklichung hat.

Auch im Krankenhausbetrieb kommt es immer wieder zu wichtigen Gesprächen zwischen dem Pflegepersonal, den Ärzten und dem Patienten: bei der Aufnahme und vor der Entlassung, zum Beraten und Aufklären und bei der Visite. Hierbei stehen neben sachbezogenen Dingen wie Informationsgewinnung (Exploration) und Beratung/Aufklärung auch nicht konkret sachbezogene Aspekte wie Aufbau einer vertrauensvollen Beziehung sowie eine emotionale Unterstützung des Patienten im Vordergrund.

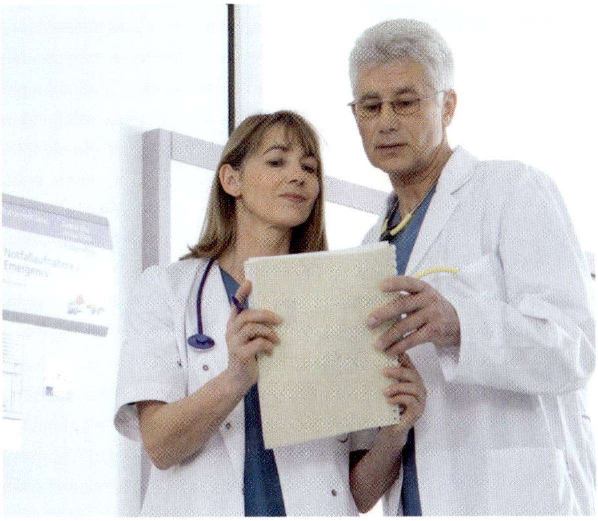

Die Art und Weise, wie diese Gespräche ablaufen, können den Heilungsprozess entscheidend beeinflussen. Neben äußeren Faktoren wie Raumgestaltung und der zur Verfügung stehenden Zeit spielt die Einstellung des Gesundheits- und Krankenpflegers gegenüber dem Patienten sowie die verwendete Gesprächstechnik eine wichtige Rolle. Hilfreiche **Gesprächstechniken** im Krankenhaus sind insbesondere:

- **Spiegeln:** mit eigenen Worten das wiedergeben, was der Patient gesagt hat
- **Partnerschaftlichkeit:** Vermeiden von Befehlston im Umgang mit Personal und Patienten
- **Konfrontierung:** Widersprüche im Verhalten des Patienten aufzeigen, ohne aber zu kritisieren oder zu belehren.

Richtig angewandt führen diese Techniken zu gegenseitigem Vertrauen und wachsendem Selbstwertgefühl sowie nachlassenden Ängsten und damit zu einer verbesserten Mitarbeit des Patienten bei seinem Heilungsprozess. Der Patient lernt, seine innersten Gefühle und Ängste zu äußern, und findet durch die aktive Auseinandersetzung mit seinen Gefühlen auch eigene Ansätze, die seine Situation entscheidend verbessern können. Die klientenzentrierte Gesprächsführung sollte vorwiegend angewandt werden bei

- schwerkranken Patienten und solchen mit einer unheilbaren Krankheit,
- Patienten mit geringem Selbstwertgefühl,
- ängstlichen und gehemmten Patienten,
- Unsicherheit,
- emotionalen Konflikten und bei
- Patienten mit psychosomatischen Erkrankungen.

Nicht anzuwenden ist die klientenzentrierte Gesprächsführung bei

- Patienten, die Rezepte und Ratschläge erwarten,
- Alkohol- und Drogenabhängigen und
- Patienten, die an Schizophrenie leiden.

9.8 Übungen und Fragen zur Selbstkontrolle

Übungen zum Begriff Kommunikation

Wissen Sie genau, was man in der Psychologie unter „Kommunikation" versteht?
Beantworten Sie folgende Fragen und geben Sie jeweils eine Begründung für Ihre Antwort.

a) Kann man mit Tieren kommunizieren?
b) Kann man mit Pflanzen kommunizieren?
c) Kann man mit sich selbst kommunizieren?
d) Mit wem kommuniziert man, wenn man
   - fernsieht?
   - ein Buch liest?
   - sich von einem Sonnenuntergang beeindrucken lässt?
   - wütend und fluchend einen nicht mehr funktionierenden Kugelschreiber auf den Boden wirft?

Fragen

1. Grenzen Sie die Begriffe soziale Kommunikation, intrapersonale Kommunikation, soziale Interaktion und Metakommunikation voneinander ab.
2. Zeigen Sie die Elemente und Bedingungen einer sozialen Interaktion und Kommunikation auf.
3. Stellen Sie die Bedeutung sozialer Interaktion und Kommunikation dar.
4. Beschreiben Sie die verbale und nonverbale Kommunikation.
5. Welche vier Distanzbereiche werden bei der nonverbalen Kommunikation unterschieden?
6. Erläutern Sie anhand von Beispielen aus der Gesundheits- und Krankenpflege die fünf Axiome nach Paul Watzlawick.
7. Bestimmen Sie die Begriffe Interaktionsstörung und Kommunikationsstörung.
8. Beschreiben Sie Interaktions- und Kommunikationsstörungen im Krankenhaus anhand der Axiome.
9. Zeigen Sie Möglichkeiten erfolgreicher Interaktion und Kommunikation auf.
10. Was bedeutet, klientenzentrierte Gesprächsführung?
11. Wie hieß ihr Begründer?
12. Stellen Sie drei Bedingungen der klientzentrierten Gesprächsführung näher dar.
13. Erläutern Sie den Begriff „Selbstexploration".
14. Welche drei Gesprächstechniken haben sich besonders im Krankenhaus als hilfreich erwiesen?
15. Bei welchen Patienten ist die klientenzentrierte Gesprächsführung angezeigt, bei welchen Patienten sollte sie nicht angewandt werden?

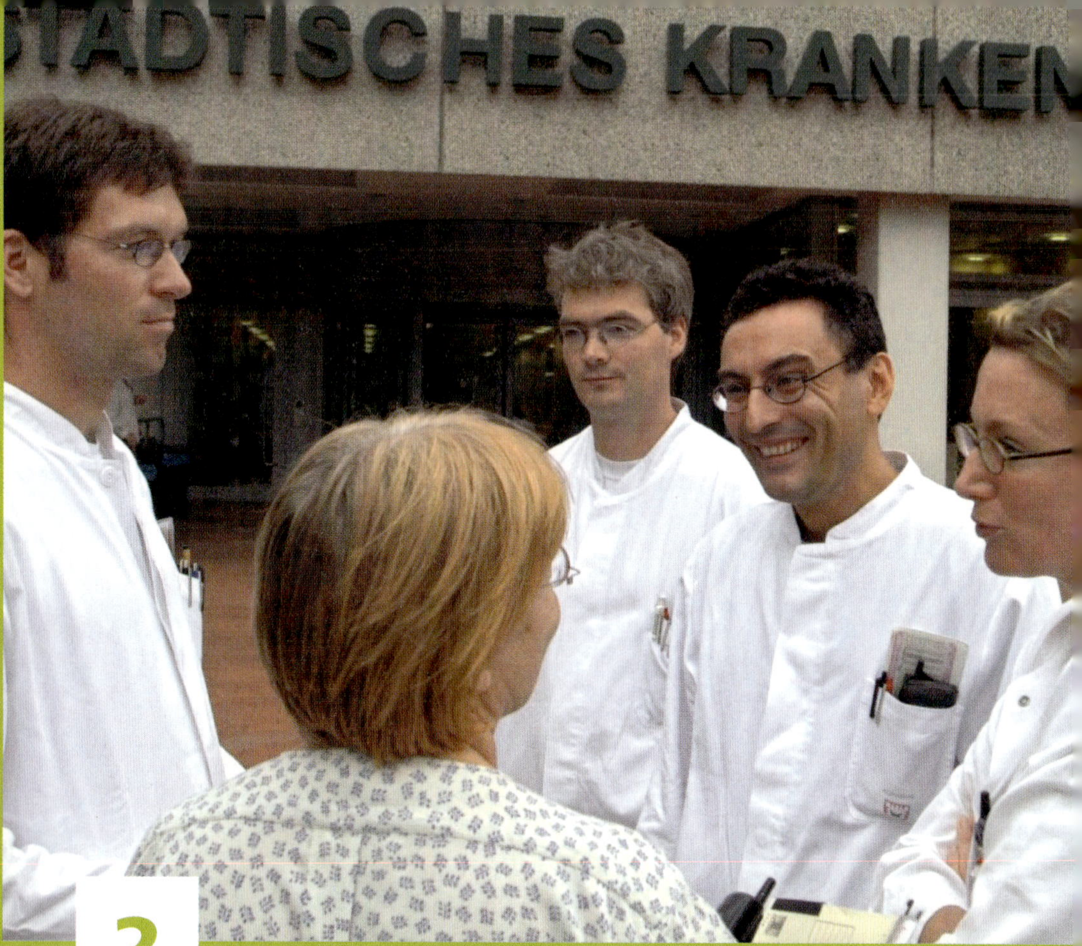

2 Soziologie

1 Grundfragen und Forschungsgebiete der Soziologie

1.1 Zum Begriff Soziologie

Der Begriff „Soziologie“ setzt sich aus dem lateinischen Wort socius = Gefährte, Geselle, Mitmensch und dem griechischen logos = Rede, Wort, Vernunft zusammen. Als wichtigster Begründer der Soziologie gilt der französische Philosoph Auguste Comte (1798–1857). Gegenüber dem älteren Begriff „soziale Physik“ (physique sociale) führte er die Bezeichnung Soziologie ein. Mit die bekannteste Definition von Soziologie stammt von Max Weber (deutscher Soziologe, 1864–1920). Er definierte Soziologie als „Wissenschaft vom sozialen Handeln“. Auch bekannt ist die etwas erweiterte Definition, die Soziologie als „Wissenschaft vom sozialen Handeln, von Strukturen, sozialen Gebilden und sozialen Prozessen“ beschreibt.

Während sich also die Psychologie hauptsächlich mit dem Individuum befasst, sind bei der Soziologie Gesellschafts- und Gruppenprozesse Gegenstand der Untersuchung. Dabei ist auch die Frage wichtig, wie sich der einzelne Mensch in Gruppen und Gesellschaften einordnet und wie Gruppen und Gesellschaften auf den einzelnen Menschen wirken. Hauptforschungsgebiete der Soziologie sind:

- die gesellschaftliche Ordnung
- der soziale Wandel
- das Problem der sozialen Ungleichheit
- die Erklärung des sozialen Verhaltens bzw. Handelns

1.2 Teildisziplinen der Soziologie

Das Gesamtgebiet der Soziologie gliedert sich in folgende Teildisziplinen:

- **Allgemeine Soziologie**
  beinhaltet Geschichte, Begriffe, allgemeine Hypothesen und Theorien der Soziologie

- **Spezielle Soziologie**
  umfasst eine Vielzahl von speziellen Soziologien, die auf Teilbereiche des gesellschaftlichen Lebens ausgerichtet sind, wie z. B. Familien-, Wirtschafts-, Kunst-, Politik- und Medizinsoziologie

- **Empirische Sozialforschung**
  dient der Überprüfung von Hypothesen und Theorien der Allgemeinen und Speziellen Soziologie

- **Praktische und Angewandte Soziologie**
  beschäftigt sich mit Anwendungsmöglichkeiten und Berufschancen für Soziologen

1.3 Medizinsoziologie

Die Medizinsoziologie ist ein Teilgebiet der Soziologie und betrachtet medizinisches Handeln und Gesundheitsverhalten im gesellschaftlichen Zusammenhang. Sie ist eine relativ junge Disziplin und entstand erst spät in den 40er-Jahren des 20. Jahrhunderts in den USA. Ihr Gegenstand ist die Anwendung von Methoden und Theorien der Soziologie auf Probleme der Medizin. Die Medizinsoziologie beschäftigt sich mit den Phänomenen Gesundheit und Krankheit an sich, mit den entsprechenden Einrichtungen sowie den Interaktionen innerhalb dieser Einrichtungen. Teilweise finden sich Überschneidungen mit anderen Fachgebieten, insbesondere mit der Sozialmedizin. Derzeit sieht sich die Medizinsoziologie vor drei Aufgaben gestellt:

- die gesellschaftlichen Hintergründe und Entstehungsursachen von Krankheiten und Behinderungen herauszuarbeiten, um Grundlagen für die Gesundheitsvorsorge und die Rehabilitation zu schaffen
- die Struktur und die Funktionen der medizinischen Versorgung als einen gesellschaftlichen Dienstleistungsbereich darzustellen, um gesundheitspolitische Interventionsmöglichkeiten aufzuzeigen
- Bedingungen und Folgen von Patienten/Arzt-Beziehungen, aber auch von Klienten/Berater-Beziehungen systematisch zu untersuchen, um die medizinische Diagnostik und die Therapie zu unterstützen.

(vgl. Deutscher Verein für öffentliche und private Fürsorge, 1980, S. 514 f.)

Interessengebiete der Medizinsoziologie sind:
- Einrichtungen und Berufe im Gesundheitswesen
- Gesundheitssysteme weltweit und ihre Finanzierung
- gesellschaftliche Steuerung des Gesundheitswesens durch die Gesundheitspolitik
- die Phänomene ‚Gesundheit' und ‚Krankheit' wie z. B. Krankheitsdefinitionen, Auswirkungen von Epidemien
- soziale Einflüsse auf die Entstehung und den Verlauf von Krankheiten, z. B. schichtspezifisches Erkrankungsrisiko oder berufsbedingte Erkrankungen
- Krankheitsmodelle
- Möglichkeiten und Grenzen der Medizin
- Rollenkonzepte, z. B. positionsabhängiges Rollengefüge in Kliniken
- die Interaktion zwischen Arzt und Patient
- Möglichkeiten und Grenzen medizinischer Maßnahmen und ihre Auswirkungen auf Individuum und Gesellschaft
- Beratung, Planung, Dokumentation und Bewertung in Einrichtungen des Gesundheitswesens
- Bedingungen und Möglichkeiten von Prävention und Rehabilitation

1.4 Ziel des Soziologieunterrichts

Ziel des Soziologieunterrichts in der Krankenpflege ist es, dem Schüler Wissen zu vermitteln
- über die Bedeutung seines Berufes für die Gesellschaft
- über den Einfluss gesellschaftlicher Verhältnisse auf berufsethische Vorstellungen
- über seine Berufsrolle
- über seine Position in einer Krankenhaushierarchie usw.

Dieses Wissen soll dem Gesundheits- und Krankenpflegeschüler helfen, sich selbst und sein Berufsfeld im komplizierten Geflecht einer Gesellschaft einzuordnen.

Innerhalb des Soziologieunterrichts liegt ein besonderer Schwerpunkt auf der Medizinischen Soziologie, die auch als „Soziologie der Medizin und des Gesundheitswesens" bezeichnet wird. Sie untersucht u. a. Zusammenhänge zwischen bestimmten Krankheitsbildern und Todesursachen sowie deren statistische Häufigkeit in bestimmten sozialen Schichten.

1.5 Fragen zur Selbstkontrolle

1. Bestimmen Sie den Begriff Soziologie.
2. Erläutern Sie Teildisziplinen der Soziologie.
3. Was versteht man unter Medizinsoziologie?
4. Beschreiben Sie das Aufgabengebiet der Medizinischen Soziologie näher.
5. Welches Ziel verfolgt der Soziologieunterricht?

2 Grundfragen der Medizinischen Soziologie

2.1 Soziale Epidemiologie

Der Begriff Epidemiologie kommt aus dem Griechischen und bedeutet „Seuchenlehre". Sie beschäftigt sich mit der Häufigkeit und der Verteilung von Todesursachen und Krankheiten in der Bevölkerung. Es handelt sich dabei um eine Forschungsrichtung in der Sozialmedizin, die mithilfe statistischer Methoden nach sozioökonomisch verursachten Risikofaktoren (z. B. Wohnverhältnisse, Arbeitsbedingungen, berufliche Belastungen, Konsumverhalten) für das Entstehen und Sichausbreiten von Krankheiten in verschiedenen Regionen und Bevölkerungsteilen sucht (vgl. Hillmann, 1994, S. 190). Dazu zählen die Analyse von Sterberaten (Mortalität) und die Analyse von Krankheitshäufigkeiten (Morbidität). Darüber hinaus ist sie verantwortlich für die Planung, Durchführung und Beurteilung von Maßnahmen zur Vorbeugung, Bekämpfung und Behandlung von Krankheiten.

Formen epidemiologischer Untersuchungen sind:

- die deskriptive Untersuchung, die die Verteilung und Verbreitung von Krankheiten beschreibt
- die Interventionsuntersuchung, die den Erfolg von Vorbeugung und Behandlung misst
- die analytische Untersuchung, die die Hypothesen aus den deskriptiven Untersuchungen überprüft durch
  - retrospektive (zurückverfolgende) Fall-, Kontroll- und Querschnittsstudien, die die Symptome und Krankheitsursachen zu einem bestimmten Zeitpunkt anhand von Mortalitäts- und Mobiditätsstatistiken erfasst
  - prospektive Längsschnittuntersuchungen (auf mögliche Auswirkungen gerichtete Untersuchungen)

(vgl. Grond, 1978, S. 54 f.)

2.2 Zusammenhang zwischen Krankheit, Geschlecht und Alter

Abhängig von Geschlecht und Alter häufen sich bestimmte Krankheitsbilder.

Erkrankungen im Kinder- und	Erkrankungen im mittleren Alter (ca. 20–65 Jahre)		Erkrankungen ab 65 Jahren	
Jugendalter	**Frauen**	**Männer**	**Frauen**	**Männer**
• Infektionskrankheiten (Masern, Röteln, Windpocken, Scharlach, Diphterie, Keuchhusten, Mumps) • Pubertätsmagersucht, Bulimie u. a.	• Depressionen • Krampfadern • Thrombosen • Gallensteine • Zirrhose (Leberschrumpfung) • Migräne • gynäkologische Erkrankungen • Über- und Unterfunktion der Schilddrüse	• Koronarsklerose • Herzinfarkt • Raucherbeine • Bronchialkrebs • Magen- und Darmerkrankungen wie Magengeschwüre (Managerkrankheit) • Nierensteine • Schlaganfall u. a.	• Osteoporose • Altersdiabetes • Sehstörungen • Infekte der Bronchien und Harnwege • Verschleiß- und Abnutzungserkrankungen • Schwerhörigkeit • Demenz • Depressionen • Krebs • Alzheimer • Nieren- und Gallensteine	• Arteriosklerose • Herzinfarkt • Schlaganfall • Altersdiabetes • Sehstörungen • Infekte der Bronchien und Harnwege • Verschleiß- und Abnutzungserkrankungen • Schwerhörigkeit • Demenz • Depressionen • Krebs • Alzheimer • Nieren- und Gallensteine

Typische Krankheitsbilder in verschiedenen Altersabschnitten

2.3 Der Altersaufbau der Gesellschaft aus Sicht der Sozialmedizin

Aufgrund verschiedener Veränderungen in der Gesellschaft, wie deutlich gestiegene Lebenserwartung und stark gesunkene Geburtenrate, kam es in den zurückliegenden 100 Jahren bereits zu einer durchgreifenden Verschiebung der Altersstruktur in Deutschland. Der fast ideale Altersaufbau im Jahre 1910 mit vielen Kindern und wenigen alten Menschen veränderte sich bis 2001 deutlich zu Lasten der Kinder und Jugendlichen. Den größten Bevölkerungsanteil bilden heute die 30- bis 70-Jährigen. Bis 2050 wird sich die Situation noch drastisch verschärfen. Aufgrund der weiter steigenden Lebenserwartung wird die Gruppe der über 60-Jährigen im Jahr 2050 rund 36 Prozent der deutschen Bevölkerung ausmachen.

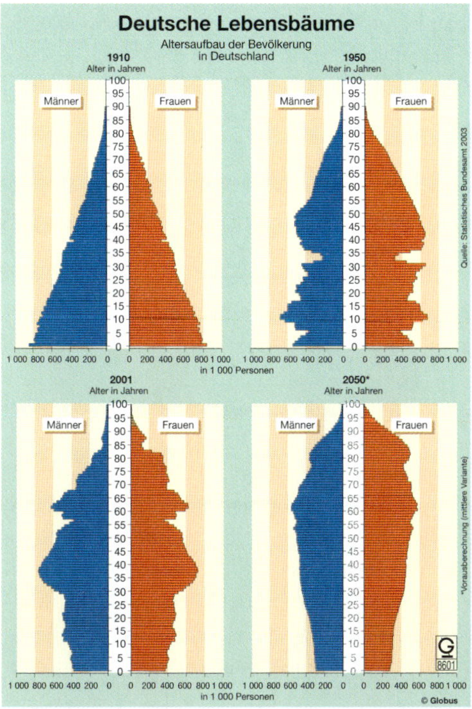

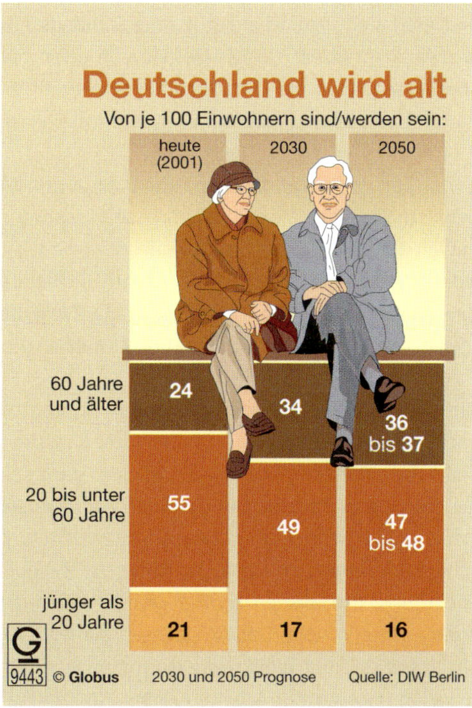

Insgesamt zeigt damit die deutsche Gesellschaft eine Tendenz zur Vergreisung. Dies stellt die Krankenhausmedizin vor neue Aufgaben. Der wachsende Anteil alter Menschen in Deutschland führt zu einer weiter wachsenden Zahl alter Menschen im Krankenhaus. Die Zahl jüngerer Patienten wird aufgrund schwacher Geburtenjahrgänge weiter zurückgehen.

2.4 Soziale Schichten

2.4.1 Die Einteilung der Gesellschaft in soziale Schichten

Der Begriff der sozialen Schicht bezieht sich auf die Tatsache, dass Menschen ungleich sind und dass es ein Oben und ein Unten in der Gesellschaft gibt. Damit ist nicht eine biologische Ungleichheit gemeint wie beispielsweise Alter, Geschlecht, Körpergröße, Haarfarbe usw., sondern eine soziale Ungleichheit, die bedingt sein kann durch die unterschiedliche berufliche Ausbildung oder durch die ungleiche Verteilung von Einkommen und Vermögen. Die Gruppen, die gleich viel besitzen, können zu einer sozialen Schicht zusammengefasst werden. Soziologisch versteht man unter einer sozialen Schicht

> *„[...] eine Kategorie von Gesellschaftsangehörigen, die hinsichtlich der vertikalen Sozialstruktur bzw. der sozialen Ungleichheit gemeinsame Merkmale aufweisen: insbesondere gleiche oder ähnliche sozioökonomische Lage (Stellung im Berufsleben, Einkommens- und Vermögenssituation), Lebenschancen und soziale Anerkennung (Sozialprestige). Je nach geschichtlicher Entwicklung einer Gesellschaft sind soziale Schichten als Kasten, Stände, Klassen oder als schwer abgrenzbare Statusballungen ausgeprägt."* (Hillmann, 1994, S. 758)

Im Mittelalter bestand in Europa die **Ständegesellschaft** mit Adel, Klerus, Handwerkern und Bauern, wobei es sozial ein starkes Gefälle von oben nach unten gab. Wesentlich für den Stand war die Vorstellung, dass die Gesellschaft gottgewollt war. Die Stände waren verbunden mit bestimmten Berufen, mit bestimmten Lebensgewohnheiten und einer bestimmten Kleiderordnung.

In der Zeit der beginnenden Industrialisierung (Anfang 19. Jahrhundert) bildete sich die **Klassengesellschaft** heraus. Zwei Hauptklassen standen sich gegenüber: Die Klasse jener mit Verfügungsgewalt über Produktionsmittel und damit auch über Menschen (Kapitalisten) und die Klasse, die lediglich über ihre Arbeitskraft verfügt (Proletarier). Die zwei Hauptschichten unterschieden sich deutlich in Einkommen, Lebensstandard, Wohnbedingungen und Art der Ernährung. Ebenso unterschiedlich war ihr Erkrankungs- und Unfallrisiko und ihre Lebenserwartung.

Die heutige sozial-marktwirtschaftlich geprägte Gesellschaftsstruktur weist nicht mehr die klassische Pyramidenstruktur früherer Gesellschaften auf mit einer sehr breiten Unterschicht, einem deutlich schmäleren Mittelbau und einer ganz schmalen Spitze. Im Lauf der Zeit erhielt sie vielmehr die Form einer Zwiebel mit geringen Anteilen sehr armer bzw. sehr reicher Menschen und einem zahlenmäßig sehr starken Bereich dazwischen, der sich wiederum in untere, mittlere und obere Schichten unterteilen lässt. Die Mitte der Zwiebel liegt deutlich in der unteren Hälfte des sozialen Spektrums, d. h. der prozentual größte Anteil der Bundesbürger lebt in der unteren Mittel-, bzw. oberen Unterschicht. Das Anwachsen der Mittelschicht hing auch mit dem Wirtschaftsaufschwung nach dem Zweiten Weltkrieg zusammen. Der damals entstandene Facharbeitermangel ermöglichte es vielen ungelernten Arbeitern, über zusätzliche Ausbildungen in der Gesellschaft aufzusteigen.

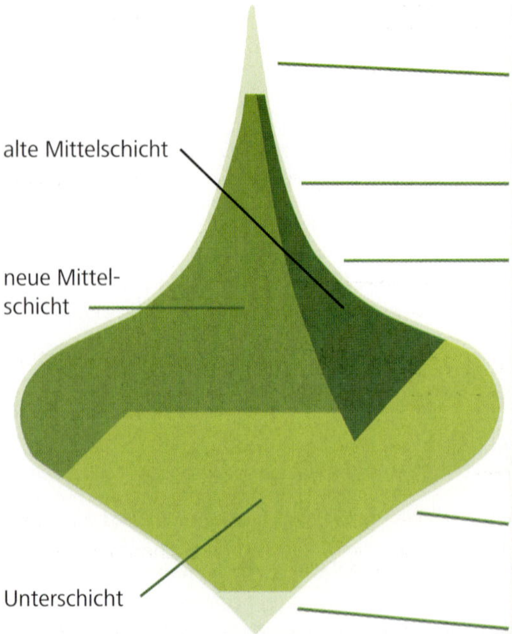

Statuszone	Anteil	typische Berufe
Oberschicht	ca. 2 %	Industrieller, Manager, Chefarzt
obere Mittelschicht	ca. 5 %	Unternehmer, Professor
mittlere Mittelschicht	ca. 14 %	höherer Beamter, leitender Angestellter
untere Mittelschicht	ca. 29 %	Handwerker, Facharbeiter
obere Unterschicht	ca. 29 %	angelernter Arbeiter
untere Unterschicht	ca. 17 %	Hilfsarbeiter, Gelegenheitsarbeiter
sozial Verachtete	ca. 4 %	Obdachlose

(vgl. Bolte u. a., 1967, S. 316 f.)

Anders als früher sind die Schichtgrenzen durchlässig, d.h. man kann sich sozial sowohl nach oben wie auch nach unten verändern. Dies kommt z.B. zum Ausdruck im Begriff der „neuen Mittelschicht", die sich hauptsächlich aus der früheren Unterschicht bildete. Zahlenmäßig drängte sie die „alte Mittelschicht" sogar in den Hintergrund. Der Soziologe Helmut Schelsky prägte 1953 den Begriff der **„nivellierten Mittelstandsgesellschaft"**, die einen Zustand weitgehender Chancengleichheit mit zahlreichen realen Auf- und Abstiegsbewegungen in der unteren Mittel- und oberen Unterschicht bezeichnet. Wesentliche Kennzeichen dieser Schicht sind nach Schelsky

- Belanglosigkeit des sozialen Status
- Uniformierung des Lebensstils durch homogenen Massenkonsum sowie
- Vereinheitlichung der Verhaltensmuster.

2.4.2 Der Zusammenhang von Schichtzugehörigkeit und Krankheit

In verschiedenen Studien konnte eindeutig ein Zusammenhang zwischen Schichtzugehörigkeit und Krankheitsrisiko bzw. Lebenserwartung festgestellt werden. So treten nach einer Mitteilung des Robert Koch-Instituts viele Krankheiten und Gesundheitsstörungen in sozial benachteiligten Bevölkerungsgruppen häufiger auf, mit zum Teil weitreichenden Folgen für die Lebensqualität der Betroffenen und ihrer Familien. Dabei ist zu beobachten, dass Armut sich in jüngster Zeit stärker als bisher in die soziale Mittelschicht hinein ausbreitet.

Typische Krankheiten der Oberschicht

Bei Angehörigen der oberen sozialen Schichten kommt es vergleichsweise häufig zu Verstopfung und Herzinfarkt. Außerdem leiden sie häufiger an Angst-, Zwangs- und Charakterneurosen und begehen häufiger Selbstmord bei sozialer Isolation.

Typische Krankheiten der Mittelschicht

Typische Leiden von Angestellten sind Herz- und Kreislauferkrankungen (Angina pectoris) sowie Gallenerkrankungen. Der Gebärmutterhalskrebs im Frühstadium ist bei Angestellten und Beamtinnen vergleichsweise häufig.

Typische Krankheiten der Unterschicht

Beim Gesundheitszustand sozial Schwacher wurden folgende allgemeine Beobachtungen gemacht.

- Arme Menschen sind doppelt so oft krank wie Nicht-Arme. Die sogenannte Managerkrankheit mit Bluthochdruck und Infarktrisiko tritt bei armen Menschen dreimal häufiger auf, als bei Managern.
- Die Angehörigen der Unterschicht geben weniger Geld für gesunde Ernährung aus und erkranken deshalb häufiger an Diabetes.
- Stress durch finanziellen Druck und schlechte Wohnverhältnisse gehen Hand in Hand mit einem geschwächten Krisenmanagement, verbinden sich mit mangelnder Inanspruchnahme von Gesundheitsdiensten und einem ungesunden Lebensstil.
- Auch Magengeschwüre, Magenschleimhautentzündungen, Zwölffingerdarm-Geschwüre, Wirbelsäulenerkrankungen, Leberleiden und Rheuma häufen sich deutlich mehr bei Angehörigen sozial schwacher Schichten als in höheren Schichten. Arbeiterinnen leiden überdies häufig an Krampfadern und Bluthochdruck.

- Angehörige der Unterschicht erkranken häufiger psychisch als die der Oberschicht, leiden häufiger an psychosomatischen Erkrankungen und an schweren psychischen Störungen, suchen seltener einen Psychotherapeuten auf, erhalten eine schlechtere Therapie, brechen häufiger eine Therapie ab oder beschließen eine Therapie häufiger ohne nennenswerten Erfolg.
- Niedrige soziale Schichtzugehörigkeit ist vermutlich weltweit die stärkste einzelne Einflussgröße auf vorzeitige Erkrankungen und Sterbefälle. So sterben Arbeiter im Durchschnitt noch immer zwei Jahre früher als Angestellte.
- Bei Kindern von Erwerbslosen und Sozialhilfeempfängern treten überproportional asthmatische Erscheinungen und Kopfschmerzen auf. Diese Kinder leiden vermehrt unter Nervosität und Schlafstörungen.
- Kinder mit niedrigem Geburtsgewicht sind in unteren sozialen Schichten häufiger anzutreffen. Untergewichtige Kleinkinder erfahren in den nachfolgenden Jahren eine spezifische, als „adiposity rebound" bezeichnete Gewichtsdynamik. Sie ist durch eine disproportionale Zunahme des Körpergewichts bis zum Schuleintrittsalter gekennzeichnet. Wer diese Gewichtsdynamik in der Kindheit durchlaufen hat, weist bereits mit 30 Jahren ein vielfach erhöhtes Risiko verringerter Glukosetoleranz und damit der späteren Diabetesentwicklung auf. Übergewicht im weiteren Lebenslauf ist in unteren Sozialschichten weit verbreitet.

2.5 Prävention

Im Jahr 2004 belief sich der Anteil der Gesundheitsausgaben am gesamten Bruttoinlansprodukt auf 10,6 % (vgl. Statistisches Bundesamt, 2006, S. 17). Aufgrund der enormen Kosten, die alljährlich im Gesundheitswesen anfallen, kommt der Prävention eine wichtige und ständig steigende Bedeutung zu.

Definition

Unter Prävention (Prophylaxe) versteht man alle vorbeugenden Maßnahmen, die darauf ausgerichtet sind, Krankheiten zu verhindern und die Krankheitsdauer sowie Folgeschäden zu vermindern.

Die Prävention richtet sich weniger auf den einzelnen Patienten als vielmehr auf ganze Bevölkerungsgruppen. Das Ziel der Prävention besteht darin, ungünstige Entwicklungen, z. B. die Herausbildung von Risikofaktoren einer Erkrankung oder Chronifizierung, zu verhindern. Es werden drei Präventionsformen unterschieden:

(1) Primäre Prävention (Krankheitsverhinderung)

Definition

Die primäre Prävention hat die Aufgabe, Krankheitsursachen zu vermeiden, damit das Individuum gesund bleibt.

Zur primären Prävention zählen alle Maßnahmen, die dazu dienen, krankmachende Faktoren in der Gesellschaft oder in bestimmten Bevölkerungsgruppen (z. B. Angehörige einer Altersgruppe, eines Geschlechts) abzuwenden oder die Gesundheit zu fördern. Beispiele hierfür sind:

- gesunde Ernährung (Kontrolle von Nahrungsmittelzusätzen)
- Impfschutz
- Vermeidung von krankmachenden Umweltgefährdungen
- Beseitigung von Krankheitsüberträgern
- Vermeidung von Risikofaktoren (Rauchen, Alkohol, fettreiche Speisen)

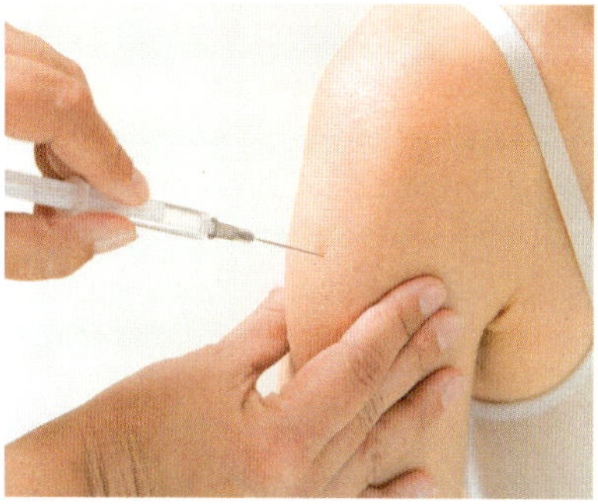

(2) Sekundäre Prävention (Krankheitsfrüherkennung)

Definition

Sekundäre Prävention bedeutet Früherkennung einer krankhaften Störung, noch bevor Symptome auftreten.

Die sekundäre Prävention soll Krankheitszustände durch spezielle Maßnahmen im frühen Stadium erkennen, bevor die Krankheit ausbricht. Dadurch soll Schaden abgewendet oder bereits entstandener Schaden gemildert werden, damit sich der Verlauf der Erkrankung nicht verschlimmert. Zielgruppe der sekundären Prävention sind neben der allgemeinen Bevölkerung besonders gefährdete Gruppen wie z. B. Raucher. Maßnahmen der sekundären Prävention sind:

- Vorsorgeuntersuchungen
- Krebsfrüherkennung
- Krisenintervention

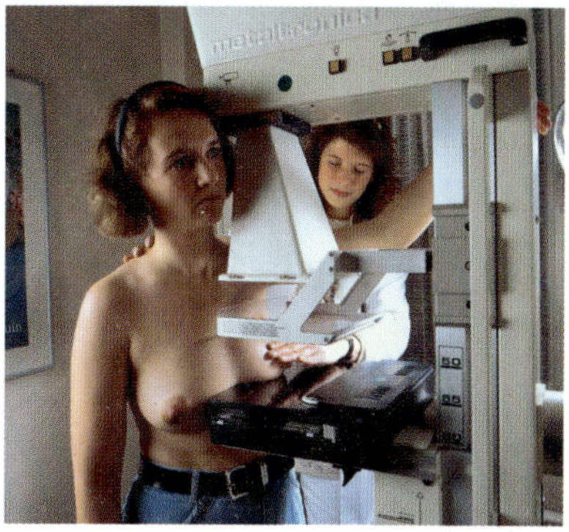

(3) Tertiäre Prävention (Vermeidung von Rückfällen)

Definition

Tertiäre Prävention soll bei bestehenden Störungen oder Krankheiten eine Verschlimmerung verhindern.

Die tertiäre Prävention soll weitere Krankheitsschübe oder Folgeschäden einer Erkrankung verhüten. Dabei handelt es sich sowohl um eine Förderung bei körperlichen oder geistigen Behinderungen, als auch um die Vermeidung bzw. Verminderung von psychosozialen Folgen von chronischen Krankheiten. Die tertiäre Prävention entspricht im weitesten Sinne der Rehabilitation. Zu den Rehabilitationseinrichtungen gehören:

- Behindertenwerkstätten
- sozialpädiatrische Einrichtungen (z. B. Kinderheime)
- sozialpsychiatrische Einrichtungen (z. B. therapeutische Wohngruppen)

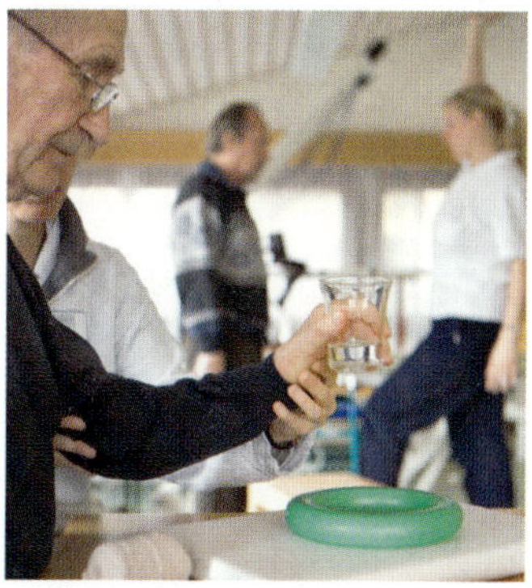

2.6 Fragen zur Selbstkontrolle

1. Bestimmen Sie den Begriff Epidemiologie.
2. Grenzen Sie die Begriffe Mortalität und Morbidität voneinander ab.
3. Erläutern Sie drei Formen epidemiologischer Untersuchungen.
4. Welche Krankheiten treten vorwiegend im Kinder- und Jugendalter, im mittleren Alter und im höheren Alter auf?
5. Beschreiben Sie den Altersaufbau der Gesellschaft.
6. Was versteht man unter einer sozialen Schicht?
7. In welche drei Schichten wird die heutige Gesellschaft aufgeteilt?
8. Stellen Sie den Aufbau der Gesellschaft im Mittelalter und in der Zeit der beginnenden Industrialisierung dar.
9. Welche Form weist die heutige Gesellschaftsstruktur auf?
10. Was bedeutet der von Helmut Schelsky geprägte Begriff der nivellierten Mittelstandsgesellschaft?
11. Nennen Sie typische Krankheiten der Ober-, Mittel- und Unterschicht.
12. Erläutern Sie den Begriff Prävention.
13. Beschreiben Sie drei Formen der Prävention.

3 Das Individuum in der Gruppe

Kaum ein Mensch kann ganz ohne andere Menschen existieren, vielmehr sind wir in starkem Maße voneinander abhängig. Menschen kommen deshalb immer wieder in den verschiedensten Gruppen zusammen. In einer komplexen Gesellschaft wie der unseren gehört der Einzelne meist einer ganzen Reihe von Gruppen an: einer Familie, einer Schulklasse, einem Freundeskreis, einem Betrieb, einem oder mehreren Vereinen usw. Das Organisieren in Gruppen bringt nicht nur dem Einzelnen Vorteile, es steigert auch insgesamt die Leistungsfähigkeit gegenüber „Einzelkämpfern", wie die Gruppenforschung ergab. Gerade komplexe Aufgaben lassen sich vielfach leichter durch das Zusammentragen verschiedener Teillösungen bearbeiten, was in der Gruppenarbeit fast automatisch geschieht.

3.1 Definition des Begriffs Gruppe

Der Begriff „Gruppe" ist trotz seines alltäglichen Gebrauchs nicht eindeutig definiert.

Definition

Allgemein beschreibt Gruppe eine größere Anzahl von Lebewesen oder Dingen, die gemeinsame Merkmale und Eigenschaften aufweisen.

Dies kann eine soziale Schicht oder Klasse, ein Interessenverband oder Bevölkerungsteil sein. Darüber hinaus gelten für Gruppen im Allgemeinen folgende Merkmale:

- eine Anzahl von Personen, die eine für die Gruppenmitglieder und für Außenstehende überschaubare, von anderen sozialen Gebilden abhebbare soziale Einheit ergeben
- eine gemeinsame Sprache, die gruppenspezifische Züge annehmen kann
- gemeinsame Wertorientierungen, Ziele, Interessen und Auffassungen
- gemeinsame gruppenspezifisch ausgeprägte soziale Normen
- ein System wechselseitig aufeinander bezogener, z. T. unterschiedlich bewerteter und status- bzw. rangmäßig eingestufter sozialer Positionen und Rollen
- dauerhafte soziale Beziehungen und Interaktionen zwischen den Gruppenmitgliedern
- räumlich-zeitliches gemeinsames Handeln im Sinne eines übergeordneten Gesamtziels
- das Vorhandensein eines Wir-Gefühls bzw. Wir-Bewusstseins (Gruppensolidarität)

(vgl. Hillmann, 1994, S. 312)

3.2 Arten von Gruppen

Die Vielzahl von Gruppen, die uns im täglichen Leben umgeben, lässt sich wie folgt unterteilen:

- **Klein- und Großgruppen**
  Bei bis zu 25 Mitgliedern spricht man von einer „Kleingruppe", darüber hinaus von einer „Großgruppe".
- **Primär- und Sekundärgruppe**
  Eine Primärgruppe definiert sich durch eine enge gefühlsmäßige Bindung und Zusammenhalt zwischen den Gruppenmitgliedern (z. B. Familie), bei der Sekundärgruppe fehlt diese Bindung.

- **Formelle und informelle Gruppen**
  Bei formellen Gruppen sind Ziele, Normen und Rollen ausdrücklich festgelegt, Beispiel: Arbeitsgruppen. Eine informelle Gruppe ist nicht zielgerichtet geplant. Vielmehr ist gegenseitige Sympathie das zentrale Bindungselement.
- **Eigen- und Fremdgruppen**
  Eigengruppen (Ingroups) sind Gruppen, denen man selbst angehört. Die übrigen Gruppen nennt man folgerichtig Fremdgruppen (Outgroups). Fremdgruppen (Nichtmitgliedschaftsgruppen) können als Bezugsgruppen, sofern eine bedeutende emotionale oder kognitive Beziehung besteht, einen großen Einfluss ausüben.

Die innerhalb von Gruppen ablaufenden Prozesse (Gruppendynamik) macht sich die Psychologie seit langem zunutze, da innerhalb von Gruppen Verhaltensänderungen von Teilnehmern viel leichter möglich sind als im Einzelgespräch. Der Druck innerhalb der Gruppe kann eine Hilfe sein. Auch kann die Anwesenheit Gleichgesinnter und das gemeinsame Sprechen über Probleme für den einzelnen eine Stütze sein, um mit sich selbst besser klar zu kommen. Entsprechend der verschiedenen Zielsetzungen haben sich im Laufe der Zeit die unterschiedlichsten Gruppenarten gebildet.

Die wichtigsten seien nachfolgend kurz beschrieben:

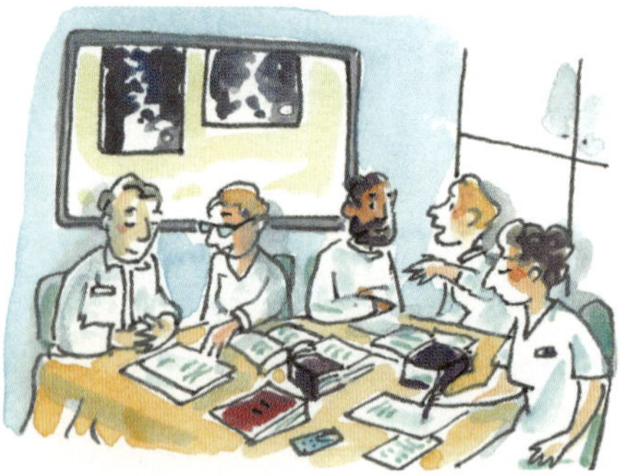

Problemlösungsgruppen (Brainstorminggroups)

In diesen Gruppen werden technische oder allgemeine Probleme gelöst, die meist von einer einzelnen Person nicht gelöst werden können. Dazu zählen z. B. Forschungsgruppen, die gemeinsam ein Problem bearbeiten.

Supervisionsgruppen

Belastende berufliche Ereignisse werden in diesen Gruppen gemeinsam besprochen, und gemeinsam wird nach einer Lösung des Problems gesucht. In der Medizin werden solche Gruppen auch **Balintgruppen** genannt. Auch für den Pflegebereich können diese Gruppen sehr hilfreich sein. Ein- oder zweimal im Monat könnten sich hierzu die Mitarbeiter einer oder zweier Stationen unter Leitung einer nicht zur Station gehörigen Person treffen. Dies kann ein Arzt, ein Psychologe, ein Sozialpädagoge oder ein Theologe sein. Einzelne Teilnehmer schildern dann ihre beruflichen Probleme. Der Supervisior hat dabei die Aufgabe, das Gespräch zu ordnen, neue Aspekte ins Gespräch einzubringen und Erklärungen anzubieten. Durch Supervision können am ehesten Spannungen zwischen Mitarbeitern abgebaut werden, da hierdurch die Schwierigkeiten direkt erlebbar gemacht werden und zugleich die nötige Distanz gewahrt bleibt (vgl. 7.5.1 Supervision).

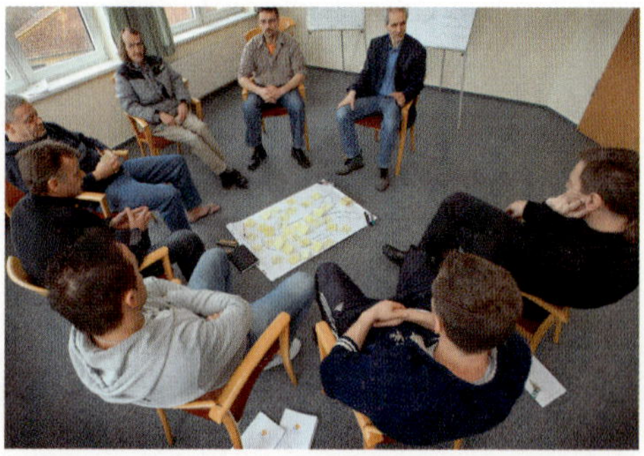

Selbsterfahrungsgruppen

In diesen Gruppen werden bestimmte psychologische Übungen durchgeführt wie z. B. Kommunikationsübungen. Anschließend wird dann gemeinsam das Verhalten und Erleben des Einzelnen besprochen. So erkennt der Teilnehmer, wie er von anderen gesehen wird und lernt sich jetzt auch anders zu sehen und anzunehmen.

Gruppentherapie

Eine Gruppe trifft sich unter Leitung eines Psychologen oder Psychotherapeuten, um über psychische Probleme wie beispielsweise Depressionen, Partnerschaftsprobleme oder Ängste zu sprechen. Durch gemeinsame Übungen werden Konflikte, Einstellungen und verzerrte Wahrnehmungen aufgearbeitet.

Selbsthilfegruppen

In Selbsthilfegruppen finden sich Menschen zusammen, die ohne Mithilfe eines Therapeuten versuchen, gemeinsam ihre persönlichen Probleme und Konflikte zu bewältigen. Ziel ist es dabei, durch das gemeinsam erlebte Schicksal neuen Mut zu schöpfen, Linderung zu erfahren und Lösungsansätze zu erarbeiten. Diese Gruppen werden von den persönlich Betroffenen selbst gebildet. Es gibt mittlerweile unzählige Selbsthilfegruppen für Menschen mit den verschiedensten Belastungen und Erkrankungen wie Übergewicht, Krebs, Multiple Sklerose, Lähmungen, psychische Erkrankungen, Suchtmittelabhängigkeit, Behinderungen (einschließlich Gruppen für Eltern von entsprechend erkrankten Kindern; vgl. 7.5.2 Selbsthilfegruppen).

3.3 Fragen zur Selbstkontrolle

1. Erläutern Sie den Begriff Gruppe.
2. Welche Merkmale weist eine Gruppe auf?
3. Nennen Sie verschiedene Arten von Gruppen.
4. Welchen Gruppen gehören Sie an?
5. Was versteht man unter dem Begriff Gruppendynamik?
6. Erläutern Sie anhand von Beispielen, was man unter einer Selbsthilfegruppe versteht.

4 Soziologie des Krankenhauses

4.1 Krankenhäuser im Spiegel der Jahrhunderte

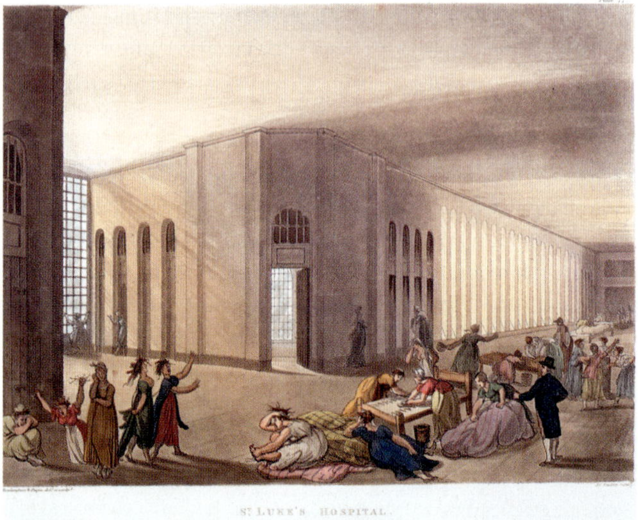

Bis zur Mitte des 18. Jahrhunderts war das Krankenhaus eine Art Verwahranstalt für kranke Randglieder der Gesellschaft. Die Krankenhäuser waren ausschließlich als Zufluchts- und Versorgungsstätten für sozial Unterprivilegierte gedacht. Eine ärztliche Versorgung gab es nur in Ansätzen. Therapie im Sinne von wirksamer Heilung oder Linderung von Krankheit war eher eine Randerscheinung und gehörte kaum zum Aktionsprogramm solcher Hospitäler. Der Krankenhausaufenthalt galt als sozial stigmatisierend, dazu war er gefährlich. Es existierte eine weitverbreitete Krankenhausfurcht, deren Grund vor allem der sogenannte „Hospitalismus" war, worunter man die Gefahr der Infektion durch andere Krankenhausinsassen verstand. Wer es sich leisten konnte, mied die Gesellschaft von Kranken. Er blieb in Obhut seiner Familie und seiner Hausärzte. Er vermied damit neben dem Geruch der Armut zahllose Ansteckungsrisiken. Noch 1869 zeigte sich der Wiener Chirurg Theodor Billroth in einer Diskussion über Hospitalismus von vornherein vollkommen von der Schädlichkeit großer Krankenspitäler überzeugt. Zu dieser Zeit fielen bis zu sechzig Prozent der chirurgischen Patienten und bis zu dreißig Prozent der Wöchnerinnen septischen Komplikationen zum Opfer.

Armenhaus, Hospitalismus und Zwangsanstalt – in diesen drei Begriffen spiegelt sich die Realität des Krankenhauses bis weit ins 19. Jahrhundert hinein. Im Allgemeinen blieben die Hospitäler recht trostlose Stätten, zu deren Inanspruchnahme wirklich nur äußere Not und Hilflosigkeit veranlassen konnten. Charakteristisch für diese historischen Hospitäler war auch deren Aufgabe als Pflegestationen für all jene Fälle zu dienen, in denen die Hilfe der Verwandtschaft aus verschiedenen Gründen nicht gegeben war.

4.2 Das Krankenhaus als Typus einer „totalen Institution" (nach Goffman)

Besonders vor dem Hintergrund der oben beschriebenen Historie wird verständlich, dass der amerikanische Soziologe Erving Goffman das Krankenhaus in eine Reihe neben Gefängnisse, Klöster, Kasernen, Internate sowie Waisen- und Altenheime stellt, die er als ‚totale Institutionen' bezeichnet. Dabei definiert er die „totale Institution" als

„[...] Wohn- oder Arbeitsstätte einer Vielzahl ähnlich gestellter Individuen, die für längere Zeit von der übrigen Gesellschaft abgeschnitten sind und miteinander ein abgeschlossenes, formal reglementiertes Leben führen."

(Goffman, 1973, S. 11)

Folgendes kennzeichnet nach Goffman in besonderer Weise das Leben in totalen Institutionen:

- Alle Angelegenheiten des Lebens finden an ein und demselben Ort, eingebunden in ein strenges Führungssystem, statt.
- Die Mitglieder der totalen Institution führen alle Phasen ihrer täglichen Arbeit in unmittelbarer Gesellschaft einer großen Gruppe von Schicksalsgenossen aus, wobei allen die gleiche Behandlung zuteil wird und alle die gleiche Tätigkeit gemeinsam verrichten müssen.
- Alle Phasen des Arbeitstages sind exakt geplant.
- Die ganze Folge der Tätigkeiten wird von oben durch ein System expliziter formaler Regeln und durch einen Stab von Funktionären vorgeschrieben.
- Die verschiedenen vorgeschriebenen Tätigkeiten sind Teil eines übergeordneten Plans, der vermeintlich dazu dient, die offiziellen Ziele der Institution zu erreichen.

(vgl. Goffman, 1973, S. 17)

Der Patient hat in dieser Gesamthierarchie des Krankenhauses nur eine sehr untergeordnete Stellung. Offenbar kommt eine Klinik nicht umhin, ihre Patienten bis zu einem gewissen Grad zu vereinnahmen und sie bestimmten Ordnungen zu unterwerfen. Der Patient hat während des ganzen Tages strikt die Regeln der jeweiligen Hausordnung sowie die Anordnungen des medizinischen Personals zu befolgen.

4.3 Das Krankenhaus als Institution im Gesundheitswesen

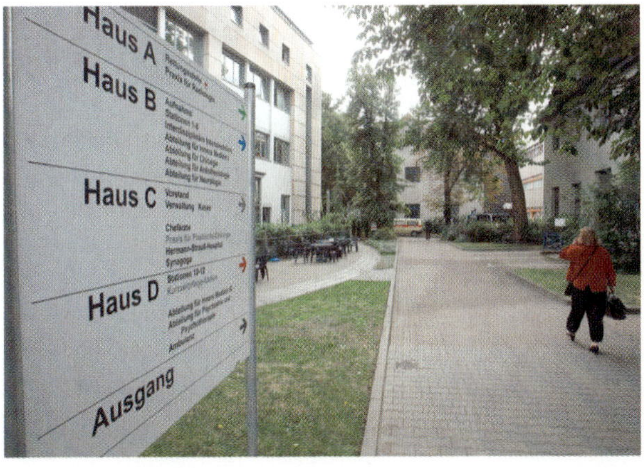

Das Krankenhaus wird als eine Institution verstanden, wobei der Begriff Institution sehr vieldeutig verwendet wird. Im allgemeinen Sprachgebrauch bezeichnet Institution eine Einrichtung (Organisation, Behörde, Betrieb), die nach bestimmten Regeln des Arbeitsablaufes und der Verteilung von Funktionen auf kooperierende Mitarbeiter im Rahmen eines größeren Organisationssystems eine bestimmte Aufgabe erfüllt.

(vgl. Hillmann, 1994, S. 375)

Im Laufe der Jahre ist das Krankenhaus zu einem wichtigen beschäftigungspolitischen Faktor geworden. Im Jahr 2004 arbeiteten in Deutschland ca. 4,2 Millionen Menschen im Gesundheitswesen, das entspricht 10,6 % aller Beschäftigten in Deutschland.

(vgl. Statistisches Bundesamt, 2006, S. 6)

Auch wenn das Krankenhaus eine Einrichtung ist, deren Hauptaufgabe darin besteht, Menschen medizinisch zu behandeln und zu heilen, arbeiten dort nicht nur Ärzte und Pflegerpersonal. Ohne Verwaltung, Techniker, Laborfachkräfte, Köche und Reinigungspersonal kann solch eine Institution nicht funktionieren. Wie folgende Grafik zeigt, stellen der medizinische bzw. pflegende Bereich und der Bereich der sonstigen Beschäftigten je eine Hälfte des Krankenhauspersonals.

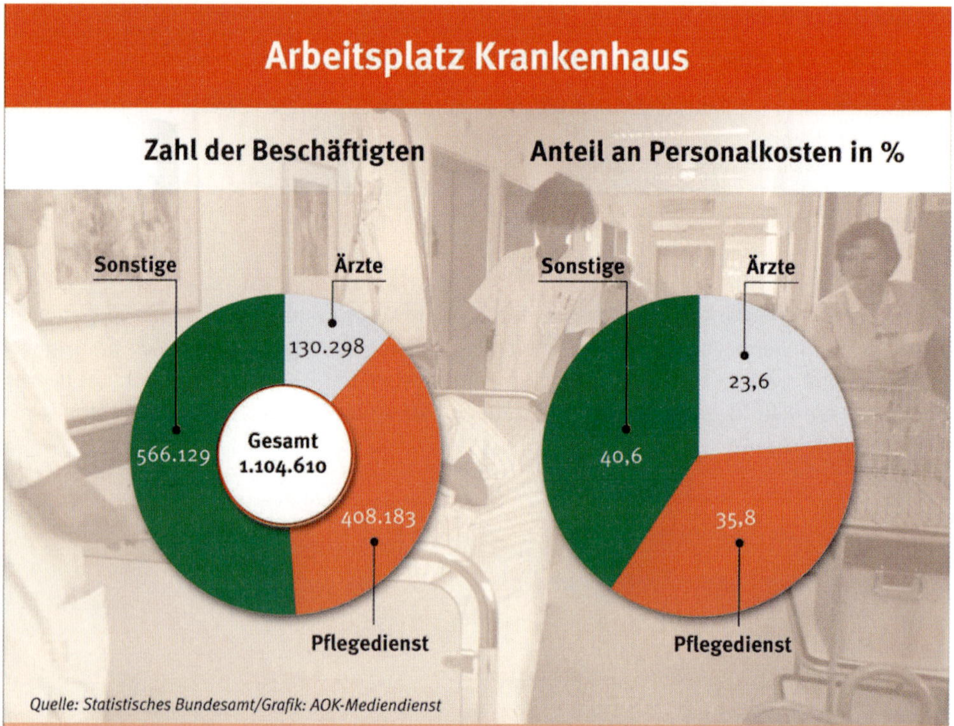

Knapp die Hälfte der Beschäftigten entfällt auf Ärzte und Pflegekräfte. Die sonstigen Berufsgruppen teilen sich auf in den so genannten medinisch-technischen und Funktionsdienst, den Wirtschafts-, Versorgungs- und technischen Dienst, die Verwaltung und weitere Dienste. Im Jahr 2003 machtendie Personalkosten 65,9 Prozent der gesamten Krankenhausausgaben aus.

Bei der Bettenkapazität in Krankenhäusern belegt Deutschland mit 66 Betten pro 10.000 Einwohner in der akut-stationären Versorgung einen Spitzenplatz. In den USA beispielsweise stehen für 10.000 Einwohner nur 28 Betten zur Verfügung. Der Grund dafür ist die Verweildauer der Patienten im Krankenhaus, die im internationalen Vergleich stark variiert. So verbringen Amerikaner im Schnitt nur ca. sieben Tage pro Jahr im Krankenhaus, Deutsche dagegen ca. 9 Tage.

(vgl. OECD Gesundheitsdaten, 2005)

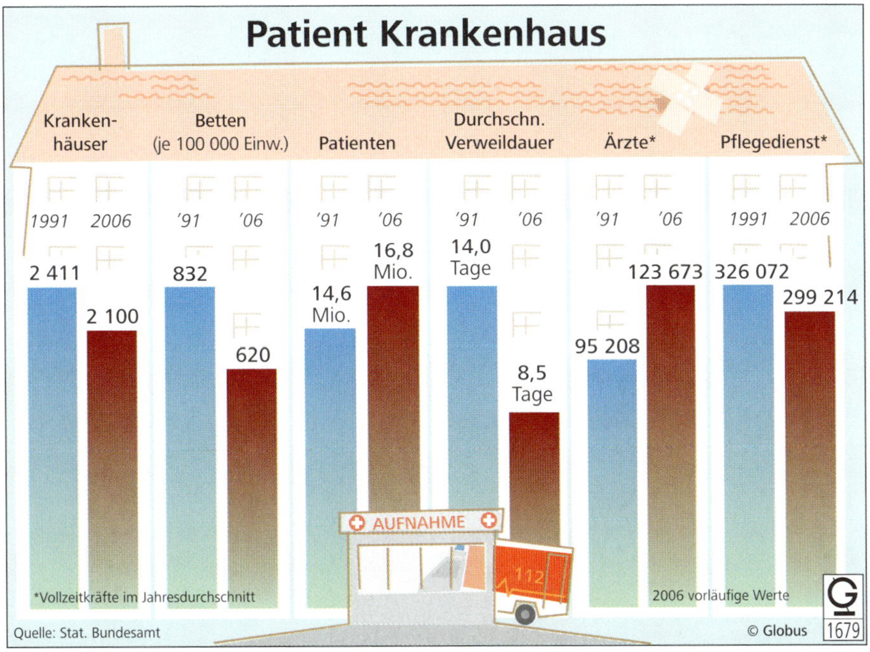

Ein wesentlicher Faktor bei der Erklärung der unterschiedlichen Verweildauern sind zweifellos die unterschiedlichen Krankenversicherungsmodelle. Während ein Arbeitnehmer in Deutschland automatisch über den Arbeitgeber krankenversichert ist, muss er sich beispielsweise in den USA selbst um seine Krankenversicherung bemühen, falls er sich überhaupt versichern lässt. Während man also in Deutschland bei entsprechender Krankheitslage fast von selbst in ein Krankenhaus eingeliefert wird, werden sich in den USA viele Menschen überlegen, ob sie sich einen Aufenthalt in einer Pflegeeinrichtung überhaupt leisten können.

Bei der Bewertung der vergleichsweise langen Verweildauern in deutschen Krankenhäusern muss jedoch berücksichtigt werden, dass der Wert in den zurückliegenden Jahren bereits deutlich zurückgegangen ist. So lag er 1991 mit rund 14 Tagen noch sehr viel höher (siehe Grafik).

Hintergrund der zurückgehenden Verweildauer im Krankenhaus sind zu einem wesentlichen Teil bessere Operationstechniken, die zu einer schnelleren Genesung der Patienten führen. Jedoch spielen die steigenden Kosten im Klinikalltag und im gesamten Gesundheitssystem zweifellos auch eine wichtige Rolle.

„Nichts beschleunigt die Genesung so sehr wie regelmäßige Arztrechnungen."

Sir Alec Guinness

Betrugen die Gesundheitsausgaben 1995 noch 186 Milliarden Euro, so stieg diese Zahl bis zum Jahr 2004, also in nicht einmal 10 Jahren, auf stattliche 234 Milliarden Euro an. Und die Behandlung von Menschen in Krankenhäusern, sei es ambulant, stationär oder teilstationär, macht den größten Anteil an den Kosten im Gesundheitssystem aus.

(vgl. Statistisches Bundesamt, 2006, S. 9)

Gesundheitsausgaben 2004 nach Einrichtungen

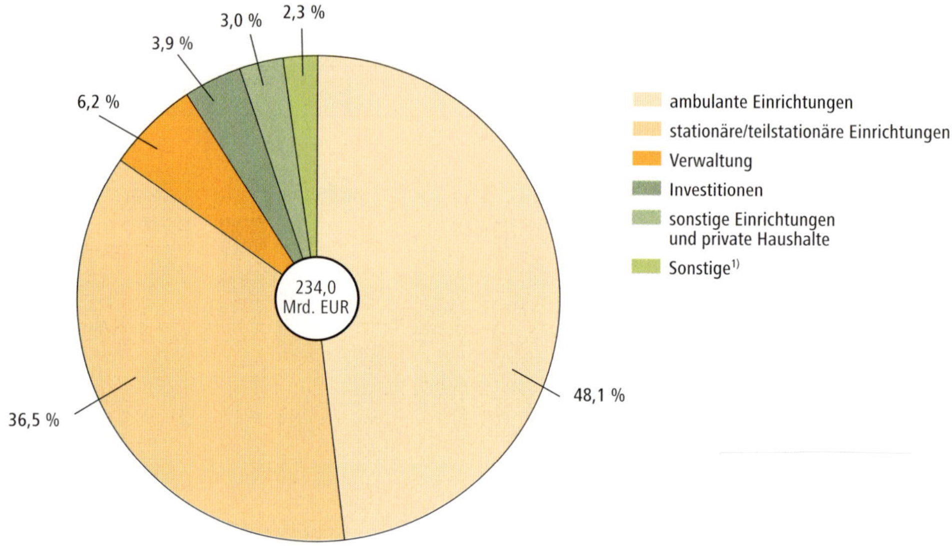

1) Gesundheitsschutz, Rettungsdienste, Ausland.

(Statistisches Bundesamt, 2006, S. 15)

4.4 Der Aufbau eines Krankenhauses

Im Krankenhaus haben sich im Laufe der Zeit drei große Bereiche herausgebildet:
- Medizin
- Pflege
- Verwaltung/Wirtschaft/Versorgung.

Der **medizinische Bereich** nimmt innerhalb des Krankenhauses eine dominante Stellung ein. Das Ansehen eines Krankenhauses hängt naturgemäß hauptsächlich von den Leistungen seiner Ärzte ab.

Der **pflegerische Bereich** ist für den Kranken ebenfalls wichtig, er nimmt aber im subjektiven Empfinden des Patienten nur einen zweiten Platz ein.

Der **Verwaltungs- und Versorgungsbereich** mit seinen Aufgaben wie Abrechnung mit den Kassen, Einstellung und Vergütung von Mitarbeitern, Versorgung mit Wärme und Strom, Wartung von Geräten, Reparaturen an Gebäuden und Maschinen, Waschen, Bügeln, Versorgung der Patienten mit Nahrung usw. existierte früher nicht und musste von den Pflegekräften nebenher erledigt werden.

Diese Zuordnung kann unter zwei allgemeinen Gesichtspunkten betrachtet werden:
- als horizontale Struktur, d.h. Gliederung von Zuständigkeiten und Arbeitsfunktionen
- als vertikale Struktur, d.h. Über- und Unterordnung einzelner Positionen in eine Hierarchie.

Die **horizontale Struktur** lässt sich wie folgt näher beschreiben. Im medizinischen wie im pflegerischen Bereich existieren verschiedene Fachabteilungen wie beispielsweise Chirurgie, Innere Medizin, Intensivmedizin, Gynäkologie, Anästhesie usw., die Funktionsdienste wie Operation, Ambulanz und die medizinisch-technischen Dienste wie Labor, Röntgen, Bäder usw. Im Verwaltungsbereich gibt es die Verwaltung mit den Einheiten Finanzen, Personalabteilung, Pforte u. a., die Versorgung wie Küche, Reinigung u. a. und den technischen Dienst mit Reparatur, Wartung usw.

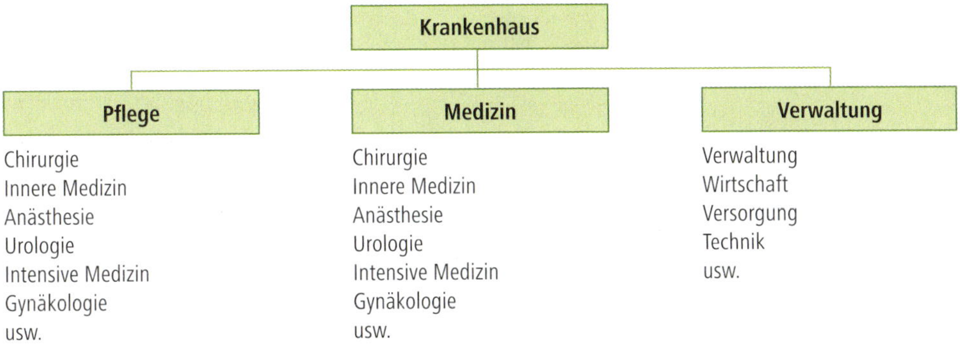

Horizontale Struktur eines Krankenhauses

Entsprechend der hierarchischen Struktur eines Krankenhauses gibt es innerhalb der drei Bereiche auch eine **vertikale Struktur**, d. h. eine Unterteilung in über- und untergeordnete Funktionsbereiche, wobei die jeweils höherrangigen Bereiche den niederrangigen Bereichen gegenüber weisungsbefugt sind. An der Spitze steht jeweils ein Leiter, im medizinischen Bereich der Chefarzt einer Abteilung, im pflegerischen Bereich die Pflegedienstleitung und im Verwaltungsbereich der Verwaltungsleiter.

Eine herausgehobene Stellung im Krankenhaus nimmt der jeweilige **Chefarzt** einer Abteilung ein. Der Chefarzt ist derjenige, der bestimmte Regeln und Normen setzt. Das Statusgewicht des Chefarztes kann sich auf vielfältige Weise auswirken. Er kann nicht nur allgemeine Arbeits- und Verhaltensnormen festlegen, sondern auch in einem bedeutenden Maße kommunikative Regeln beeinflussen.

In großen Kliniken folgen dann die Leiter der einzelnen Abteilungen wie **Oberärzte, Pflegedienstleiter** und **Verwaltungsleiter**. Die mittlere Hierarchiestufe umfasst die ausgebildeten Mitarbeiter der einzelnen Stationen wie **Stationsärzte, Stationsleitung** und die **Gesundheits- und Krankenpfleger** sowie das **leitende technische Personal** bzw. die **Sachbearbeiter**. Auf der untersten Stufe befinden sich schließlich die Hilfskräfte wie die **Arbeiter, Bürohelfer** und **Aushilfskräfte**.

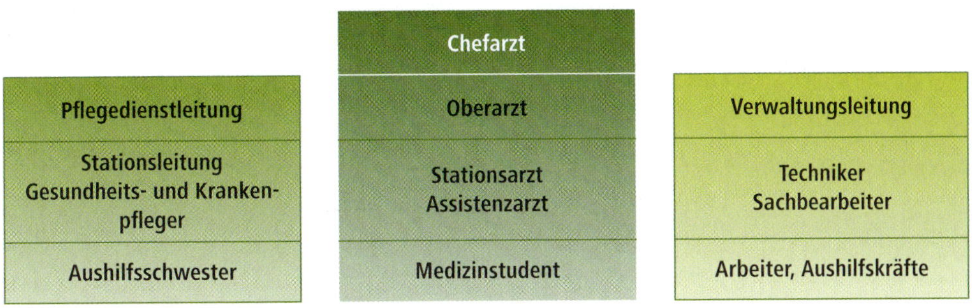

Vertikale Struktur eines Krankenhauses

Diese Statusdifferenzierung zeigt sich auch in bestimmten Statussymbolen und Statusattributen wie beispielsweise Kleidung, wobei z. B. Ärzte weiße Mäntel tragen, Pfleger dagegen einfach geschnittene Kittel.

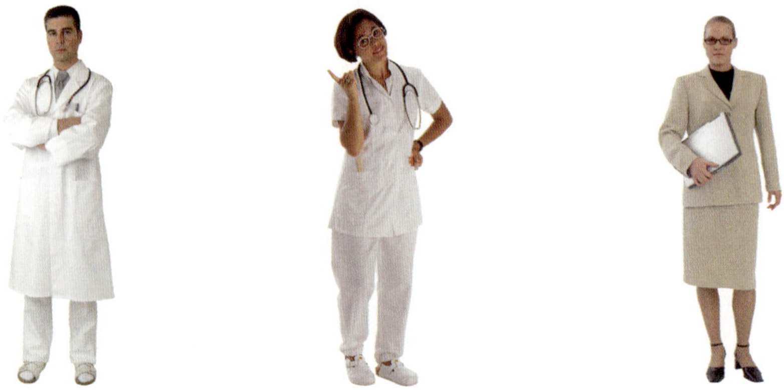

4.5 Konflikte aufgrund der Krankenhausstruktur

Die Aufteilung des Krankenhauses in die drei Hauptbereiche Medizin, Pflege und Verwaltung kann aufgrund der unterschiedlichen Zielsetzungen der Bereiche zu Konflikten führen. So gelten in der Verwaltung primär ökonomische Werte, im pflegerischen Bereich soziale und im medizinischen Bereich neben dem Wert der Wiederherstellung der Gesundheit auch der Wert der wissenschaftlichen Erkenntnis. Beispiele für Konfliktsituationen sind:

Die medizinische Leitung möchte ein Untersuchungsgerät anschaffen, das nach Ansicht der Verwaltung unrentabel und viel zu teuer ist.

Die Verwaltungsleitung möchte die Besuchszeiten erweitern. Die Pflegedienstleitung ist jedoch wegen der Unruhe, die die Besucher dadurch in die Klinik tragen, dagegen.

Auch zwischen einzelnen Abteilungen eines Bereiches kann es zu Reibereien kommen.

Zwei Abteilungen streiten sich um gemeinschaftlich zu nutzende Räume.

Verschiedene Abteilungen streiten um die Zuweisung von Praktikanten und Ärzten im Praktikum.

Schließlich birgt auch die hierarchische Struktur des Krankenhauses Konfliktpotenzial. Beispiele:

Eine Gesundheits- und Krankenpflegerin gibt einer Praktikantin Anweisungen, die von der Stationsleitung häufig revidiert werden. Die Gesundheits- und Krankenpflegerin ärgert dies, sie revanchiert sich mit kritischen Bemerkungen über die Stationsleitung.

Ein Stationsarzt hält einen Oberarzt für inkompetent und führungsunfähig und bringt dies wiederholt zum Ausdruck. Der Oberarzt rächt sich dadurch, indem er beim Chefarzt eine Versetzung des Stationsarztes auf eine schlechter bezahlte Position durchsetzt.

Konflikte dieser Art sind keine Erfindung des Krankenhauses, sondern bestehen in allen Lebens- und Gesellschaftsbereichen. Aufgrund der unterschiedlichen Denk- und Zielstrukturen bei den Menschen sind sie ganz normaler Bestandteil unseres Lebens. Bezeichnend ist allerdings die Art und Weise, wie mit Konflikten umgegangen wird. Im ungünstigen Fall weiten sich Konflikte zu offenen Feindseligkeiten aus. Anzustreben ist jedoch ein Verhalten, bei dem beide Seiten offen aufeinander zugehen, ihre Standpunkte austauschen und einen Kompromiss anstreben, der für beide Parteien akzeptabel ist.

4.6 Fragen zur Selbstkontrolle

1. Welche Funktion erfüllte das Krankenhaus im 18. Jahrhundert?
2. Was versteht der Soziologe Erving Goffman unter einer totalen Institution?
3. Erläutern Sie die Stellung des Patienten in der totalen Institution Krankenhaus.
4. Bestimmen Sie den Begriff Institution und nennen Sie einige Institutionen in unserer Gesellschaft.
5. Beschreiben Sie das Krankenhaus als Institution des Gesundheitswesens.
6. Welches sind die drei großen Hauptbereiche des Krankenhauses?
7. Grenzen Sie die vertikale Struktur von der horizontalen eines Krankenhauses ab.
8. Beschreiben Sie unterschiedliche Konflikte, die sich aufgrund der Krankenhausstruktur ergeben können.

5 Gesundheit und Krankheit

5.1 Zum begrifflichen Verständnis von Gesundheit und Krankheit

Seit Menschengedenken versucht man, die Begriffe Gesundheit und Krankheit zu definieren. Entsprechend vielfältig sind die Definitionen, die sich bis heute erhalten haben. Die nachfolgende Auflistung bemüht sich um eine Übersicht, ohne jedoch Anspruch auf Vollständigkeit zu erheben.

- **Kirchlich-religiöse Auffassung**
  Nach früherer Auffassung der Kirchen des Christentums sind Krankheiten Folgen der Sünde. Das galt nicht nur für psychische Krankheiten, sondern auch für organische. Sie seien nicht sinnlos, sondern sie verlangen Deutung als von Gott gesandte Versuchung.

- **Mittelalterliche Vorstellung**
  Im Mittelalter war die Vorstellung vertreten, dass Krankheiten durch geheimnisvolle irdische oder überirdische Kräfte verursacht werden. Sie seien Folgen des Unwillens der Geister über menschliches Fehlverhalten, können aber auch willkürlich einen Schuldlosen treffen.

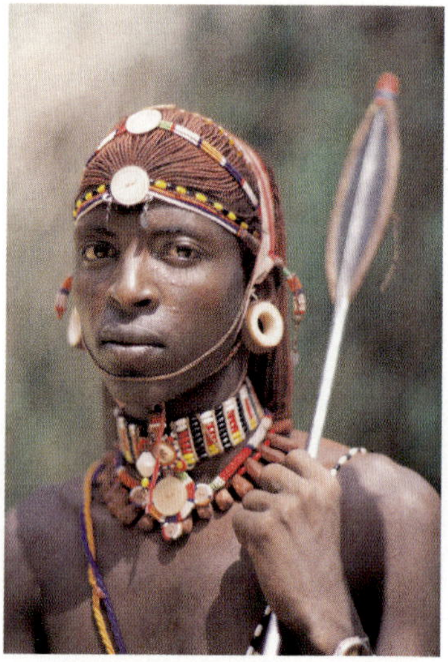

- **Verständnis von Naturvölkern**
  Auch bei den Naturvölkern ist diese magisch-religiöse Vorstellung vorhanden, dass Krankheiten von Dämonen, bösen Geistern und Zauberern geschickt werden. Zur Diagnose wurden magische Handlungen entwickelt, wie wir sie von Medizinmännern heute noch kennen. Die Behandlung von Krankheiten besteht vorwiegend im Fernhalten und Vertreiben böser Geister.

- **Biologisches Verständnis**
  Das traditionell biologische Verständnis definiert Gesundheit als das geordnete Zusammenspiel normaler Funktionsabläufe und des normalen Stoffwechsels. Krankheiten sind danach unerwünschte Abweichungen von diesem Zusammenspiel.

- **Psychologische Perspektive**
  Die Psychologie beschreibt Gesundheit als Möglichkeit und Chance zur Erlangung von Wohlbefinden, Bedürfnisbefriedigung und individueller Selbstverwirklichung.

- **Psychoanalytische Auffassung**
  Der Psychoanalytiker Siegmund Freud hat Gesundheit definiert als Fähigkeit, lieben und arbeiten zu können. Das Nichtvorhandensein dieser Fähigkeiten und Möglichkeiten verweist dann auf einen krankhaften Zustand.

- **Psychosomatischer Blickwinkel**
  Der Mitbegründer der psychosomatischen Medizin Thure von Uexküll definiert Gesundheit als durchgehendes Integriertsein. Krankheit ist demnach der Bruch des Integriertseins.

- **Individualpsychologische Sicht**
  Nach der individualpsychologischen Definition von Alfred Adler ist Gesundheit Gemeinschafts- und Kooperationsfähigkeit.

„Gesundheit ist ein Zustand, den man nur durch Krankheit schätzen lernt."
Georg Christoph Lichtenberg

- **Soziologisches Verständnis**
  Der Soziologe Talcott Parsons definiert Gesundheit als einen Zustand optimaler Leistungsfähigkeit, in dem ein Individuum die Rolle und Aufgaben erfüllt, für die es sozialisiert worden ist. Die Beteiligung am gesellschaftlichen System durch die Übernahme und die Ausführung von sozialen Rollen und Aufgaben ist somit aus soziologischer Sicht das wesentliche Merkmal von Gesundheit. Gesundheit ist nach der Definition von Parsons eine entscheidende Voraussetzung für das Bestehen und die Weiterentwicklung einer Gesellschaft.

- **Definition der WHO**
  Die einzige offizielle Definition des Gesundheitsbegriffes findet sich in der Satzung der Weltgesundheitsorganisation (WHO = World Health Organization). Danach ist Gesundheit ein Zustand vollkommenen körperlichen, geistigen und sozialen Wohlbefindens und nicht allein das Fehlen von Krankheit und Gebrechen. Diese Definition ist sehr umstritten. Das vollkommene körperliche, geistige und soziale Wohlbefinden wird vielfach als unrealistische, ja geradezu utopische Zielvorstellung bezeichnet. Nach Auffassung der Kritiker dürfte sich dann kaum jemand als gesund bezeichnen können. In dieser Definition wird Gesundheit ferner als ein statischer Zustand betrachtet und nicht als ein dynamischer, sich immer wieder verändernder Prozess.

5.2 Auswirkungen des Krankseins

Kranksein kann unterschiedliche Folgen haben:

Körperliche Folgen

Komplikationen, Begleit- und Folgekrankheiten, z. B. lange Bettruhe führt im Alter zu Krankheitshäufung mit Lungenentzündung, Thrombose, Harnwegsinfekten, Dekubitus, Gewichtsabnahme, Gelenkversteifung, Verstopfung, Verlust an Eiweiß und Calcium mit resultierender Knochenbrüchigkeit.

„Hast Du dich in der Krankheit endlich wohnlich eingerichtet, kommt die Heilung."
japanisches Sprichwort

Seelische Folgen

Regression (Zurückfallen in kindliche Verhaltensmuster), Ich-Bezogenheit (der Kranke ist nur noch konzentriert auf seine Krankheit und seinen Körper), Interesseneinschränkung, emotionale Abhängigkeit und mangelnde Frustrationstoleranz. Das Selbstwertgefühl wird durch die psychosoziale Entwurzelung und Entpersönlichung beeinträchtigt. Angst, Schuldgefühle und Depressionen können auftreten.

Soziale Auswirkungen von Krankheit

- Einschränkung der sozialen Kontakte:
  Der Kranke wird uninteressant für die Umwelt. Man stattet einen Höflichkeitsbesuch ab, spricht nur noch über die Krankheit und verabschiedet sich verlegen mit den Worten: „Es wird schon wieder werden." In Ehen und Familien verliert der Kranke oft an emotionaler Zuwendung bis hin zur Ehescheidung oder völliger Vereinsamung eines chronisch Kranken.
- Auslösen von Schuldgefühlen:
  In der Familie kann der Kranke Schuldgefühle auslösen. Die Angehörigen fühlen sich schuldig, weil sie sich zu wenig um ihn gekümmert haben.
- Krankheit kann willkommen sein:
  Die Krankheit kann auch einen Gewinn für den Kranken mit sich bringen. Der Kranke, der vorher nie viel beachtet wurde, steht plötzlich im Mittelpunkt der Aufmerksamkeit. Ärzte und Gesundheits- und Krankenpfleger kümmern sich um ihn, die Mitpatienten nehmen Anteil an seinem Leiden, Verwandte und Bekannte opfern ihm Zeit und besuchen ihn mit Geschenken und kleinen Aufmerksamkeiten im Krankenhaus. Zerstrittene Ehen können durch die Krankheit vorübergehend stabilisiert werden. In der Familie kann der Kranke eine wichtige Rolle einnehmen, als jemand, den man pflegen, schützen, versorgen und auf den man Rücksicht nehmen muss. Auf ihn werden Zuwendungsbedürfnisse übertragen.

Eine ältere, sehr vitale und noch rüstige Patientin stürzte und zog sich einen Armbruch zu. Sie liegt mit Schmerzen im Krankenhaus. Obwohl sie einen großen Bekanntenkreis hat und vielen Freizeitaktivitäten nachgeht, fühlt sie sich seit dem Tod ihres Mannes einsam. Als sich ihr Unfall im Familien- und Bekanntenkreis herumspricht, bekommt sie jeden Tag Besuch. Freunde und Bekannte kommen mit Blumen und kleinen Geschenken zu ihr ins Krankenhaus. Die Enkelkinder besuchen sie und erledigen für sie Besorgungen. Ihre Tochter bietet ihr an, nach dem Krankenhausaufenthalt eine Zeit lang zu ihr zu ziehen, da sie sich so besser um sie kümmern kann. Der Patientin gefällt es, plötzlich im Mittelpunkt zu stehen und sie genießt die Aufmerksamkeit, die man ihr entgegenbringt.

5.3 Krankheitsmodelle

Seit der Antike machen sich die Menschen Gedanken darüber, warum sie krank werden und wie sie wieder gesund werden können. Im Laufe von Tausenden von Jahren wurden auf diese Fragen unterschiedlichen Antworten gefunden. So wurden Schicksalsmächte, Götter, Zauberer, Hexen oder fremde Menschen für die Krankheiten verantwortlich gemacht. Auch heute im Zeitalter der Wissenschaft wird sehr viel über diese Fragen nachgedacht, aber eine eindeutige Antwort existiert bislang nicht. Stattdessen gibt es recht unterschiedliche Vorstellungen über die Entstehung und Bewältigung von Krankheiten. Im Folgenden werden nun einige Krankheitsmodelle dargestellt, die die Entstehung und Bewältigung einer Krankheit aus mehreren Perspektiven betrachten und erklären.

5.3.1 Biomedizinisches Krankheitsmodell

Das biomedizinische Krankheitsmodell entwickelte sich zu Beginn des 19. Jahrhunderts unter dem Einfluss naturwissenschaftlichen Denkens. Es begreift Krankheit grundsätzlich als eine Störung von Vorgängen im Organismus.

Das biomedizinische Denken ist durch drei Merkmale charakterisiert:

- Der Nachweis der Störungen erfolgt fast ausschließlich durch eine Interpretation der beobachteten Symptomatik, also der feststellbaren körperlichen Veränderungen.
- Diese Störungen lassen sich objektiv messen, d. h. es gibt ein objektives Maß für Gesundheit und Krankheit wie z. B. die Anzahl der weißen und roten Blutkörperchen.
- Die Ursache für Krankheiten liegt in einer Störung der physiologischen Funktionen unseres Körpers. Entscheidend dabei ist das Erkennen der Störung und die Suche nach Möglichkeiten sie zu beheben.

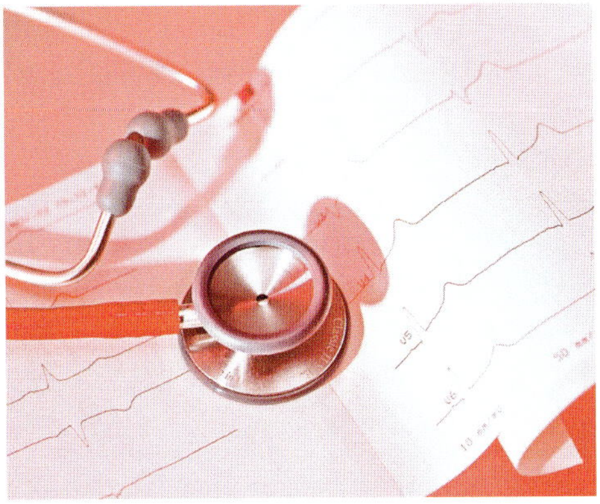

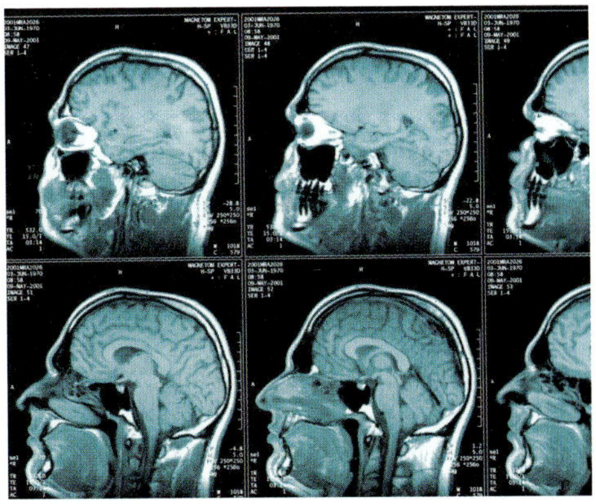

Die diesem Krankheitsmodell folgenden medizinischen Forschungen untersuchen die biochemischen bzw. physikalischen Vorgänge in den Zellen und Organen. Ihre Funktionsweise wird entschlüsselt, und Funktionsstörungen werden durch eine biochemische (Medikamente) oder physikalische (Bestrahlung) Beeinflussung der Zellen oder Organe behandelt. Bei der Diskussion dieses Modells wird zunächst allgemein anerkannt, dass Krankheiten meist auch physiologische Veränderungen bewirken, an denen dann die Krankheit sichtbar wird. Kritiker wenden aber ein, dass das Behandeln körperlicher Funktionsstörungen letztlich nur eine oberflächliche Maßnahme ist, die die eigentliche Ursache der Krankheit nicht berührt. Der kranke Mensch als Subjekt und Handelnder wird in diesem Konzept weitgehend ausgeklammert. Er ist passives Objekt physikalischer Prozesse.

5.3.2 Soziologisches Krankheitsmodell

Dieses Modell geht davon aus, dass bestimmte soziale Umweltfaktoren unsere Gesundheit beeinflussen können. Hierzu gehören gesellschaftliche, politische, kulturelle und ökonomische Bedingungen wie z. B.:

- die Beziehungen innerhalb der Familie, zu Freunden, Arbeitskollegen und Nachbarn
- soziale oder gesellschaftliche Gruppen wie Vereine, Parteien, Gewerkschaften, insofern sie Einfluss auf die sozialen und gesellschaftlichen Lebensbedingungen des Einzelnen haben
- Arbeits- und Umweltbedingungen wie Umweltbelastungen, Wohnverhältnisse und Ernährungsgewohnheiten.

Das soziologische Krankheitsmodell geht davon aus, dass diese Faktoren sowohl die Entstehung als auch die Bewältigung von Krankheiten beeinflussen. Abhängig von der jeweiligen Kultur wird diesen Faktoren bei der Diagnose und der Behandlung ein unterschiedliches Gewicht gegeben.

Innerhalb des soziologischen Krankheitsmodells unterscheidet man **soziogenetische** und **multikausale Ansätze**. Während multikausale Ansätze den sozialen Faktoren lediglich eine Wirkung neben vielen anderen zusprechen, heben die soziogenetischen Ansätze soziale Einflüsse als letzte Hauptursache hervor. Verbreitung haben die soziogenetischen Theorien vor allem in zwei Bereichen gefunden: bei körperlichen Erkrankungen, die auf Umweltfaktoren zurückgeführt werden können und bei psychischen Erkrankungen. So gibt es eine ganze Reihe von körperlichen Erkrankungen, bei denen Umweltfaktoren eine Rolle spielen. Hierzu gehören

- Atemwegserkrankungen aufgrund starker Luftverschmutzung wie Asthma, Pseudokrupp oder Bronchialkarzinome
- Umweltgifte durch bestimmte Materialien am Arbeitsplatz
- Erkrankungen des Verdauungssystems durch einseitige Ernährung
- Arzneimittel-, Alkohol- oder Nikotinabhängigkeit aufgrund belastender Familien- und Arbeitsbedingungen (z. B. wenn ein Mensch aufgrund von Arbeitslosigkeit alkoholkrank wird)

5.3.3 Integratives Krankheitsmodell

Dieses Krankheitsmodell orientiert sich an den vorhergehenden Modellen, nimmt jedoch wesentlich mehr Faktoren auf, die einen Einfluss auf die Gesundheit oder Krankheit haben können. Den Kern dieses Modells bildet eine kontinuierliche Linie in der Mitte, an deren Endpunkten Gesundheit bzw. Krankheit stehen (vgl. nachfolgende Abbildung). Der Mensch bewegt sich während seines Lebens permanent zwischen diesen Endpunkten hin und her, wobei er die Extreme, die absolute, völlige Gesundheit oder Krankheit selten erreicht. Ein objektives Maß, einen Punkt auf der Linie, ab dem alle Menschen immer krank oder gesund sind, ist schwer zu finden, denn der Übergang von Gesundheit zur Krankheit ist kontinuierlich.

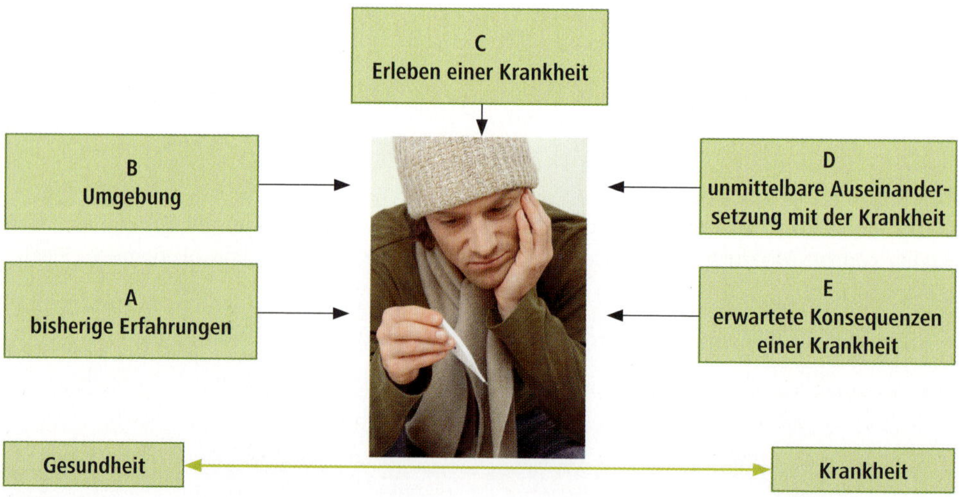

Einflussfaktoren einer Krankheit

Das Modell unterscheidet **fünf Einflussfaktoren**, die die Entstehung und den Verlauf einer Krankheit positiv oder negativ beeinflussen können. Diese Faktoren sind:

Faktor A: Die bisherigen Erfahrungen

- Die erfahrenen Belastungen sind hier ein ausschlaggebender Faktor bei der Krankheitsentstehung. Sehr viele Belastungen erhöhen die Anfälligkeit für Krankheiten, da bei ständigem Stress beispielsweise die Abwehr des Immunsystems sinkt.
- Die bisherigen Erfahrungen mit Krankheiten und die Qualität und Erfolgsbilanz der Bewältigung dieser Krankheiten sind ebenfalls wichtig. Eine gut bewältigte Krankheit kann für die Bewältigung weiterer Krankheiten Mut machen, eine schlecht oder gar nicht bewältigte Krankheit kann ein neues Leiden zur Katastrophe machen. Konnten die Menschen die Erfahrung machen, dass sie durch ihr eigenes Verhalten einen Einfluss auf den Krankheitsverlauf hatten, werden sie bei einer neuen Erkrankung weniger passiv sein als diejenigen, die eine solche Erfahrung nicht gemacht haben.

Faktor B: Die Umgebung

Die Umgebung eines Menschen beeinflusst seine Gesundheit. Dabei sind folgende Umgebungsfaktoren ausschlaggebend:

- Kultur und Gesellschaft. In welchem geschichtlichen Zeitraum und in welchem Land ein Mensch lebt, entscheidet maßgeblich, ob und woran er erkrankt bzw. wie lange er lebt. So sterben in Enwicklungsländern wie Afrika sehr viele Menschen in einem sehr frühen Alter an Infektionskrankheiten, bedingt durch die Schwächung des Allgemeinzustandes, wegen fehlender Hygiene, mangelnder Ernährung, aber auch fehlender Medikamente.
- Auch die ökonomische Schichtzugehörigkeit spielt eine wesentliche Rolle. So konnte nachgewiesen werden, dass Angehörige der Unterschicht wesentlich mehr und andere Krankheiten aufweisen als Angehörige der Mittel- oder Oberschicht (vgl. 2.4.2 Der Zusammenhang von Schichtzugehörigkeit und Krankheit, S. 125).
- Weiterhin ausschlaggebend ist das soziale Netzwerk. So haben Anzahl und Qualität der zwischenmenschlichen Beziehungen einen Einfluss auf die Gesundheit. Menschen, deren Partner sie plötzlich verlässt oder stirbt, zeigen eine erhöhte Anfälligkeit für Erkrankungen aller Art.
- Durch Untersuchungen wurde des öfteren auch nachgewiesen, dass die Lebenserwartung von einsamen und isoliert lebenden Menschen niedriger ist als von in Beziehung lebenden Menschen.

Faktor C: Das Erleben einer Krankheit

Durch die medizinische Diagnose werden die objektiven Krankheitsmerkmale festgestellt wie
- Zeitpunkt und Dauer
- Ursache
- Wirkungsbreite
- Belastungs- und Schweregrad
- Bewertung und Kontrollierbarkeit der Krankheit.

Eine Aussage, wie Patienten ihre Krankheit erleben, kann hier jedoch nicht getroffen werden.

Faktor D: Die unmittelbare Auseinandersetzung mit der Krankheit
Die Reaktionen auf eine Krankheit sind sehr vielfältig, So ist es von Mensch zu Mensch unterschiedlich, ob er den Arzt aufsucht oder nicht, die Krankheit verleugnet, ignoriert oder sich mit ihr aktiv auseinandersetzt.

Faktor E: Die erwarteten Konsequenzen einer Krankheit
Diese zu erwartenden Konsequenzen einer Krankheit sind für die Bewältigung einer Krankheit bedeutsam. So beeinflussen sie z. B. den Krankheitsverlauf, greifen aber auch manchmal radikal in das bisherige Leben ein und führen oftmals zu Veränderungen hinsichtlich der finanziellen Situation (Einkommensveränderungen, Rente, Arbeits- oder Erwerbsunfähigkeit) oder der sozialen Kontakte (Verlust oder Gewinn von Ansehen, Freunden). Vielfach können aber durch präventive und Rehabilitierungsmaßnahmen die negativen Konsequenzen einer Krankheit deutlich verringert werden (vgl. 2.5 Prävention).

5.4 Übungen und Fragen zur Selbstkontrolle

Übung

Diskutieren Sie in der Klasse folgendes Fallbeispiel:

Die 38-jährige Gesundheits- und Krankenpflegerin Karin ist schon seit über zwölf Jahren auf der Station eines Krankenhauses tätig. Obwohl sie ständig unter Stress und Zeitdruck steht und Überstunden und Nachtdienste übernehmen muss, gefällt ihr der Beruf und sie arbeitet gerne in der Klinik. Sie war das älteste von fünf Kindern. Schon früh war sie es gewohnt, für ihre jüngeren Geschwister zu sorgen, da beide Eltern berufstätig waren. In ihrer freien Zeit kümmert sie sich nebenher noch rührend um ihre pflegebedürftige Großmutter, geht für sie einkaufen und führt ihr den Haushalt. Zudem trifft sie sich einmal in der Woche mit Freundinnen zum Tennisspielen. In letzter Zeit kommt sie aber kaum mehr dazu, Trainingsabende wahrzunehmen. Beziehungen zu Männern scheiterten immer wieder, da sie ihrem Beruf und ihrer Familie stets den Vorrang einräumte. Hinzu kommt, dass vor einigen Monaten eine neue Kollegin eingestellt wurde und sich demnächst entscheidet, wer von den beiden den Posten als Stationsleitung erhält. Seit zwei Monaten fühlt sich Gesundheits- und Krankenpflegerin Karin müde und schlapp. Nachts kann sie nicht einschlafen, tagsüber hat sie Magenschmerzen und ihr ist ständig übel. Ein Besuch bei mehreren Fachärzten ergab keinen organischen Befund.

a) Welche Faktoren sind Ihrer Meinung nach ursächlich für ihre Beschwerden?
b) Was müsste Gesundheits- und Krankenpflegerin Karin in ihrem Alltag ändern?

Fragen

1. Erläutern Sie die Vorstellung des Mittelalters zu Gesundheit und Krankheit.
2. Welche Vorstellung von Krankheit haben die Naturvölker?
3. Welche Auffassung von Krankheit und Gesundheit vertrat die Kirche?
4. Wie definierte der Psychoanalytiker Sigmund Freud Gesundheit?
5. Wie lautet der anthropologische Krankheitsbegriff?
6. Wie definiert der amerikanische Soziologe Talcott Parsons Gesundheit?
7. Erläutern und bewerten Sie die offizielle Definition des Gesundheitsbegriffes der Weltgesundheitsorganisation (WHO).
8. Beschreiben Sie unterschiedliche Folgen des Krankseins.
9. Diskutieren Sie die Bedeutung der Krankheit als positive Chance für das weitere Leben des Patienten.
10. Welchen Zweck erfüllen Krankheitsmodelle?
11. Nennen Sie verschiedene Krankheitsmodelle.
12. Welche Merkmale kennzeichnen das biomedizinische Krankheitsmodell?
13. Erläutern Sie das soziologische Krankheitsmodell.

6 Soziale Rollen im Krankenhaus

6.1 Definition wichtiger soziologischer Begriffe

Die für diesen Themenkomplex wichtigen Begriffe Position, soziale Rolle, Rollenselbstbild, Rollenfremdbild, Rollenset, Normen, Werte und Wertehierarchie werden nachstehend kurz erläutert.

> Definition
>
> **Mit dem Begriff Position bezeichnet man die Stellung des Einzelnen in einer Gesellschaft oder Gruppe. Mit einer Position ist immer auch eine bestimmte Aufgabe verbunden.**

Im gesellschaftlichen Teilsystem Krankenhaus ist mit der Position des Arztes die Aufgabe des Heilens verbunden, mit der Position des Gesundheits- und Krankenpflegers die Aufgabe des Pflegens. Wenn ein Individuum die mit einer Position verbundenen Erwartungen annimmt und seine Pflichten erfüllt, handelt es in seiner Rolle.

Der Begriff der **sozialen Rolle** ist einer der in der Soziologie am häufigsten verwendeten Begriffe.

> Definition
>
> **Allgemein versteht man unter Rolle ein Bündel von normativen Erwartungen, die von Personen, Gruppen oder Institutionen an den Inhaber einer sozialen Position gerichtet sind.**

An eine Rolle sind bestimmte **Erwartungen** geknüpft, wie sich die Person zu verhalten hat. Diese Erwartungen sind unabhängig von der jeweiligen Person, die diese Rolle einnimmt. Dabei übernimmt jedes Individuum häufig mehrere Rollen. So kann z. B. eine Gesundheits- und Krankenpflegerin neben ihrer Berufsrolle die Rolle der Mutter, der Tochter, der Hausfrau, der Freundin u. a. innehaben. Die Übernahme einer bestimmten Rolle erfordert ein bestimmtes Verhalten vom Rollenträger. Dies kann schon mit der Gestaltung der äußeren Erscheinung beginnen wie z. B. Dienstkleidung.

Man unterscheidet zwischen Muss-, Soll- und Kann-Erwartungen. **Muss-Erwartungen** decken sich mit gesetzlichen Vorgaben, deren Verletzung mit gerichtlichen oder polizeilich verhängten Strafen sanktioniert wird. **Soll-Erwartungen** decken sich weitgehend mit Sitten, durch deren Einhaltung Sympathie gewonnen werden kann. Die Missachtung dieser Erwartung zieht zwar keine gerichtlichen Sanktionen nach sich, es kann aber zu einem Ausschluss aus der Gemeinschaft kommen. **Kann-Erwartungen** decken sich mit bestimmten Gewohnheiten und Verhaltensmöglichkeiten, z. B. verstärktem Engagement, deren Einhaltung beispielsweise mit Anerkennung und Wertschätzung belohnt wird.

Zu den Muss-Erwartungen an das Pflegepersonal gehört das korrekte Verabreichen der Medikamente. Ein Nicht-Befolgen dieser Erwartung kann in Extremfällen den Verlust der Stelle und strafrechtliche Konsequenzen nach sich ziehen. Als Soll-Erwartung gilt beispielsweise die Kollegialität gegenüber Mitarbeitern auf der Station. Wer sich unkollegial verhält, wird in aller Regel im Kollegenkreis abgelehnt. Zu den Kann-Erwartungen zählt das Gespräch mit einem Patienten über seine persönlichen Probleme. Häufig zeigt sich der Patient dann z. B. bei seiner Entlassung in irgendeiner Form erkenntlich.

Weiterhin unterscheidet man zwischen **formellen und informellen Rollen**. Die formellen Rollen beziehen sich auf öffentliche, von der Gesellschaft oder von Gruppen zugewiesene Verhaltensweisen, z. B. die Patientenrolle. Informelle Rollen basieren auf persönlichen Beziehungen, z. B. Freundesrolle.

Jeder Rolleninhaber hat ein **Rollenselbstbild**, d. h. eine Vorstellung davon, wie er in etwa seine Rolle ausführen will, was zu seinen Pflichten und Rechten gehört. Die Vorstellung darüber, wie andere ihre jeweilige Rolle ausfüllen sollen, nennt man **Rollenfremdbild**. Die Vielzahl von Rollenselbst- und -fremdbildern bezeichnet man als **Rollenset**.

Die Inhalte der jeweiligen Erwartungen an eine soziale Rolle werden durch gesellschaftlichen **Normen** bestimmt.

Definition

Normen sind von der Mehrzahl der Gruppen- bzw. Gesellschaftsmitglieder geteilte allgemein sozial gültige Regeln des Handelns.

Normen wiederum sind gebunden an gesellschaftliche **Werte**. Unter gesellschaftlichen Werten versteht man grundlegende Zielvorstellungen über erstrebenswerte Zustände einer Gesellschaft wie wirtschaftlicher Fortschritt, Freiheit des Denkens und Handelns oder Versorgung von Kranken. Sie sind geschichtlich entstanden, kulturell wandelbar und bewusst gestaltbar. Werte werden von Generation zu Generation weitergegeben und haben keine absolute Geltung. Bringt man diese Werte in eine Rangfolge, so spricht man von einer **Wertehierarchie**. Menschliche Gesundheit und Freiheit des Denkens und Handelns sind Werte, die in unserer Gesellschaft ganz weit oben an der Spitze der Wertehierarchie stehen.

6.2 Rollenkonflikte

Das Ausüben einer bestimmten Rolle ist oft mit Konflikten verbunden. Von einem Rollenkonflikt spricht man, wenn jemand widersprüchlichen Rollenerwartungen ausgesetzt ist. Man unterscheidet zwischen Inter- und Intrarollenkonflikt.

Interrollenkonflikt

Bei einem Interrollenkonflikt befindet sich der Träger von zwei oder mehr Rollen in der Situation, dass zwischen verschiedenen Rollen Widersprüchlichkeiten oder Unvereinbarkeiten bestehen. So befinden sich in der modernen Gesellschaft viele Frauen in einem Interrollenkonflikt, die der komplexen Rolle der Hausfrau und Mutter gerecht werden wollen und zugleich im Rahmen ihrer Berufsrolle Karriere und Erfolg anstreben. Interrollenkonflikte sind oft für den Betroffenen mit Überlastung verbunden.

Intrarollenkonflikt

Beim Intrarollenkonflikt beinhaltet bereits eine einzige Rolle widersprüchliche Erwartungen. Somit wird je nach Sichtweise der Person oder Gruppe von einem Positionsinhaber ein anderes Verhalten erwartet. Im Krankenhaus beispielsweise stehen die Erwartungen der Ärzte und der Verwaltung an die Gesundheits- und Krankenpfleger in einem gewissen Gegensatz zu denen der Patienten. So wird von ihnen seitens der Verwaltung ein sparsamer Umgang mit Pflegematerial gewünscht. Die Patienten jedoch wünschen sich oft einen großzügigeren Umgang damit, da es um ihr Wohlbefinden und ihre Gesundheit geht.

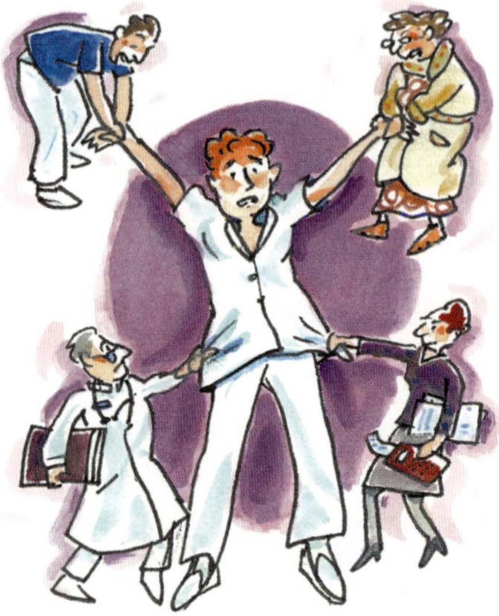

6.3 Rolle des Patienten

Mit der Aufnahme in ein Krankenhaus übernimmt der Patient eine neue Rolle, die ihm häufig einen Verlust an sozialem Status einbringt, vor allem, wenn er berufstätig ist. Er ist dann nicht mehr der erfolgreiche Unternehmer, Mitarbeiter oder Vorgesetzte, sondern findet sich eventuell in der Rolle eines vergleichsweise hilflosen „Befehlsempfängers" wieder, der sich nach den Anordnungen des Pflegepersonals und der Ärzte richten soll. In jedem Fall aber ist ein Krankenhausaufenthalt mit einem Milieuwechsel verbunden, also einem Verlassen der gewohnten räumlichen und personalen Umgebung hinein in eine neue und fremde Sphäre, die den Menschen völlig auf seine Krankheit reduziert. Verlust von Privatheit und Individualität begleiten diesen Wechsel. Der Patient ist mehr oder weniger zum Nichtstun verurteilt und muss sich der ungewohnten Situation ergeben, ohne voraussehen oder beeinflussen zu können, was mit ihm geschieht. Hinzu kommt die Tatsache, dass er unter Umständen seiner Kleidung entledigt wird und zulassen muss, dass die Ärzte und das Pflegepersonal, ihm bis dahin unbekannte Personen, Zugang zu seinem Körper haben. Erschwerend kommt für den Patienten die (Teil-)Isolation einer Krankenhausumgebung hinzu. Er hat wenig soziale Kontakte, trotz des Pflegepersonals, das ihm umgibt.

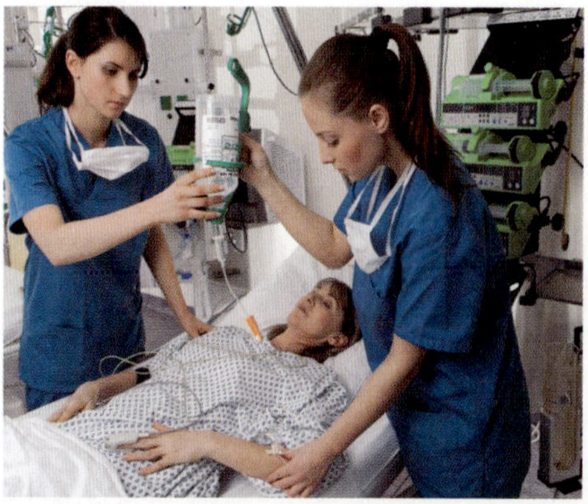

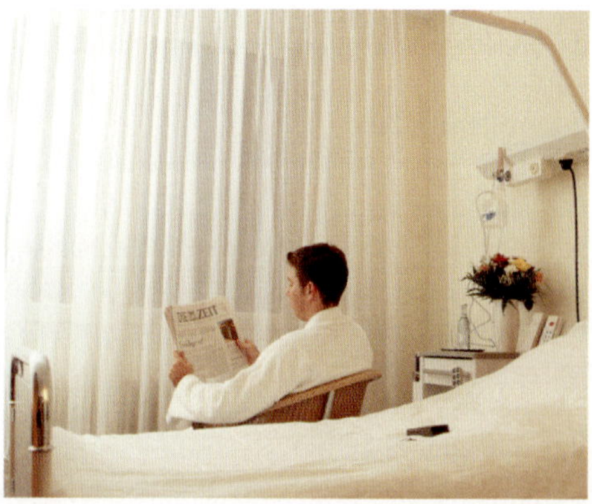

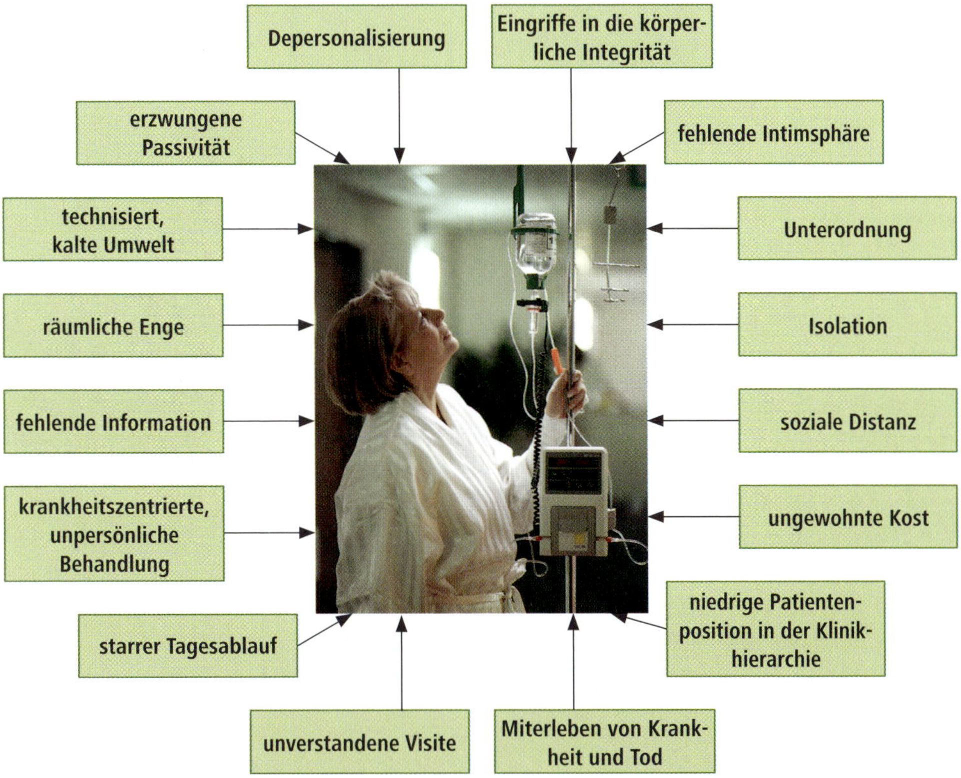

Belastungen des Patienten im Krankenhaus

6.4 Rolle des Arztes

„Die besten Ärzte der Welt sind Dr. Diät, Dr. Ruhe und Dr. Fröhlich."

Jonathan Swift

Der Arzt im Krankenhaus hat eine verantwortungsvolle Position inne. Die Erwartungen der Gesellschaft, die sich an die Tätigkeit des Arztes richten, konkretisieren sich in allgemeinen Vorstellungen von dessen Aufgaben und Pflichten. Im Einzelnen werden von ihm erwartet:

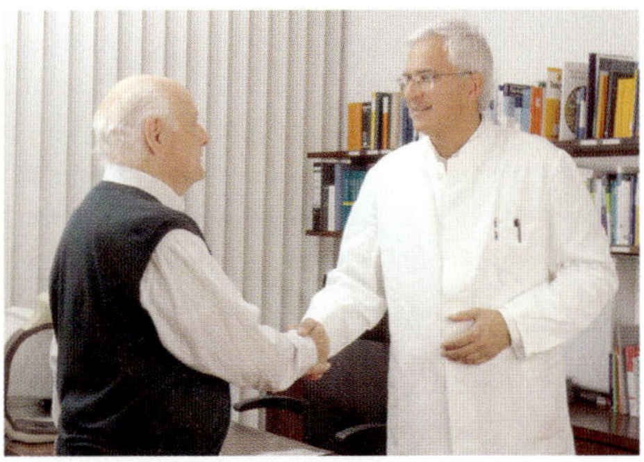

Affektive Neutralität:
Man erwartet vom Arzt eine sachorientierte Handlungsweise ohne störende emotionale Beteiligung. Er soll seinen Patienten gegenüber gefühlsmäßig neutral bleiben und persönliche Sympathien und Antipathien nicht mit ins Spiel bringen. Zum Beispiel soll er gegenüber alten, chronisch kranken Menschen nicht unfreundlicher sein als gegenüber jungen sympathischen Patienten.

Funktionale Spezifität:
Der Arzt besitzt fachliche Kompetenz (Qualifikation für den Arztberuf, die vielfach in einer Spezialisierung zu sehen ist).

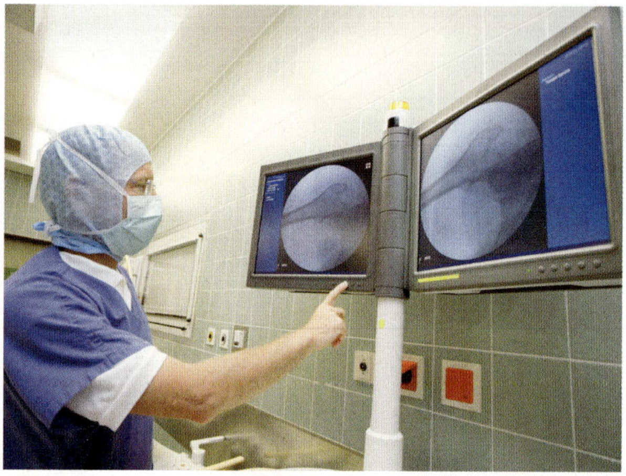

Universalismus:
Der Arzt soll Patienten ohne Wertung oder Vorurteile behandeln, d. h. er soll sie nicht aufgrund ihrer verschiedenen sozialen Stellung, Hautfarbe, Religions- oder Kassenzugehörigkeit unterschiedlich behandeln.

Kollektivitätsorientierung:
Von ihm erwartet man Uneigennützigkeit. Es ist ihm verboten, aus der Notlage der Patienten Vorteile zu ziehen. Oberstes Prinzip seiner Tätigkeit ist das Wohl der Patienten. Zum Beispiel soll er technische Geräte nicht deshalb einsetzen, weil das Krankenhaus dann höhere Beträge in Rechnung stellen kann, sondern nur bei berechtigten Anlässen.

Schweigepflicht:
Die ärztliche Schweigepflicht ist nur in den Fällen aufgehoben, wo das öffentliche Interesse höher zu veranschlagen ist als das des Patienten, z. B. bei einer ansteckenden Krankheit.

(vgl. Engelhardt u. a., 1987, S. 196 f.)

Diese Rollenerwartungen belegen, dass ein Arzt nicht nur Fachkenntnisse, sondern in erheblichem Maße auch ethisches Potenzial mitbringen muss. Nur dann ist gewährleistet, dass sich Patienten im Krankenhaus gut aufgehoben fühlen und auch die wirtschaftliche Situation überschaubar bleibt.

6.5 Rolle von Gesundheits- und Krankenpflegern

Gesundheits- und Krankenpfleger übernehmen eine Vermittlerrolle zwischen Arzt und Patient, indem sie nicht nur Informationen und Weisungen des Arztes an den Patienten weiterleiten, sondern auch Wünsche und Bedürfnisse des Patienten an den Arzt. Gesundheits- und Krankenpfleger sind am Bett des Patienten nicht nur der „verlängerte Arm", das Ausführungsorgan des Arztes, sondern gleichsam sein „Sinneswerkzeug", das in seiner Abwesenheit unter Umständen wichtige Beobachtungen macht. Meistens haben Gesundheits- und Krankenpfleger zum Patienten einen guten Kontakt. Sie stehen dem Patienten näher als der Arzt. Wenn der Patient jemanden benötigt, sei es zum Aufstehen oder zur Schmerzlinderung, dann ruft er das Pflegepersonal. Die Gesundheits- und Krankenpflegerin ist die primäre und jederzeit durch Klingelzeichen abrufbare Hilfe für den Patienten.

„Der Mensch ist die Medizin des Menschen."

afrikanisches Sprichwort

Ruth Elster hat einen Katalog von Erwartungen von Patienten und Ärzten gegenüber Pflegenden zusammengestellt. Demzufolge erwarten Ärzte und Patienten vom Krankenpflegepersonal:

- psychologisches Verständnis für Kranke und Gesunde, für Menschen jeden Alters
- ein gut fundiertes fachliches Wissen
- die Kunst der Menschenführung
- pädagogische Fähigkeiten
- volkswirtschaftliches Denken
- sparsames Wirtschaften
- rationelles Arbeiten
- Planung und Einteilung der Arbeit
- Kooperation
- Koordinierung der eigenen Arbeit mit der anderer Gruppen
- Schaffung einer warmen und vertrauensvollen Atmosphäre in ihrem Arbeitsbereich
- Bewältigung aller Probleme, die durch den Mangel an Hauspersonal und an Pflegekräften sowie durch den Einsatz von immer mehr Hilfskräften verschiedener Art und unterschiedlicher Vorbildung auftreten
- Aufgeschlossenheit medizinischen Fortschritten gegenüber.

(vgl. Elster, 1970, S. 14)

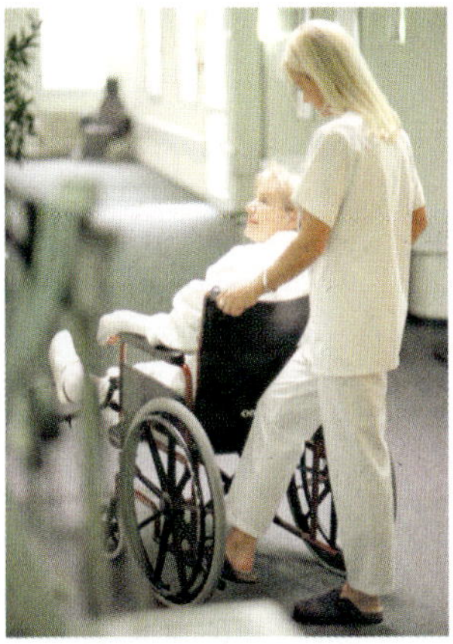

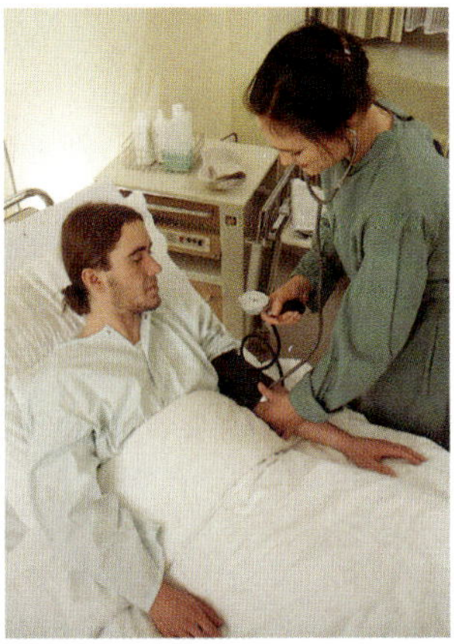

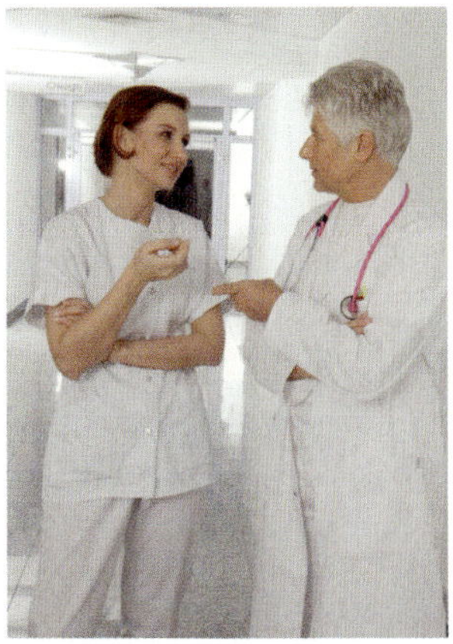

Mehr noch als bei Ärzten sind damit bei Gesundheits- und Krankenpflegern neben Fachwissen vor allem zwischenmenschliche Qualitäten sowie Fleiß und Zuverlässigkeit gefordert. In erster Linie ist es ihre Aufgabe, dafür zu sorgen, dass sich der Patient wohlfühlt. Dadurch tragen sie auch zu einer rascheren Genesung des Patienten bei.

6.6 Fragen zur Selbstkontrolle

1. Definieren Sie die Begriffe Position und soziale Rolle.
2. Nennen Sie die drei Arten von Erwartungen, die mit einer Rolle in Verbindung stehen.
3. Worin besteht der Unterschied zwischen formellen und informellen Rollen?
4. Grenzen Sie die Begriffe Rollenselbstbild und Rollenfremdbild voneinander ab.
5. Was versteht man unter einem Rollenset?
6. Wann spricht man von einem Rollenkonflikt?
7. Welche zwei Arten von Rollenkonflikten werden unterschieden?
8. Beschreiben Sie anhand von Beispielen den Inter- und den Intrarollenkonflikt.
9. Welche neue Rolle übernimmt der Patient beim Eintritt in das Krankenhaus?
10. Nennen Sie konkrete Belastungen des Patienten im Krankenhaus.
11. Beschreiben Sie fünf Erwartungen, die an die Rolle des Krankenhausarztes gestellt werden.
12. Welche besondere Rolle übernimmt die Gesundheits- und Krankenpflegerin in der Beziehung zwischen Arzt und Patient?
13. Nennen Sie verschiedene Erwartungen, die Ärzte und Patienten an das Pflegepersonal stellen.

7 Bedeutung von Lebensereignissen und Lebenskrisen

7.1 Krise als Bestandteil des Lebens

Das Wort „Krise" stammt ursprünglich aus der Medizin und bezeichnet dort den Höhe- bzw. Wendepunkt einer Krankheit. Im allgemeinen Sprachgebrauch wird das Wort Krise für eine schwierige und belastende Lebenssituation verwendet. Eine Krise ist

> *„[...] ein nicht durch Krankheit erklärbarer, meistens unter hohem emotionalem Druck einhergehender Verlust des seelischen Gleichgewichts, den der Betroffene mit seinen erlernten Bewältigungsmöglichkeiten selbst nicht beheben kann. Es wird zwischen situationsbedingten (z. B.: Prüfungsversagen, Scheidung, Tod eines Angehörigen) und reifungsbedingten Krisen (z. B. Pubertät, Klimakterium) unterschieden. Für das Entstehen einer Krise sind die Schwere und Bedeutung des auslösenden Ereignisses sowie der Grad der Krisenanfälligkeit des Betroffenen ausschlaggebend."*
>
> (Deutscher Verein für öffentliche und private Fürsorge, 1980, S. 484)

Im Verlauf der Krise können sich starke Angstgefühle (Panik), Verwirrtheit, Gefühle der Hilflosigkeit, des Überfordertseins, Depressionen, Trauer, Hoffnungslosigkeit, selbst Suizidgedanken entwickeln. Andererseits können Krisen aber auch Chancen für den einzelnen Menschen sein. Krisenhafte Situationen drängen zu Entscheidungen, zu effektivem Handeln und zum Einsatz neuer Problemlösungstechniken. Die positive Bewältigung einer Krise macht dem Betroffenen deutlich, dass er auch neue belastende Situationen überwinden kann, so wird er sich zukünftigen Herausforderungen mit mehr Selbstbewusstsein stellen. Krisen können somit nicht nur belastend, sondern im Gegenteil ein wichtiger Anstoß für eine Weiterentwicklung und Neuorientierung sein.

„Krise ist ein produktiver Zustand. Man muss ihm nur den Beigeschmack der Katastrophe nehmen."

Max Frisch

7.2 Auslösende Faktoren einer Krise

Inwieweit bestimmte Lebensereignisse Krisen auslösen können, wurde von den amerikanischen Psychologen Thomas Holmes und Richard Rahe in Form der Life-Event-Forschung (Lebensereignisforschung) näher untersucht. Die Forscher entwickelten die These, dass lebensverändernde Ereignisse zu psychischem Schaden führen können. Hierbei sind positive wie negative Ereignisse gleichermaßen als Belastung zu werten. Jede Veränderung im Leben ist demnach ein belastender Faktor, der im Extremfall körperliche und psychische Erkrankungen bewirken kann. In verschiedenen Untersuchungen konnte ein Zusammenhang zwischen hohen Lebensveränderungswerten und dem Beginn von Tuberkulose, Herzkrankheiten, Hauterkrankungen, psychischen Erkrankungen und einer allgemeinen Verschlechterung des Gesundheitszustandes nachgewiesen werden.

Inwieweit ein direkter Zusammenhang zwischen hohen Lebensveränderungswerten und dem Ausbruch der genannten Krankheiten besteht, ist umstritten. Es gilt als sicher, dass hier weitere Faktoren eine wichtige Rolle spielen. Solche Faktoren sind etwa

- die Fähigkeit eines Menschen, mit belastenden Situationen fertig zu werden
- die Unterstützung, mit der er in seiner sozialen Umgebung rechnen kann sowie
- die Bedeutung, die das jeweilige Ereignis für ihn besitzt.

Um die Wichtigkeit der einzelnen Ereignisse zu erfassen, wurde versucht, die einzelnen Lebensereignisse mit durchschnittlichen Punktwerten zu versehen. Die Bewertung der verschiedenen Lebensereignisse wurde aufgrund der Ergebnisse repräsentativer Publikumsbefragungen vorgenommen, d. h. aber auch, dass der Punktwert eines Ereignisses, der ein Durchschnittswert ist, für jede Person verschieden sein kann und somit nur eine grobe Orientierungsgröße darstellt.

Die Wichtigkeit verschiedener Lebensereignisse nach Holmes und Rahe (Lebensstress-Inventar)

Rang	Lebensereignis	Punkte	Rang	Lebensereignis	Punkte
1	Tod des Ehepartners	100	23	Sohn oder Tochter verlässt das Elternhaus	29
2	Scheidung	73	24	Schwierigkeiten mit den Schwiegereltern	29
3	Trennung vom Ehepartner	65	25	außergewöhnlicher persönlicher Erfolg	28
4	Gefängnisstrafe	63	26	Arbeitsbeginn oder Arbeitsniederlegung des Ehepartners	26
5	Tod eines nahe stehenden Familienmitglieds	63	27	Schuleintritt/Schulaustritt	26
6	Verletzung oder Krankheit	53	28	Veränderungen in den äußeren Lebensbedingungen	25
7	Heirat	50	29	Korrektur der eigenen Lebensgewohnheiten	24
8	Entlassung aus dem Arbeitsverhältnis	47	30	Ärger mit Vorgesetzten	23
9	Wiederversöhnung in der Ehe	45	31	Veränderung von Arbeitszeit oder Arbeitsbedingungen	20
10	Eintritt in den Ruhestand	45	32	Wohnsitzwechsel	20
11	Veränderung im Gesundheitszustand eines Familienmitglieds	44	33	Schulwechsel	20
12	Schwangerschaft	40	34	Veränderung bzgl. Freizeit/Erholung	19
13	sexuelle Probleme	39	35	Veränderung in kirchlichen Aktivitäten	19
14	neues Familienmitglied	39	36	Veränderungen in gesellschaftlichen Aktivitäten	18
15	geschäftliche Neuorientierung	39	37	Hypothek oder Darlehen unter 10.000 $	17
16	Veränderung der finanziellen Verhältnisse	38	38	veränderte Schlafgewohnheiten	16
17	Tod eines engen Freundes	37	39	mehr oder weniger Familienzusammenkünfte	15

Rang	Lebensereignis	Punkte	Rang	Lebensereignis	Punkte
18	Überwechseln in einen anderen Berufszweig	36	40	veränderte Essgewohnheiten	15
19	Streit mit dem Ehepartner	35	41	Urlaub	13
20	Hypothek mit über 10 000 $	31	42	Weihnachten	12
21	Verfall von Hypothek oder Darlehen	30	43	kleinere Gesetzesübertritte	11
22	Veränderte Verantwortlichkeit im Arbeitsbereich	29			

(vgl. Holmes/Rahe, 1967)

Grundsätzlich kann auch im Krankenhaus bzw. in Krankheitsfällen jede Situation eine psychische Krise beim Patienten auslösen. Die Krise ist dabei abhängig von Art, Schwere und Verlauf der Erkrankung, der Persönlichkeit, dem Alter und der Vorerfahrung des Patienten sowie den unmittelbaren Umständen. Wichtig wäre es auf jeden Fall, eine **Krisenintervention** durchzuführen. Darunter versteht man jede verhaltensmodifizierende und pädagogische Maßnahme, die zu einem Abbau negativer Gefühle und zur Beruhigung des Patienten führt. Aufgrund des hohen Leidensdrucks des Betroffenen während einer Krise ist eine gezielte Intervention besonders wirksam. Maßnahmen der Krisenintervention im Krankenhaus können sein:

- partnerzentriertes Gespräch
- verhaltenstherapeutische Methoden
- sozialtherapeutische Maßnahmen
- Einbeziehung sozialpsychiatrischer Dienste vor allem auch Hinzuziehen eines Psychologen.

7.3 Stresssituationen im Bereich der Krankenpflege

7.3.1 Mögliche Ursachen

„Stress ist ein durch den Terminkalender übertragbarer Virus." Anonym

Zu den Belastungssituationen, denen Gesundheits- und Krankenpflegerinnen ausgesetzt sind, zählen:

- Die ungünstigen Arbeitszeitregelungen
  - Schichtdienst
  - Nachtarbeit: Dies führt häufig zu gesundheitlichen Beeinträchtigungen wie Schlafstörungen, Müdigkeit, Reizbarkeit und Erschöpfung
  - unregelmäßige Pausen
  - viele Überstunden
  - unregelmäßige Dienstzeiten: Dadurch wird das Familienleben gestört, das Privatleben ist beeinträchtigt, Kontakte mit Freunden, Besuch von Theater, Kino ist oft nicht ohne weiteres möglich.

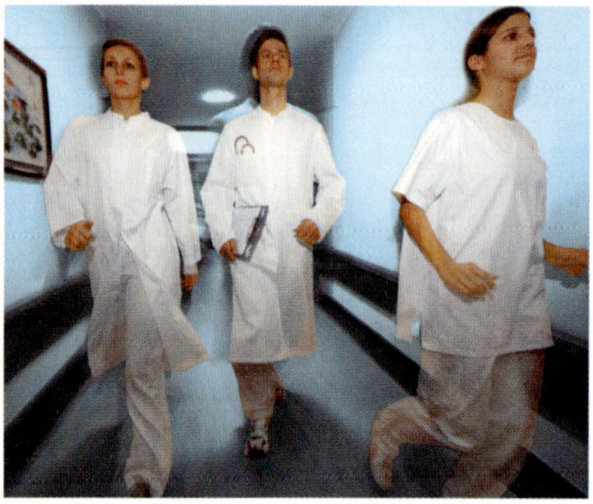

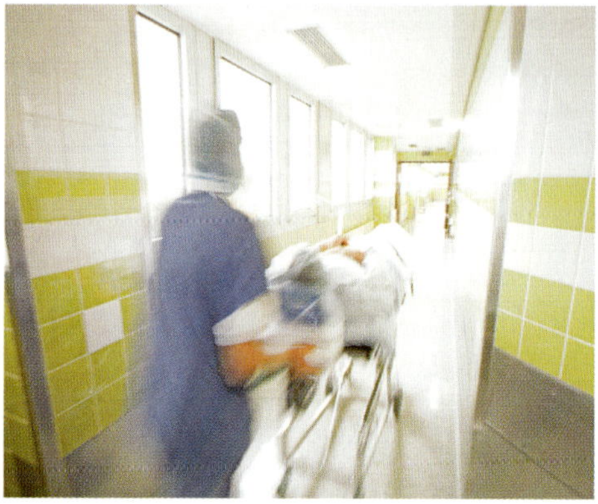

- Der permanente Zeitdruck: Die Gesundheits- und Krankenpfleger können nicht genügend auf die individuellen Bedürfnisse der Patienten eingehen.
- Die tagtägliche Konfrontation mit dem Leiden anderer Menschen: Die Gesundheits- und Krankenpflegerinnen sind Extremsituationen wie Schmerz, Trauer und Tod deutlich häufiger ausgesetzt als Menschen in anderen Berufen.
- hohe körperliche Beanspruchung durch den Umgang mit immobilen und gebrechlichen Patienten, die sich oft nur mit Unterstützung des Pflegepersonals überhaupt bewegen können.

7.3.2 Mögliche Auswirkungen der Stresssituation

Diese Belastungssituationen können folgende Wirkungen nach sich ziehen:

spezifische Krankheitsbilder wie:
- erhebliche Rücken-, Nacken- und Gelenkprobleme (teilweise bis hin zu Bandscheibenvorfällen und anderen Wirbelsäulendefekten)
- Muskelverspannungen
- Allergien und Hautkrankheiten durch den Kontakt mit Desinfektions-, Arznei- und Betäubungsmitteln
- Infektionskrankheiten durch den Kontakt mit infizierten Kranken

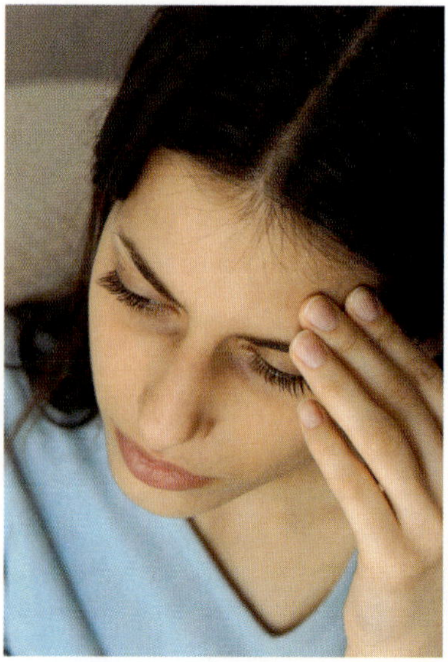

Burn-out-Syndrom

Der Begriff „Burn-out" wurde 1974 von dem New Yorker Arzt und Psychotherapeuten Herbert Freudenberger eingeführt und beschreibt einen Zustand körperlicher, emotionaler und geistiger Erschöpfung.
Allgemeine Kennzeichen des Burn-out-Syndroms sind:
- Energieverlust
- Müdigkeit
- Gefühl des nicht-mehr-Weiterkönnens
- Ohnmachtsgefühle
- Reizbarkeit

- Apathie
- das Leben erscheint sinnlos und trüb
- tiefste Verzweiflung
- Hilflosigkeit.

40–60 % der Gesundheits- und Krankenpfleger leiden darunter. Dabei sind Frauen weit häufiger betroffen als Männer. Allgemein betrifft das Burn-out-Syndrom häufig Menschen, die zum Perfektionismus neigen und sich übermäßig engagieren. Oft können sie nach Arbeitsschluss nicht richtig abschalten. Fatalerweise merken sie dies selbst nicht, da es sich um einen unbewusst gesteuerten Prozess handelt. Auch bestimmte Arbeitsbedingungen wie hoher Leistungsdruck, Eintönigkeit sowie ein Übermaß an Vorschriften können dazu beitragen. Fehlende Unterstützung und Anerkennung von Vorgesetzten und Kollegen wirken sich ebenfalls negativ aus.

Gesundheits- und Krankenpflegerin Martina wollte schon immer im Pflegebereich tätig werden. Mit viel Freude und Enthusiasmus startete sie in ihren Traumberuf. Auf der Station war sie allseits beliebt. Morgens kam sie pünktlich und gut gelaunt zur Arbeit. Die Belange der Patienten lagen ihr am Herzen. Martina war fleißig, schaute auch am Feierabend nicht so genau auf die Uhr und blieb oft länger, wenn Patienten noch ihre Hilfe benötigten. Auch übernahm sie gerne Mehrarbeit, wie z. B. die Dienste ihrer Kolleginnen am Wochenende, da sie selbst keine familiären Verpflichtungen hatte. Zeit für Hobbys, Ausgehen oder tiefere Freundschaften blieb ihr jedoch nicht. Mit der Zeit fühlte sie sich immer mehr körperlich und geistig erschöpft. Abends konnte sie nicht abschalten und litt unter Schlaflosigkeit. Stundenlang saß sie dann vor dem Fernseher, ohne von dem Programm etwas mitzubekommen. Ihre Stimmung wurde immer bedrückter. Martina zeigte an ihrer Arbeit kein Interesse mehr und erledigte sie nur widerwillig. Es ging sogar soweit, dass sie die Tage bis zu ihrem Urlaub zählte. Häufig kam sie zu spät zur Arbeit. Alles erschien ihr sinnlos.

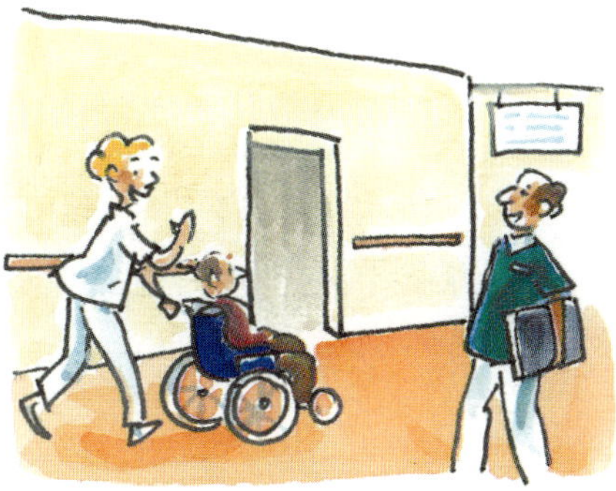

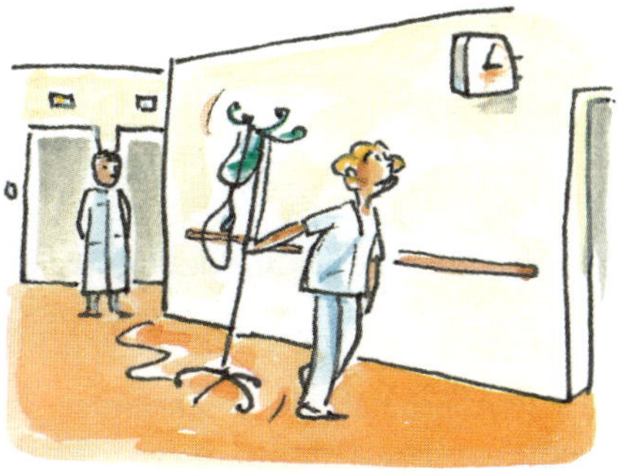

7.3.3 Entwicklungsphasen des Burn-out-Syndroms nach Burisch

Der Hamburger Psychologieprofessor Matthias Burisch gilt in Europa als einer der führenden Experten für das Thema Burn-out. Er beschrieb die Entwicklung des Burn-out-Syndroms in sieben Phasen.

Phase 1: Warnsymptome
Die Anfangsphase ist geprägt von vermehrtem Engagement für den Beruf, was sich in Hyperaktivität, freiwilliger Mehrarbeit und im Gefühl der Unentbehrlichkeit äußern kann. Als Folge dessen stellen sich auf Dauer Erschöpfungszustände ein, die sich in chronischer Müdigkeit, Energiemangel und erhöhter Unfallgefahr zeigen.

Phase 2: Reduziertes Engagement
Der Betroffene nimmt eine Rückzugshaltung gegenüber seiner Arbeit und anderen Menschen ein. Er ist desillusioniert, verliert seine positiven Gefühle zu den ihm anvertrauten Menschen und geht auf Distanz. Gerade in sogenannten Helferberufen kommt es zu Empathieverlust (Mangel an Einfühlungsvermögen) und Interessenlosigkeit. Die Arbeit wird widerwillig verrichtet, Zuspätkommen und Fehlzeiten sind die Folge.

Phase 3: Emotionale Reaktionen
Es entwickeln sich vermehrt Depressionen, da viele Betroffene die Ursachen der Probleme in ihrer eigenen Person sehen. Es kommt zu einer Verminderung der Selbstachtung und des Selbstwertgefühls. Bitterkeit, Pessimismus, Apathie und Selbstmitleid sind die Folge. Nicht selten sind Aggressionen gegenüber Kollegen, Angehörigen oder Patienten zu verzeichnen, was unweigerlich zu Konflikten führt.

Phase 4: Abbau
Es kommt zu Leistungsabfällen sowie Konzentrations- und Gedächtnisschwächen. Mangelnde Sorgfalt und Desorganisation sind die Folge. Auf die berufliche Situation bezogen bedeutet dies eine Erhöhung der Fehlerquote und Kommunikationsstörungen sowie Unfähigkeit zu klaren Anweisungen und Entscheidungen, Nachlassen der Motivation sowie verringerte Initiative und Flexibilität.

Phase 5: Verflachung
Auffällig ist hier eine gleichgültige Haltung gegenüber anderen Menschen. Der Betroffene meidet Kontakte, beschäftigt sich mit sich selbst und sucht die Einsamkeit.

Phase 6: Psychosomatische Beschwerden
Während dieser Phase entwickeln sich Symptome wie Schlafstörungen, erhöhter Blutdruck, Verdauungsstörungen sowie Rückenschmerzen und Muskelverspannungen. Des Weiteren neigen die Betroffenen häufig zu vermehrtem Konsum von Alkohol, Kaffee, Nikotin und Drogen.

Phase 7: Verzweiflung
Die Einstellung zum Leben ist negativ bis hin zu Suizidabsichten. Es bildet sich das terminale Erschöpfungssyndrom aus. Existenzielle Verzweiflung und Hoffnungslosigkeit kennzeichnen das finale Stadium. Eine ernst zu nehmende Krise hat eingesetzt, Hilfe von außen wird unerlässlich.

Zur Abschätzung, inwieweit im Einzelfall ein Burn-out vorliegt, wird vielfach der nachstehende Test durchgeführt:

7.3.4 Test zum Burn-out-Syndrom

Wie oft fühlen Sie sich?

		niemals	fast nie	selten	manchmal	oft	meistens	immer
1	müde	1	2	3	4	5	6	7
2	niedergeschlagen	1	2	3	4	5	6	7
3	den ganzen Tag gut gelaunt	1	2	3	4	5	6	7
4	körperlich erschöpft	1	2	3	4	5	6	7
5	emotional erschöpft	1	2	3	4	5	6	7
6	glücklich	1	2	3	4	5	6	7
7	erledigt	1	2	3	4	5	6	7
8	ausgebrannt	1	2	3	4	5	6	7
9	unglücklich	1	2	3	4	5	6	7
10	überarbeitet	1	2	3	4	5	6	7
11	gefangen	1	2	3	4	5	6	7
12	wertlos	1	2	3	4	5	6	7
13	Ihrer überdrüssig	1	2	3	4	5	6	7
14	bekümmert	1	2	3	4	5	6	7
15	enttäuscht und verärgert über andere	1	2	3	4	5	6	7
16	schwach und hilflos	1	2	3	4	5	6	7
17	hoffnungslos	1	2	3	4	5	6	7
18	zurückgewiesen	1	2	3	4	5	6	7
19	optimistisch	1	2	3	4	5	6	7
20	tatkräftig	1	2	3	4	5	6	7
21	ängstlich	1	2	3	4	5	6	7

Auswertung:

1 alle Positionen einmal ankreuzen
2 Positionen 3, 6, 19 und 20 addieren. Ergebnis ist gleich B =
3 alle übrigen Positionen addieren. Ergebnis ist gleich A =
4 von der Zahl 32 jetzt B subtrahieren. Ergebnis ist gleich C =
5 A und C addieren. Ergebnis ist gleich D =
6 D jetzt durch die Zahl 21 dividieren.

Ergebnis/Burn-out-Faktor =

Faktor	Ergebnis
1 –2,4:	gut
2,5–3,5:	beginnend
3,6–4,9:	kritisch
5 –6,9:	sehr kritisch
ab 7:	absolute Krise

7.4 Möglichkeiten der Stressbewältigung

Es gibt eine Reihe von systematischen Möglichkeiten zur Entspannung.

Progressive Muskelentspannung nach Jacobson

Das Prinzip: Durch sehr starkes Anspannen einzelner Muskelpartien des gesamten Körpers und anschließendes Entspannen werden Muskeln gelockert und dadurch auch ein seelischer Entspannungseffekt erzielt.

Vorteile: Leicht erlernbar, Entspannung ist konkret erfahrbar, kein abstraktes Vorsagen von Formeln wie beim autogenen Training.

Nachteile: Hoher Zeitaufwand, tiefe Entspannung oft nur mit viel Erfahrung möglich.

Beispiel: Die Arme sind leicht angewinkelt, und die Handflächen liegen locker auf der Unterlage. Die Beine sind bequem ausgestreckt, die Füße fallen leicht entspannt nach außen. Nun schließt man die Augen und konzentriert sich auf sein Gesicht, beißt die Backenzähne fest aufeinander, presst die Lippen zusammen, zieht die Stirn bis zur Nasenwurzel in Falten, kneift die Augen fest zusammen und entspannt wieder.

Gegenanzeige: Progressive Muskelentspannung sollte nicht angewendet werden bei akuten Gelenkentzündungen, Hexenschuss und Muskelrheuma.

Autogenes Training

Das Prinzip: Beim autogenen Training handelt es sich um eine konzentrierte Selbstentspannung. Durch Vorsagen von Formeln oder besser noch entsprechenden Vorstellungen wird im Körper ein Zustand der Ruhe, der Schwere und der Entspannung erzeugt. Das Training sollte in Gruppen von höchstens 15 Personen durchgeführt werden, einmal pro Woche, etwa 7 bis 8 Wochen lang. Die detailliert beschriebenen und leicht auszuführenden Übungen des autogenen Trainings tragen dazu bei, allgemeines Wohlbefinden und spürbare Leistungssteigerungen zu bewirken.

Vorteile: Geübte können ein hohes Maß an Entspannung erzielen.

Nachteile: Ohne Anleitung eines Therapeuten sind nur die ersten Schritte erlernbar. Manche Menschen finden keinen Zugang zu den sehr abstrakten, in der Vorstellung ablaufenden Übungen.

Beispiel: Der Übende wiederholt bestimmte Formeln wie:
„Ich bin ganz ruhig."
„Mein linker Arm ist ganz schwer."
„Meine Atmung ist gleichmäßig und kräftig."

Gegenanzeige: Autogenes Training sollte nicht angewendet werden bei Depressionen und chronischer Müdigkeit.

Meditation

Das Prinzip: Durch Konzentration auf positive, aufbauende Szenenbilder werden Stress und damit verbundene Probleme bewältigt.

Vorteile: Sehr tiefe Entspannung wird möglich. Nicht nur der Körper entspannt sich, der Übende kann auch einen Weg finden, mit seinen Problemen ins Reine zu kommen.

Nachteile: Nur unter Anleitung erlernbar. Nicht jeder bringt die nötige Konzentration auf.

Beispiel: Man setzt sich bequem auf den Boden und stellt sich eine Wiese vor, in deren Mitte ein kleiner Teich liegt. Der Übende versucht, sich möglichst viele Details vorzustellen: Blumen, die auf der Wiese wachsen, den Himmel, die vorbeiziehenden Wolken. Man geht nun in Gedanken langsam in den Teich, spürt, wie die Füße, die Beine und schließlich der ganze Körper im Wasser eintauchen. Nach einigen Minuten geht man wieder langsam ans Ufer. Zum Ende der Übung atmet man tief durch, spannt kurzzeitig alle Muskeln an und kehrt ins Wachbewusstsein zurück.

Gegenanzeige: Meditationen sollten bei psychischen Erkrankungen nicht angewandt werden.

Yoga

Das Prinzip: Das Ziel von Yoga ist die vollkommene Beherrschung des Geistes und der Seele, aber auch der unsteten Welt der Gedanken. Es dient hauptsächlich der Gesunderhaltung der Organe. Yoga entspannt, verjüngt, kräftigt, festigt, gibt Energie und reguliert die Funktionen des Körpers. Das Geheimnis von Yoga liegt darin, die Muskeln zu strecken und sie nicht, wie bei Turnübungen, anzuspannen. Die Bewegungen sind langsam und bedächtig. Durch eine Kombination von Atemübungen, Gymnastik und Meditation soll der ganze Mensch ins Gleichgewicht gebracht werden. Yoga will die inneren Gegensätze im Menschen ausgleichen.

Vorteile: Neben der reinen Entspannung trägt Yoga auch zur körperlichen Fitness bei und verbessert z. B. durch die Atemübungen auch die Lungenfunktion.

Nachteile: Zum Erlernen von Yoga ist sachkundige Anleitung anzuraten.

Beispiel: „Lotussitz“

Der Übende sitzt in einer Art Schneidersitz auf dem Boden. Die Arme liegen locker auf den Knien, die Handflächen nach oben. Daumen und Zeigefinger beider Hände formen einen Kreis. Der Lotussitz entspannt den ganzen Körper, streckt und kräftigt die Beine und den unteren Teil des Rückens.

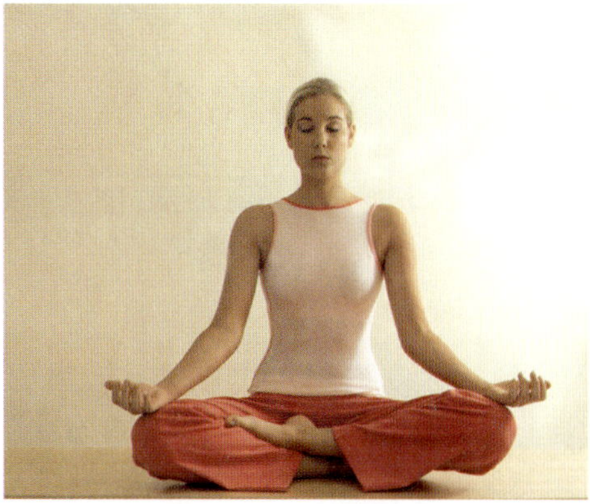

7.5 Hilfen bei Problemen mit Patienten und Kollegen

7.5.1 Supervision

Supervision (auch Praxisberatung genannt) ist eine auf die Berufspraxis bezogene, problemorientierte Form der Weiterbildung, die in Gruppen durchgeführt wird. Sie wird von einem Supervisor geleitet, der nicht Teil des Pflegeteams ist, aber dennoch den Beruf des Gesundheits- und Krankenpflegers gut kennt oder wenn möglich selbst Berufserfahrung hat. Die Teilnehmer schildern aktuelle berufliche Probleme und versuchen gemeinsam in der Gruppe, dieses Problem zu lösen. Beispiele für diskutierte Probleme können sein Umgang mit chronisch nörgelnden Patienten, die optimale Gestaltung von Dienstbesprechungen oder die auftretenden Gefühle bei der täglichen Konfrontation mit menschlichem Leid wie unheilbaren Krankheiten, aber auch auftretende Spannungen unter den Teammitgliedern. Da sich noch immer vergleichsweise wenige Gesundheits- und Krankenpflegerinnen zu Supervisoren ausbilden lassen, werden solche Gruppen häufig von Psychologen, Psychiatern oder Sozialarbeitern geleitet.

Auf der chirurgischen Station einer Klinik treten vermehrt Konflikte und Probleme unter den Mitarbeitern auf. So beschweren sich Gesundheits- und Krankenpfleger/innen über das schlechte Klima auf Station. Es herrscht Rivalität und Konkurrenzkampf unter den Mitarbeitern. Auch Gerüchte über Kündigungen machen die Runde. Und nicht zuletzt gestaltet sich für manche Mitarbeiter der Umgang mit den Patienten schwierig. Die Stationsleiterin ist mit der Gesamtsituation unzufrieden und teilweise überfordert. Die gesamte Station trifft sich daraufhin in einer Gruppe. Um mit den belastenden Situationen besser umgehen zu lernen und zur Lösung der anstehenden Probleme wird ein Supervisor dazugeholt.

Eine spezielle Form der Supervision stellen die sog. „Balint-Gruppen" dar. Hier treffen sich vorwiegend Ärzte und Psychiater, um unter der Leitung eines erfahrenen Psychotherapeuten Fälle aus der eigenen Praxis zu diskutieren. Im Mittelpunkt stehen Gespräche über die Beziehung zwischen dem Behandelnden und seinen Patienten hinsichtlich aufgetretener Störmomente und positiver Einflüsse.

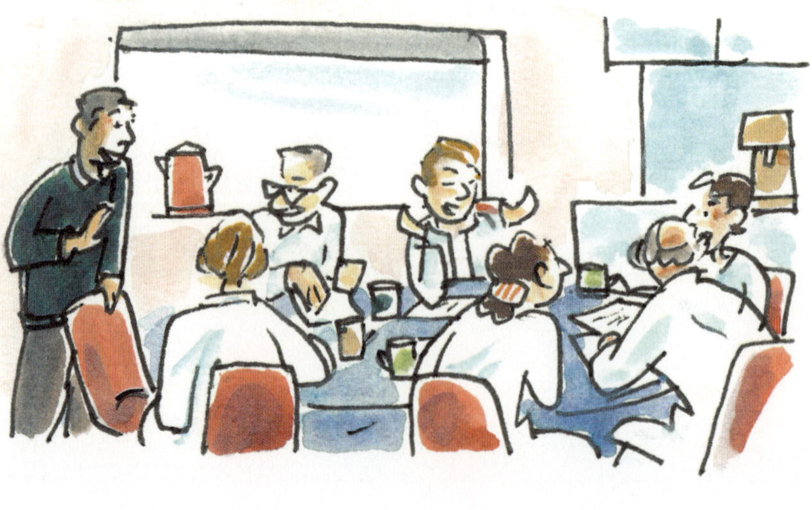

7.5.2 Selbsthilfegruppen

In Selbsthilfegruppen finden sich Menschen zusammen, die ohne Mithilfe eines Therapeuten gemeinsam ihre persönlichen Probleme und Konflikte zu bewältigen suchen. Solche Initiativen gibt es seit 1935, als sich die „Anonymen Alkoholiker" zur ersten Selbsthilfegruppe konstituierten. Mittlerweile gibt es solche Gruppen für Menschen mit den verschiedensten Belastungen und Erkrankungen wie Übergewichtige, Menschen mit Behinderungen, Eltern mit kranken Kindern, Krebspatienten, Selbstmordgefährdete, Schüchterne und Suchtmittelabhängige. In den Selbsthilfegruppen wird vor allem die oft vernachlässigte seelische Problematik einer Erkrankung oder Behinderung in einer Art Gruppenselbstbehandlung aufgearbeitet. Die wichtigsten Merkmale dieser Gruppen sind:

- Alle Gruppenmitglieder sind gleichgestellt.
- Jeder bestimmt über sich selbst.
- Jeder geht in die Gruppe wegen eigener Schwierigkeiten.
- Die Gruppe entscheidet selbstverantwortlich.
- Was in der Gruppe besprochen wird, soll in der Gruppe bleiben und nicht nach außen getragen werden.

7.6 Fragen zur Selbstkontrolle

1. Erläutern Sie den Begriff Krise.
2. Was besagt die Life-Event-Forschung (Lebensereignisforschung)?
3. Welche Situationen können beim Patienten eine Krise auslösen?
4. Was versteht man unter Krisenintervention?
5. Zeigen Sie unterschiedliche Faktoren auf, die beim Pflegepersonal zu einer Arbeitsüberlastung führen können.
6. Was versteht man unter dem Burn-out-Syndrom und von wem wurde dieser Begriff eingeführt?
7. Nennen Sie einige Kennzeichen des Burn-out-Syndroms.
8. Beschreiben Sie die sieben Entwicklungsphasen des Burn-out-Syndroms.
9. Warum sind vorwiegend auch Gesundheits- und Krankenpflegerinnen von diesem Syndrom betroffen?
10. Erläutern Sie Möglichkeiten der Stressbewältigung.
11. Was versteht man unter dem Begriff Supervision?

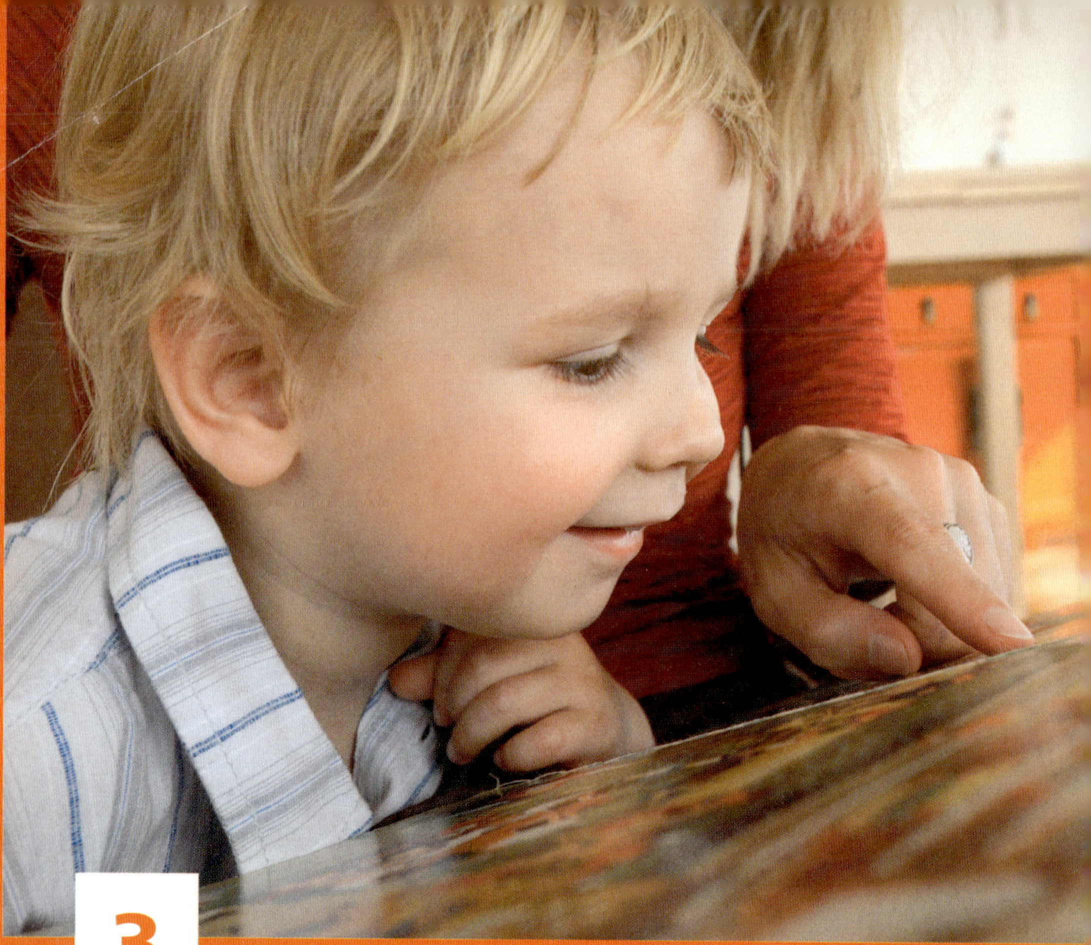

3

Pädagogik

1 Grundlagen und Aufgabengebiete der Pädagogik

1.1 Zum Begriff Pädagogik

Pädagogisches Denken hat Tradition. In den Hochkulturen der Antike und in der gesamten abendländischen Geistesgeschichte finden sich hierfür zahllose Zeugnisse. Viele bedeutende Gelehrte und Wissenschaftler haben über Erziehung nachgedacht und Modellentwürfe vorgelegt. Dennoch ist die Pädagogik als eigenständige Wissenschaft vergleichsweise jung. Erst nach 1920 hat sie an den deutschen Universitäten den Status einer selbständigen Disziplin erhalten.

Der Begriff Pädagogik entstammt dem griechischen „páis“ = das Kind und „agein“ = führen, leiten, ziehen. Ein „paidagogós“ war ursprünglich jemand, der das Kind bei seinen Gängen, z. B. zur Schule, zu begleiten hatte. Dieses Führen des Kindes erhielt dann zunehmend die Bedeutung von „erziehen“. Pädagogik ist somit die Wissenschaft von der Erziehung und Bildung des Menschen. Erziehung ist ein wechselseitiger Prozess zwischen demjenigen, der erzieht (Erzieher) und demjenigen, der erzogen wird (zu Erziehender). In diesem Prozess findet eine gegenseitige Beeinflussung statt.

1.2 Teilgebiete der Pädagogik

Die wichtigsten Teilgebiete der Pädagogik sind:

- **Allgemeine Pädagogik**
  befasst sich mit grundlegenden Erkenntnissen über den Gegenstandsbereich der Pädagogik.
- **Geschichte der Pädagogik**
  beschäftigt sich mit bedeutenden Pädagogen der Vergangenheit.
- **Schulpädagogik**
  setzt sich mit der Erziehung, dem Lehren und Lernen in der Institution Schule auseinander.
- **Berufspädagogik**
  behandelt und klärt alle mit Berufs- und Arbeitswelt zusammenhängenden erzieherischen Fragen.
- **Heil- und Sonderpädagogik**
  beschäftigt sich mit Menschen mit Behinderungen und Verhaltensstörungen.
- **Erwachsenenbildung (Andragogik)**
  befasst sich mit dem Lernen im Erwachsenenalter.

1.3 Bedeutung der Pädagogik für die Krankenpflege

In dem Maße, wie die Gesundheits- und Krankenpfleger Einfluss nehmen auf das Verhalten, die Gewohnheiten und die inneren Einstellungen der Patienten, sind sie pädagogisch tätig. Dies ist beispielsweise der Fall, wenn sie

- das Patientenverhalten an Gepflogenheiten des Krankenhauses anpassen
- Übungen mit Patienten durchführen

- die Patienten zur selbstständigen Verrichtung alltäglicher Arbeiten anhalten wie Essen, Trinken, An- und Ausziehen etc.
- die Patienten motivieren, bestimmte Verhaltensweisen auch nach Entlassung aus dem Krankenhaus einzuhalten.

1.4 Der Mensch als soziales, kulturelles und personales Wesen

1.4.1 Pädagogik als Hilfe zum Erlernen des Sozialverhaltens

Als soziales Wesen ist der Mensch auf das Leben in einer Gemeinschaft ausgelegt und somit auf soziale Beziehungen und den Umgang mit anderen Menschen angewiesen.

Definition

Der Prozess der Anpassung und Eingliederung eines Individuums in die Gesellschaft mit all ihren Normen und Wertvorstellungen – also das Erlernen des sozialen Verhaltens – wird als Sozialisation bezeichnet.

Das Individuum erlernt und übernimmt dabei die gewünschten Werte – die die Grundlage unseres Gewissens bilden – die Einstellungen und Verhaltensweisen sowie die sozialen Rollen der jeweiligen Gesellschaft, wie nachfolgendes Schaubild nochmals in einer Übersicht verdeutlicht.

Sozialisation

Der Mensch lernt, sich sozial zu verhalten durch …

… das Erlernen der gesellschaftlichen Werte und Normen	**… die Übernahme von sozialen Rollen und sozialen Positionen**	**… die Herausbildung des Gewissens**

Der Prozess der Sozialisation erfolgt durch **Sozialisationsinstanzen** wie Familie, Kindergarten, Schule/Hochschule, Cliquen (Peer groups), Freundeskreis, Betrieb und Kirche. Man unterscheidet zwischen primärer, sekundärer und tertiärer Sozialisation.

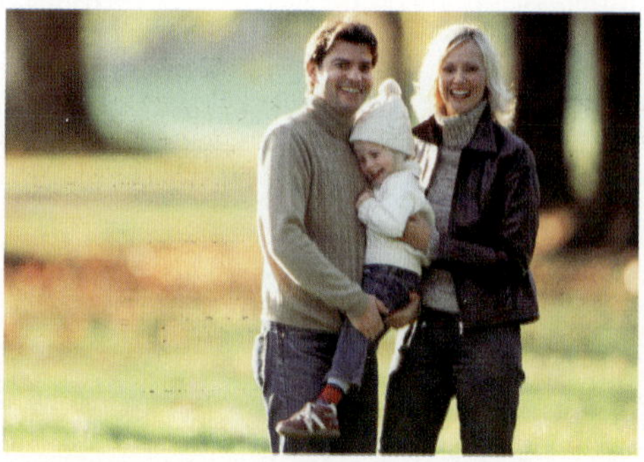

Die **primäre Sozialisation** findet in der frühen Kindheit statt, in der Regel in der Familie. Hier werden dem Kind die ersten emotionalen und sozialen Handlungsmöglichkeiten vermittelt. Das Kind lernt, Beziehungen zu anderen Menschen aufzunehmen, seine Gefühle und Wünsche auszudrücken und sich mit den Anforderungen seiner familiären Umwelt auseinanderzusetzen. Die Entwicklung in dieser Phase ist einerseits bedingt durch erbliche Anlagen und andererseits durch Einflüsse der sozialen Umwelt. Es ist bekannt, dass die Prägekraft der ersten Lebensjahre außerordentlich groß ist. So werden Störungen der primären Sozialisation wie Überbehütung, Vernachlässigung, Fehl-, Über- und Untersozialisation häufig für eine ganze Palette von Verhaltensauffälligkeiten bei Kindern verantwortlich gemacht. Mit dem Herauswachsen aus der Familie endet die primäre Sozialisation.

In der **sekundären Sozialisation** werden Kontakte mit Gleichaltrigen wichtig. Kindergarten und Schule stellen neue Anforderungen und bringen Lernprozesse in Gang. In der Schule lernt das Kind wichtige Kulturtechniken wie Lesen, Schreiben und Rechnen. Daneben werden spezielle Werte von Gleichaltrigen erworben wie Kameradschaft und Solidarität. Mit dem Eintritt ins Berufsleben kommen neue Rollen und Verhaltensmuster hinzu.

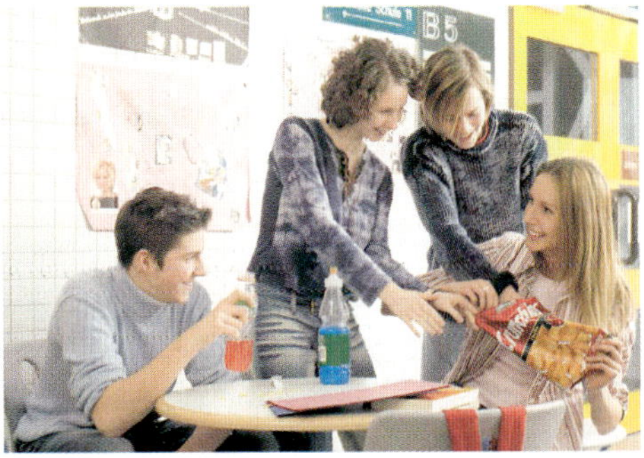

Die **tertiäre Sozialisation** wird gelegentlich auch als Erwachsenensozialisation bezeichnet. Durch den raschen Wandel unserer Zeit, der für einen Großteil der Menschen ständiges Dazu- und Umlernen in neue Berufs- und Rollenbilder mit sich bringt, gewinnt diese Phase immer mehr an Bedeutung.

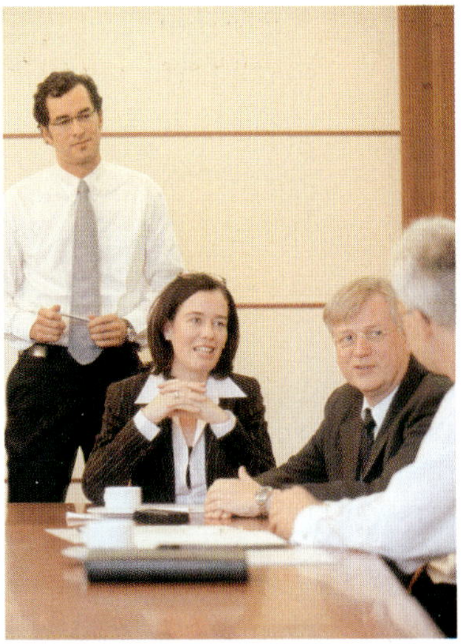

Auch mit der **Einweisung in ein Krankenhaus** sind Sozialisationsprozesse verbunden. So lernt der Patient bestimmte patiententypische Verhaltensweisen wie

- das Einhalten der Krankenhausordnung
- sich in den Tagesablauf der Klinik einzufügen
- sich nach den Anweisungen der Ärzte und Pflegepersonen zu richten
- notwendige Untersuchungen über sich ergehen zu lassen.

Der Direktor einen großen Bankfiliale liegt mit Magenbeschwerden auf der Inneren Station eines Krankenhauses. Als die Gesundheits- und Krankenpflegerin das Zimmer betritt, trifft sie den Patienten am Tisch mit einem Laptop sitzend, neben sich einen Stapel Akten. Er meinte, dass es ihm schon besser ginge, und er doch morgen die Klinik verlassen könnte, da er auch einen wichtigen beruflichen Termin mit einem Kunden habe. Der behandelnde Chefarzt ist anderer Ansicht. Er hat dem Privatpatienten strengste Bettruhe verordnet. Außerdem wurde ihm das Rauchen untersagt. Weiterhin solle er seinen Alkoholkonsum einschränken und strikte Diät einhalten. Des Weiteren müsse er eine Magenspiegelung über sich ergehen lassen.

1.4.2 Pädagogik als Hilfe zum Erlernen einer Kultur

Der Mensch lebt in aller Regel innerhalb einer bestimmten Kultur, worunter die Summe aller gesellschaftlichen Werte, Normen, Einstellungen und Verhaltensweisen zu verstehen ist. Die zu dieser Kultur gehörige Lebensweise muss der Mensch jedoch erst erlernen. Diesen Vorgang nennt man **Enkulturation**.

> **Definition**
> **Der Prozess der Integration eines zunächst neutralen Individuums in die es umgebende und prägende Kultur wird als Enkulturation bezeichnet.**

Im gegenwärtigen wirtschaftlichen Gefüge mit zunehmender Globalisierung und europäischer Arbeitsmigration (Verlegung der Arbeitsstätte in ein anderes Land mit anderer Kultur) erfährt die Enkulturation eine neue Akzentuierung. Das ‚wandernde Individuum' muss sich immer wieder mit neuen Kulturen auseinandersetzen und diese gegebenenfalls verinnerlichen.

1.4.3 Pädagogik als Hilfe zum Aufbau einer Persönlichkeit

> **Definition**
> **Unter Personalisation versteht man die Entwicklung eines Menschen zu einer relativ autonomen Persönlichkeit, die nicht einseitig an die Gesellschaft und Kultur angepasst ist, sondern auf diese zurückwirken kann und in der Lage ist, übermäßigen Anpassungszwängen Widerstand zu leisten.**

Der Mensch ist somit nicht nur ein Produkt seiner Anlagen und Lebensumstände. So kann er durch Wahrnehmung, Interpretation und Bewertung seine Motive, Einstellungen und Eigenschaften im Umgang mit den kulturellen und sozialen Gegebenheiten sein Lebens formen und verändern. Jedes Individuum besitzt die Möglichkeit des selbstbestimmten Handelns, Entscheidungsfreiheit, Verantwortlichkeit und Distanzierungsfähigkeit, d. h. es kann sich selbst und sein Verhalten aus einem übergeordneten Blickwinkel betrachten und bewerten. In aktiver Auseinandersetzung mit den lebensnotwendigen Sozialisationsprozessen arbeitet es an der Gestaltung seiner unverwechselbaren Individualität. Die Personalisationschancen sind in einer aufgeklärten, freiheitlich-demokratischen und offenen Gesellschaft besonders groß.

1.4.4 Anwendung der Begriffe am Beispiel der Entscheidung für den Pflegeberuf

Die Eltern von Schüler Patrick führen seit vielen Jahren ein Geschäft für Elektronik- und Computerzubehör, in dem er mehrere Jahre mitgeholfen hat. Nach dem Willen der Eltern soll er später einmal das Geschäft übernehmen. Aus eigener Erfahrung lernt er den Computer als Gerät kennen, mit dem die Produktivität deutlich erhöht werden kann, weshalb viele Prozesse schneller und einfacher ablaufen als früher. Von daher begrüßt er die Arbeit in dem Geschäft voll und ganz und nimmt sich zunächst vor, im elterlichen Betrieb einzusteigen (Sozialisation).

Im Laufe der Zeit vollzieht sich in Patrick ein Bewusstseinswandel. Durch verschiedene Einflüsse wie Gespräche mit Freunden, die im Pflegebereich tätig sind, eigene Krankenhauserfahrungen sowie Lerninhalte in der Schule (Geschichte, Deutsch, Religionsunterricht) kommt er mehr und mehr zur Überzeugung, dass es im Leben auch andere Dinge gibt, für die es sich in einer egoistischen Gesellschaft einzusetzen lohnt: Prinzipien des füreinander Daseins und der Uneigennützigkeit (Enkulturation).
Im Spannungsfeld zwischen elterlichen Wünschen und eigenen Idealen fällt Patrick die bewusste Entscheidung, den Krankenpflegeberuf zu ergreifen. Grundlage der Entscheidung ist sein Gefühl der Verantwortlichkeit seines Tuns vor der Gesellschaft. Er ist überzeugt, mit diesem Beruf am meisten für seine Mitmenschen tun zu können (Personalisation).

1.5 Anthropologische Grundlagen der Pädagogik

Die Anthropologie (griech. „anthropos" = Mensch, „logos" = die Lehre) bezeichnet die Wissenschaft vom Menschen und beschäftigt sich mit der biologisch bedingten Eigenart des Menschen und seiner Stellung in der Geschichte. Sie untersucht die stammesgeschichtliche Evolution des Menschen und stellt hinsichtlich der genetisch biologischen Ausstattung Vergleiche mit dem Tier an.

Um die Erziehungsbedürftigkeit des Menschen, seine Lernfähigkeit und Erziehbarkeit verstehen zu können, ist ein kurzer Einblick in anthropologische und kulturhistorische Grundannahmen über den Menschen an dieser Stelle von Vorteil. Aus diesem Grund soll folgend kurz auf einige verschiedene anthropologische Menschenbilder eingegangen werden.

Der Mensch als ein unspezialisiertes biologisches „Mängelwesen"
Aus biologischer Sicht ist der Mensch im Vergleich mit den Tieren recht mangelhaft ausgestattet. Der Philosoph und Soziologe Arnold Gehlen (1904–1976) bezeichnet den Menschen deshalb auch als ein unspezialisiertes biologisches Mängelwesen. Wörtlich urteilte er über den Menschen:

> *„Er ist ‚organisch mittellos', ohne natürliche Waffen, ohne Angriffs- oder Schutz- oder Fluchtorgane, mit Sinnen von nicht besonders bedeutender Leistungsfähigkeit, denn jeder unserer Sinne wird von den ‚Spezialisten' im Tierreich weit übertroffen."*
>
> (Gehlen, 1961, S. 46)

Wenn der Mensch auch in vielen Einzelleistungen seiner Sinnes- und Bewegungsorgane von spezialisierten Tieren übertroffen wird, so ist er ihnen infolge seiner Vielseitigkeit insgesamt betrachtet doch überlegen. Bei aller biologischen Beschränktheit einzelner Organe ist der Mensch „Spezialist" bezüglich der Entwicklung des Großhirns. Die intellektuelle Leistungsfähigkeit ermöglicht es dem Menschen, seine biologischen Mängel auszugleichen.

Der Mensch als „physiologische Frühgeburt"
Der Baseler Zoologe Adolf Portmann spricht vom Menschen „als physiologischer Frühgeburt" und kommt zu dem Ergebnis, dass die Schwangerschaft beim Menschen insgesamt 21 Monate dauern müsste, um bereits bei seiner Geburt den Entwicklungsstand der höheren Säuger zu erreichen. Bei höheren Säugern wie etwa Pferden und Affen dauert die Entwicklung im Mutterleib viel länger, sodass die Neugeborenen bereits über funktionsfähige Sinnesorgane und Bewegungssysteme verfügen und sich gleich nach der Geburt artspezifisch verhalten können. Der Mensch hingegen muss im ersten Lebensjahr seine Entwicklung vollenden.

Der Mensch als „instinktreduziertes Wesen"

Diese Bezeichnung geht auf den niederländischen Zoologen Nikolaas Tinbergen zurück. Er vergleicht dabei den Menschen mit den Tieren, deren Verhalten bekanntermaßen weitgehend von Instinkten festgelegt ist. Instinkte sind ererbte Verhaltensweisen. Kennzeichnend für sie ist, dass sie durch artspezifisch ausgerichtete Energien und Bedürfnisse sowie durch entsprechende Auslöseschemata (Schlüsselreize) in Gang gesetzt werden, stets gleichförmig und automatisch ablaufen sowie der Selbst- und Arterhaltung dienen. Beispiele für Instinkte bei Tieren sind Nahrungsaufnahme, Sexualverhalten, Brutpflege, Aufzucht und Nestbau. Beim Menschen sind nur wenige Instinktreste vorhanden wie z. B. das Saugverhalten beim Neugeborenen. Diese reichen jedoch zur Regulierung der menschlichen Lebensweise nicht aus. Die entstehende Lücke muss der Mensch durch Lernen und Erziehung ausgleichen.

Der Mensch als weltoffenes Wesen

Das Tier lebt umweltgebunden, d. h. in einem von der Natur zugeteilten artspezifischen Ausschnitt der Welt, der den jeweiligen Lebensbedürfnissen der betreffenden Gattung entspricht. Der Mensch hingegen lebt „weltoffen". Er sieht die Dinge seiner Umwelt nicht nur im Hinblick auf ihre Bedeutung für sein eigenes Überleben, sondern er kann ihnen eigenständliche Bedeutungen zuweisen. Er lebt damit nicht ausschließlich Ich-zentriert, sondern kann sich in andere Bedeutungswelten hineinversetzen. Mithilfe seiner Intelligenz und der ihm zur Verfügung stehenden Technik vermag er die Beschränktheit seiner Sinne und seiner Mobilität deutlich zu verringern und kann sich Zusammenhänge aus räumlich und zeitlich weit entfernten Szenerien vergegenwärtigen.

Der Mensch als soziokulturelles und geschichtliches Wesen

Von Geburt an ist der Mensch auf Mitmenschen und soziale Beziehungen angewiesen. Dieses Zusammenleben erfolgt in einer Gesellschaft stets im Umfeld einer Kultur, die sich wiederum im Laufe der Jahrhunderte entwickelt hat. Auf diese Faktoren verweist die Bezeichnung „soziokulturelles und geschichtliches Wesen". In diesem Begriff vergegenwärtigt sich ein bedeutender Vorteil der menschlichen Gesellschaft gegenüber dem Tierreich, in dem nur über unmittelbare, individuelle Erfahrung gelernt werden kann. Beim Menschen erfolgt das Lernen über die Generationenfolge hinweg kumulativ, d. h. die Erkenntnisse der Menschheit häufen sich über die Generationen hinweg an, da überliefertes und neu erworbenes Wissen durch die Erziehung weitergegeben werden kann. In diesem Sinn gilt der Mensch als Schöpfer und Geschöpf der Kultur.

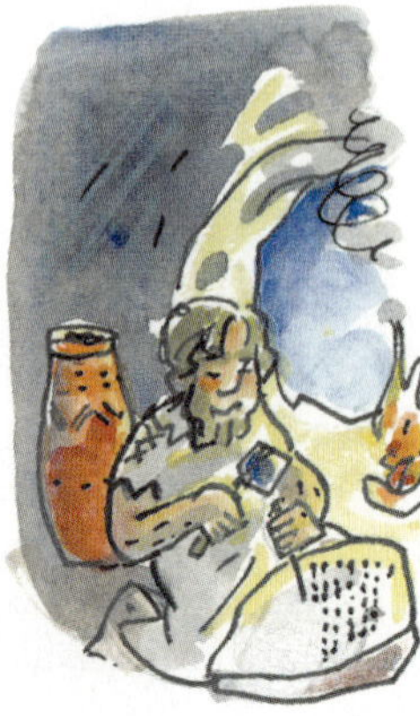

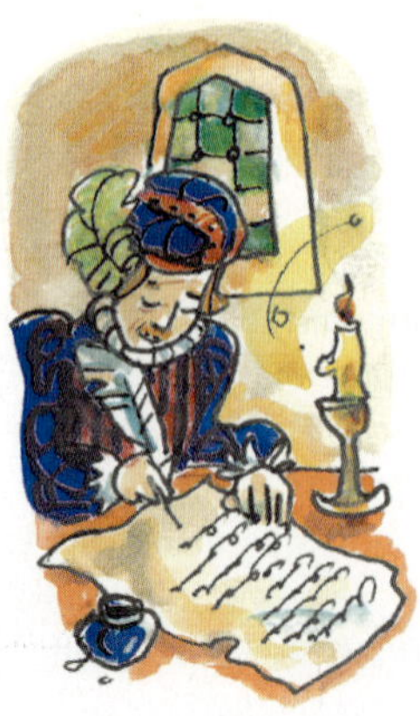

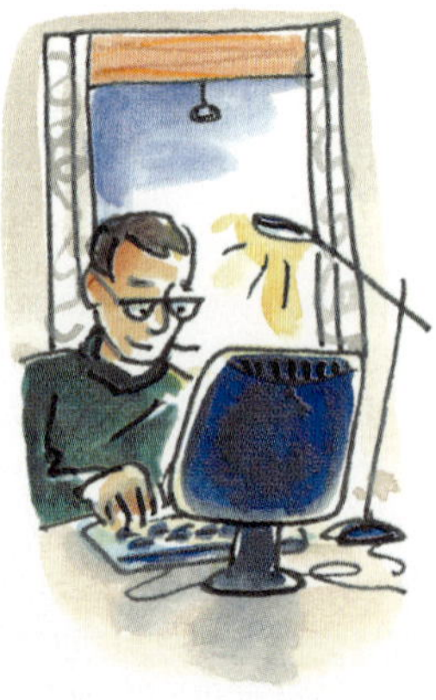

1.6 Fragen zur Selbstkontrolle

1. Definieren Sie den Begriff Pädagogik.
2. Nennen Sie wichtige Teilgebiete der Pädagogik.
3. Welche Bedeutung hat die Pädagogik für den Bereich der Krankenpflege?
4. Erläutern Sie den Begriff Sozialisation.
5. Welche drei Phasen der Sozialisation werden unterschieden?
6. Was versteht man unter Sozialisationsinstanzen?
7. Wie definiert der Soziologe Dieter Claessen den Begriff Enkulturation?
8. Beschreiben Sie den Begriff der Personalisation.
9. Stellen Sie anhand eines Beispiels die Wechselwirkung zwischen Sozialisation, Enkulturation und Personalisation dar.
10. Was versteht man unter dem Begriff Anthropologie?
11. Mit welchem Forschungsgegenstand beschäftigt sich die Anthropologie?
12. Was bedeutet es, wenn man den Menschen als eine physiologische Frühgeburt bezeichnet?
13. Durch welche Merkmale unterscheidet sich der Mensch vom Tier?
14. Welche Konsequenzen ergeben sich aus der biologischen Sonderstellung des Menschen?
15. Welche Bedeutung hat es, wenn man den Menschen als instinktreduziertes und weltoffenes Wesen bezeichnet?
16. Der Mensch ist ein geistiges, kulturelles und soziales Wesen. Erläutern Sie diese Thesen.

2 Erziehungsziele und -stile

2.1 Erziehungsziel als pädagogischer Grundbegriff

Erziehungsziele sind ein Grundthema in der Pädagogik: Allgemein geht es hier um die weitgehend ungelöste Frage: Was soll ein Kind lernen, wozu soll es erzogen werden? Ohne Ziele und Zwecke wäre die Erziehung undenkbar.

Definition

Erziehungsziele sind normative Aussagen über das Ergebnis von Erziehungsprozessen, die der zu Erziehende soweit wie möglich verwirklichen soll.

„Erziehung ist Beispiel und Liebe – sonst nichts." Friedrich W. A. Fröbel

Es handelt sich dabei um soziale Wert- und Normvorstellungen in einer Gruppe oder einer Gesellschaft. Erziehungsziele sind in der Regel historisch, kulturell und gesellschaftlich bedingt und entsprechen den Erwartungen und Einstellungen von Erziehern wie Eltern, Lehrern und Pädagogen.

Der Pädagoge Friedrich W. Kron unterscheidet zwischen formellen und informellen Erziehungszielen. **Formelle Erziehungsziele** werden bewusst von bestimmten Organisationen wie Wirtschaftsinstanzen, politischen Parteien, Kirchen oder anderen Verbänden festgesetzt. Sie übernehmen in der Gesellschaft eine Art Leitfunktion. Den **informellen Erziehungszielen** hingegen liegen die Einstellungen und Haltungen des jeweiligen Erziehers zugrunde. Diese werden durch eigene Ideale, Bedürfnisse und Erfahrungen, das Menschenbild, welches er vertritt oder die Religion, der er angehört, aber auch durch die eigene Erziehung festgelegt. Gleichermaßen auf formelle wie informelle Erziehungsziele wirken Umweltbedingungen wie Werte und Normen der Gesellschaft, aktuelle Trends, Modeerscheinungen, Medien, die familiäre Situation (wie z. B. Größe der Familie, Vollständigkeit bzw. Unvollständigkeit der Familie, die Familienatmosphäre) und Bezugsgruppen wie Freundes- und Verwandtenkreis, Vereine und Arbeitskollegen.

Einflussfaktoren auf die Erziehungsziele

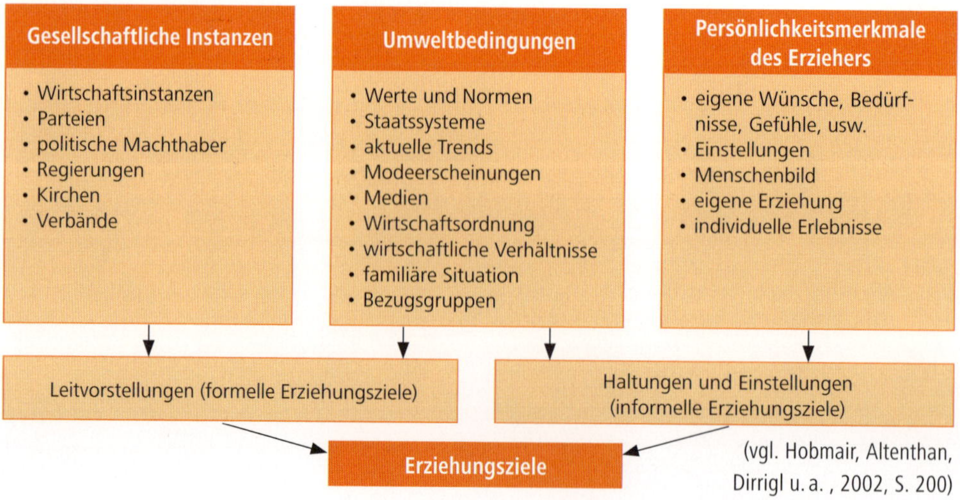

(vgl. Hobmair, Altenthan, Dirrigl u. a. , 2002, S. 200)

2.2 Drei allgemeine Erziehungsziele

Allgemein gibt es drei übergeordnete Erziehungsziele:

1. Mündigkeit

Sie ergibt sich aus der Natur des Menschen als erziehungsbedürftiges und erziehungsfähiges „Mängelwesen". Der deutsche Psychologe Heinrich Roth weist dem Begriff Mündigkeit eine dreifache Bedeutung zu:

- **Selbst-Kompetenz**
  d. h. die Fähigkeit für sich selbst verantwortungsvoll handeln zu können, wie z. B. die Bildung einer eigenen Meinung und die Fähigkeit, Kritik zu ertragen
- **Sozial-Kompetenz**
  d. h. die Fähigkeit mit anderen Menschen verantwortungsvoll umzugehen, wie z. B. die Meinung anderer tolerieren, aber auch die Fähigkeit, Probleme und Konflikte beheben zu können
- **Sach-Kompetenz**
  d. h. die Fähigkeit im Bereich der Sachgüterwelt verantwortungsvoll zu handeln, wie z. B. ökobewusstes Verhalten, keine öffentlichen Gebäude beschädigen

Unter **Pädagogischer Mündigkeit** versteht man die Fähigkeit mit sich selbst zurechtzukommen, d. h. sein Leben selbst gestalten zu können. Zum anderen bedeutet es die Fähigkeit sein soziales Leben in der Gesellschaft oder in bestimmten Institutionen wie Ehe und Familie bewältigen zu können und die Fähigkeit mit der Sachwelt zurechtzukommen. Erzieher und Lehrer können die Mündigkeit von Kindern und Jugendlichen fördern, indem sie Interessen wecken, Wissen und Können vermitteln, Lernbereitschaft, Handlungsfähigkeit und Urteilsvermögen fördern und schließlich die Ansichten der jungen Menschen respektieren.

Der neu eingelieferte Patient im Krankenhaus soll mündig genug sein, seine Bedürfnisse, Wünsche, Ängste und Vorstellungen zu äußern. Er ist derjenige, der über Eingriffe an seinem Körper entscheiden darf.

2. Einhaltung von Normen und Werten

Jede Gesellschaft hat bestimmte Normen und Werte vereinbart, die für ein sinnvolles Zusammenleben unerlässlich sind. Das Ziel der Erziehung ist hier die Eingliederung des Individuums in Gesellschaft und Kultur. Hierzu soll der zu Erziehende Werte und Normen verinnerlichen.

Im Krankenhaus soll der neue Patient in der Lage sein, bestimmte Werte und Normen zu akzeptieren, ohne die das Zusammenleben dort nicht möglich wäre, z. B. tolerieren der Mitpatienten, akzeptieren von Anweisungen des Personals etc.

3. Handlungsfähigkeit und Realitätsbezogenheit

Die Erziehung soll den Menschen befähigen, gegenwärtige und künftige Probleme zu lösen, wodurch er zum weiteren Bestand der Kultur bzw. Gesellschaft beiträgt.

Der Patient im Krankenhaus soll nicht nur für die Zeit seines Aufenthaltes gesundheitsförderndes Verhalten erlernen, sondern auch nach seinem Klinikaufenthalt alles vermeiden, was seine Gesundheit gefährdet. Dazu zählen falsche Ernährungsgewohnheiten, wie fettreiche Speisen, übermäßiger Alkoholgenuss, Rauchen, Bewegungsmangel und Stress. Er sollte dazu angeleitet werden Risikofaktoren auszuschalten und regelmäßige Vorsorgeuntersuchungen wahrzunehmen.

2.3 Die Begriffe Führungs- und Erziehungsstil

In zahllosen Situationen des täglichen Lebens sind Menschen für andere verantwortlich und müssen sie in irgendeiner Form anleiten. Je nachdem, wie dieses Anleiten geschieht, spricht man von einem bestimmten Führungs- oder Erziehungsstil.

Von **Führung** spricht man, wenn übergeordnete Personen die Tätigkeiten von ihnen unterstellten Personen koordinieren und überwachen.

Definition

Der Führungsstil bezeichnet die Art und Weise wie sich ein einzelner Vorgesetzter gegenüber ihm unterstellten Personen oder Gruppen verhält, diese lenkt und führt.

Erziehung demgegenüber sind alle Einwirkungen von erziehenden Personen (meist Erwachsenen) auf zu Erziehende (meist Heranwachsende) mit dem Ziel Wertorientierungen, Verhaltensweisen, Fertigkeiten und Kenntnisse zu vermitteln.

Definition

Unter dem Begriff Erziehungsstil werden alle Verhaltensmuster und Erziehungspraktiken von erziehenden Personen zusammengefasst, die diese bei der Erziehung an den Tag legen.

Dieses Erziehungsverhalten ist von den jeweiligen soziokulturellen Normen und dem jeweiligen Erzieher (Lehrer, Eltern) abhängig.

2.4 Die Führungsstile nach Kurt Lewin

2.4.1 Beschreibung der Führungsstile

Die Beschreibung der verschiedenen Führungsstile fasst die Ergebnisse des österreichischen Psychologen Kurt Lewin zusammen, dessen **Typologie der Führungsstile** heute allgemein anerkannt ist. Er emigrierte vor dem Zweiten Weltkrieg in die USA und beschäftigte sich dort aufgrund seiner Erfahrungen mit dem nationalsozialistischen Herrschaftssystem in Deutschland mit Führungsstilen. Hierzu arbeiteten er und seine Mitarbeiter mit Gruppen von je fünf Kindern im Alter von zehn bis zwölf Jahren, die im Hinblick auf Schulleistung und Intelligenz vergleichbar waren. Sie trafen sich über einen Zeitraum von drei bis sechs Monaten regelmäßig einmal wöchentlich zum Basteln und Werken. Jede Gruppe wurde von einem Erwachsenen nach einem vorher festgelegten Führungsstil geleitet. Dieser Führungsstil war entweder

- autoritär-dirigistisch,
- laissez-faire oder
- demokratisch.

Nach sechs Wochen wechselten die Leiter die Gruppe und führten in einer anderen Gruppe einen anderen Führungsstil durch.

Den **autoritär-dirigistischen Führungsstil** definierte Lewin wie folgt:
- Allein der Leiter entscheidet über die Aktivitäten der Gruppe, er gibt Anweisungen und Befehle und verteilt Arbeitsaufgaben.
- Die Verantwortung für alle Tätigkeiten der Kinder obliegt allein dem Gruppenleiter.
- Entscheidungen trifft der Leiter allein, ohne die Kinder mit einzubeziehen.
- Tadel und Lob werden von ihm häufig und personenbezogen eingesetzt.
- Seine Beziehung zu den Gruppenmitgliedern ist eher unpersönlich.
- Der Leiter erwartet von der Gruppe bedingungslosen Gehorsam, er duldet keinen Widerspruch oder Kritik.
- Über die Zugehörigkeit zur Gruppe entscheidet allein der Gruppenleiter.

Beispiel (1):
Die Stationsleiterin Frau Huber verteilt Befehle und gibt strikte Anweisungen an ihre Untergebenen. Die Mitarbeiter auf der Station stehen unter ihrer ständigen Kontrolle. Der Handlungsspielraum und das Mitspracherecht der Untergebenen bei Entscheidungen ist sehr stark eingeschränkt. Es wird nur arbeitsbezogen kommuniziert. Kritik und Tadel sind an der Tagesordnung. Individuelle Stärken der Mitarbeiter bleiben unberücksichtigt. Häufig werden schon bei Kleinigkeiten Drohungen und Verwarnungen ausgesprochen.

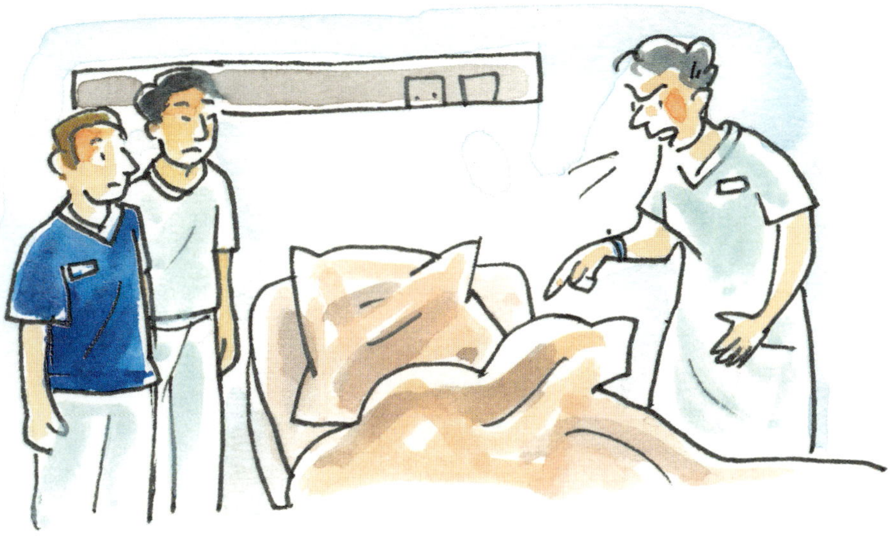

Die im **laissez-faire Stil** geführte Gruppe wurde wie folgt beschrieben:
- Der Leiter lässt den Mitgliedern der Gruppe viele Freiheiten und gibt ihnen kaum Vorgaben.
- Statt aktiv Anregungen zu geben, unterstützt er die Gruppenmitglieder nur auf deren Bitten hin.
- Die Aufgabe des Gruppenleiters beschränkt sich auf die Bereitstellung der Arbeitsmaterialien.
- Zur Gruppe verhält sich der Leiter stets freundlich, bleibt dabei aber neutral.
- Die Leistung und das Verhalten der Gruppenmitglieder sowie das Ergebnis ihrer Arbeit werden vom Leiter selten bewertet.

Beispiel (2):
Die Stationsleiterin Frau Blum ist zwar freundlich, aber sehr passiv. Sie zeigt kein Interesse an den Erwartungen, Bedürfnissen und Problemen ihrer Mitarbeiter. Die Mitarbeiter sind während ihrer Arbeit meist auf sich allein gestellt. Die Stationsleiterin gibt nur auf Bitten der Mitarbeiter Hilfestellungen. Fehlverhalten wird meist übersehen. Es erfolgt weder Strafe für Fehler noch Belohnung für gute Leistungen.

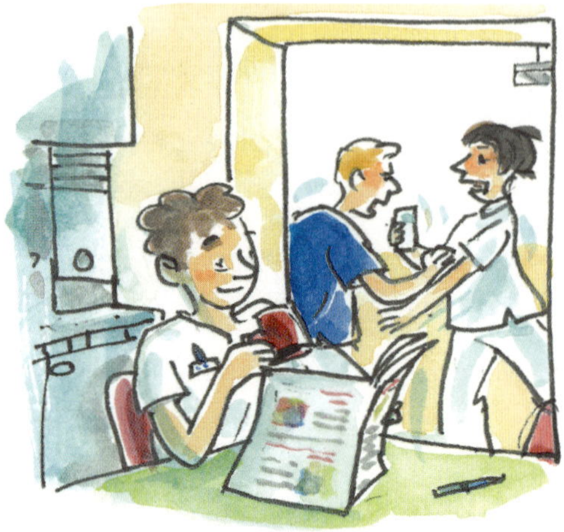

Der **demokratische Führungsstil** schließlich sollte wie folgt umgesetzt werden:

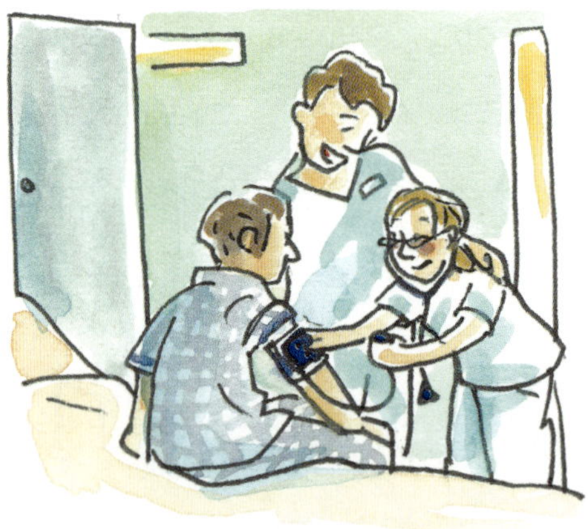

- Die Mitglieder der Gruppe werden in das Geschehen mit einbezogen.
- Wichtige Entscheidungen trifft der Leiter nicht allein, sondern zusammen mit der Gruppe. Er selbst versteht sich als ein Mitglied der Gruppe.
- Selbstständigkeit und Eigeninitiative der Gruppenmitglieder werden angeregt und gefördert.
- Bei Problemen bietet der Gruppenleiter ein offenes Ohr und seine Unterstützung.
- Bei Fehlern wird in der Regel nicht bestraft, sondern geholfen.
- Sympathie und Lob werden vom Leiter deutlich und häufig geäußert.

Beispiel (3):
Die Stationsleiterin Frau Kern unterstützt ihre Mitarbeiter. Teamarbeit und gegenseitiger Respekt stehen im Vordergrund. Die Mitarbeiter können ihre individuellen Eignungen und Neigungen in den Arbeitsalltag einbringen. Kommunikation findet auf allen Ebenen statt. Alles wird zusammen erarbeitet. Ideen werden nicht ignoriert, sondern sie werden in der Gruppe besprochen. Wünsche seitens der Mitarbeiter wie z. B. Änderungen des Dienstplans werden angemessen berücksichtigt. Das Erreichen von Zielen wird gemeinsam angestrebt. Kritik wird sachbezogen geäußert.

2.4.2 Auswirkungen der Führungsstile auf das Verhalten

Wie nicht anders zu erwarten, wirkten sich die jeweiligen Führungsstile unmittelbar auf das Verhalten der Gruppenmitglieder aus. So brachte der **autoritär-dirigistische** Führungsstil:

- einen verminderten Zusammenhalt innerhalb der Gruppe und generell mangelndes Sozialverhalten
- eine erhöhte Reizbarkeit der Gruppenmitglieder, die sich in Aggressionen, vor allem Schwächeren gegenüber, entladen kann
- nur eintönige Verhaltensweisen und Äußerungen, wenig Selbstbewusstsein
- eine Fixierung auf den Leiter der Gruppe statt einer eigenständigen Arbeitsweise
- nur geringe Leistungsmotivation, Eigeninitiative und Kreativität
- Das Verhältnis der Gruppenmitglieder untereinander ist eher von Konflikten und Rivalitäten geprägt als von Vertrauen.

Beispiel (1) Fortsetzung:
Auf der Station von Frau Huber herrscht eine gespannte und gereizte Atmosphäre. Die Unzufriedenheit der Mitarbeiter ist groß, die Leistungsmotivation gering. Die Mitarbeiter zeigen wenig Kooperationsbereitschaft und Eigeninitiative. Sie verhalten sich passiv, angepasst und unselbstständig und können sich nicht entfalten. Feindseligkeiten und gegenseitige Anschuldigungen gehören zum Alltag auf Station. Aggression und Mobbing treten gehäuft auf und richten sich meist gegen Schwächere wie z. B. Patienten oder Pflegeschüler.

Auswirkungen des **laissez-fairen** Führungsstils sind:
- ein unproduktiver Arbeitsstil, weil die Gruppenmitglieder nicht methodisch und durchdacht, sondern eher planlos vorgehen
- kein „Wir"-Gefühl und kein Zusammenhalt in der Gruppe
- fehlende Anpassung: einzelne Gruppenmitglieder handeln rücksichtslos und verantwortungslos
- mangelnde Disziplin sowie Kompetenzstreitigkeiten und Rivalitäten untereinander
- Lustlosigkeit, Orientierungslosigkeit und Resignation bis hin zu Verhaltensauffälligkeiten

Beispiel (2) Fortsetzung:
Die Mitarbeiter auf der Station von Frau Blum handeln planlos und unmotiviert. Es besteht unter ihnen kein Zusammenhalt. Mit der Zeit verlieren sie jede Lust an ihrem Beruf und werden manchmal sogar depressiv. Rücksichtslosigkeit und fehlende Anpassungsfähigkeit bestimmen den Arbeitsalltag. Sie sind unzufrieden, schlecht gelaunt und arbeiten nur in ihrem Beruf, um Geld zu verdienen.

Der **demokratische Führungsstil** ergab demgegenüber:
- eine hohe Arbeitsmotivation und allgemeine Zufriedenheit der Gruppenmitglieder
- produktive und konstruktive Arbeits- und Verhaltensweisen
- gutes Problemlösungsverhalten innerhalb der Gruppe, verbunden mit weniger Feindseligkeiten
- freundliches, hilfsbereites Verhalten untereinander und eine entspannte und angenehme Arbeitsatmosphäre
- verbesserte Arbeitsmoral
- Integration des Gruppenleiters in die Gruppe

Beispiel (3) Fortsetzung:
Die Mitarbeiter von Frau Kern sind motiviert und arbeiten aktiv und selbstständig. Es herrscht eine entspannte Arbeitsatmosphäre. Die Mitarbeiter zeigen hohe Kooperations- und Lernbereitschaft. So nehmen sie vermehrt an Fortbildungsveranstaltungen teil. Konflikte werden bereits im Entstehen angesprochen und von den beteiligten Mitarbeitern gelöst. Auch bei Abwesenheit der Stationsleitung erbringen die Mitarbeiter gute Leistungen. Sie sind sehr zufrieden und fühlen sich wohl auf der Station.

2.5 Fragen zur Selbstkontrolle

1. Bestimmen Sie den Begriff Erziehungsziel.
2. Zeigen Sie die Unterschiede zwischen formellen und informellen Erziehungszielen auf.
3. Welche Instanzen legen Erziehungsziele fest?
4. Nennen Sie drei allgemeine Erziehungsziele, die auch im Krankenhaus von Bedeutung sind.
5. Was bedeutet in Bezug auf den Patienten das Erziehungsziel Mündigkeit?
6. Grenzen Sie die Begriffe Führungsstil und Erziehungsstil voneinander ab.
7. Welche drei Führungsstile unterscheidet Kurt Lewin?
8. Durch welche Merkmale sind diese drei Führungsstile gekennzeichnet?
9. Beschreiben Sie die Auswirkungen der drei Führungsstile auf das Verhalten von Kindern.
10. Welche Bedeutung könnten unterschiedliche Führungsstile für das Betriebsklima und die Personalfluktuation im Krankenhaus haben?

3 Aspekte der Persönlichkeitsentwicklung

3.1 Der Begriff Entwicklung und Entwicklungsphasen

„Man ist so alt, wie man sich fühlt." deutsches Sprichwort

Entwicklung wurde ursprünglich nur im Sinne von „wachsen" verstanden und mit dem Eintritt ins Erwachsenenalter für beendet erklärt. Neuere Erkenntnisse belegen jedoch, dass diese Sichtweise zu beengt ist, da sich auch der Erwachsene stetig weiterentwickelt.

Definition

Entwicklung ist demnach ein lebenslanger Prozess, in dessen Fortschreiten sich sowohl körperliche Veränderungen als auch Veränderungen des Verhaltens und Empfindens eines Menschen ergeben.

Die Entwicklung umfasst das gesamte Leben eines Menschen, von der Zeugung bis zum Tod.

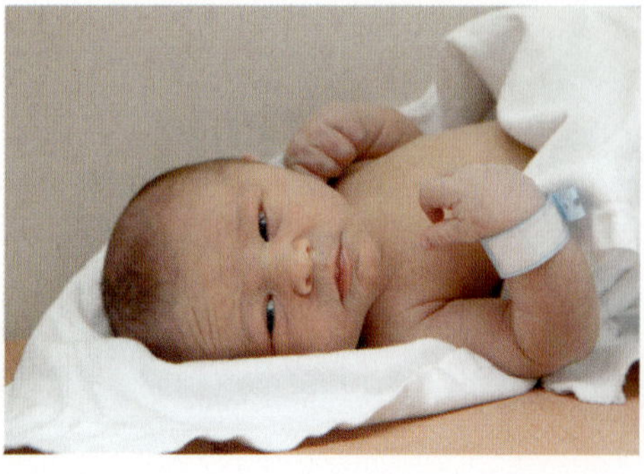

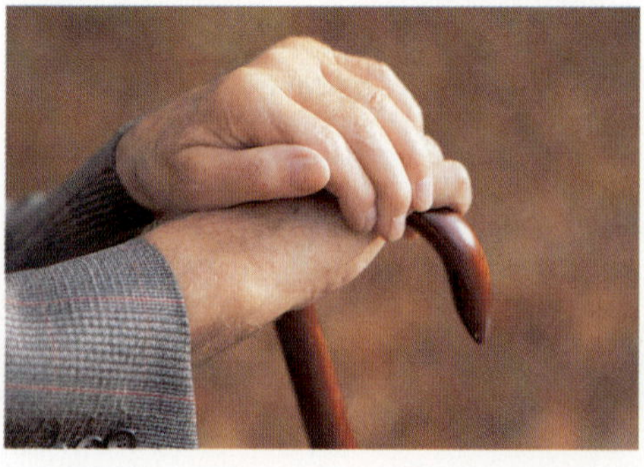

Entwicklungsphasen

Die Lebensspanne eines Menschen wird gemäß nachstehender Grafik in verschiedene Abschnitte unterteilt:

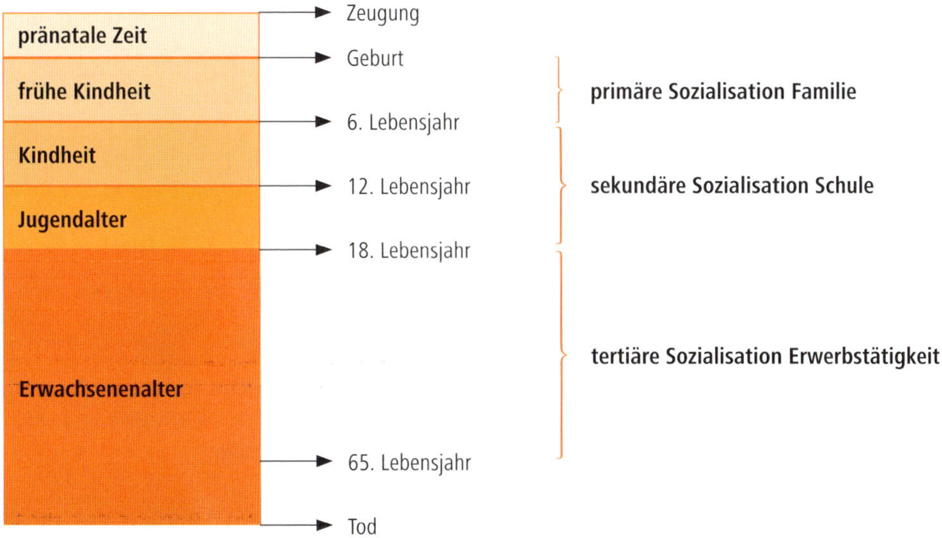

Die einzelnen Lebensabschnitte eines Menschen

3.2 Ursachen der Entwicklung

Wodurch werden Entwicklungsprozesse ausgelöst und welche Faktoren lenken sie in eine bestimmte Richtung? Welche Rolle spielen dabei die genetischen Anlagen für die Entwicklung eines Individuums und welche die Umwelt? Die Frage nach den **Entwicklungsfaktoren** ist vor allem für Eltern, Lehrer und Erzieher interessant. Es werden drei Gruppen von Entwicklungsfaktoren unterschieden, die sich gegenseitig beeinflussen können.

(1) endogene Faktoren (von innen entstehend – veranlagt)

Als endogene Faktoren werden die bei der Geburt vorhandenen anlagemäßig bedingten Kräfte bezeichnet. Der Begriff **Anlage** bezieht sich auf die genetischen Erbinformationen, die in den Chromosomen enthalten sind. Die endogenen Faktoren setzen bestimmte Prozesse im Organismus in Gang wie z. B. Zell- und Organaufbau, Stoffwechsel, Wachstum und Bewegung. Des Weiteren sind sie verantwortlich für die Entwicklung von Organen, des Nervensystems, der Sinnesorgane und Muskeln. Bekannte Aussagen wie *„Der Apfel fällt nicht weit vom Stamm."* oder *„Wie der Vater so der Sohn."* heben die Bedeutung endogener Faktoren für die Entwicklung des Individuums hervor. Der genetische Anteil ist bei einigen körperlichen Merkmalen, wie Aussehen, Körpergröße, Augenfarbe, aber auch bei bestimmten Begabungen eindeutig nachgewiesen. Im Bereich der Persönlichkeits- und Charaktermerkmale ist er jedoch äußerst umstritten.

(2) exogene Faktoren (verursacht von außen – Umwelteinflüsse)

Unter exogenen Faktoren versteht man alle Einflüsse, die von der Umwelt auf das Individuum einwirken. Sie sind für die Entwicklung der Persönlichkeit ausschlaggebend. Bezüglich der Umwelteinflüsse lassen sich vier pädagogisch bedeutsame Bereiche unterscheiden:

- **natürliche Faktoren** wie die Art der Landschaft, das Klima, die Ernährung
- **ökonomische Faktoren** wie die Vermögensverhältnisse der Eltern, die Qualität der Wohngegend oder des Wohnraums (Größe, Lage)
- **soziale Faktoren:** wie
  - Siedlungsform (Stadt oder Land)
  - Zugehörigkeit zu einer bestimmten sozialen Schicht
  - Familienverhältnisse: familiärer Status; Familienklima; Geschwisterkonstellation; Eltern-Kind-Beziehung; Erziehungseinflüsse in Familie, Kindergarten und Schule
  - Spielmöglichkeiten und Kontakte mit anderen Kindern (Häufigkeit, Dauer und emotionale Qualität der Kontakte)
  - Einflüsse von Gleichaltrigen in den sogenannten peer groups
- **kulturelle Faktoren** wie die Sprache; Wert- und Normvorstellungen; Massenmedien; der Zeitgeist, Sitte und Brauchtum; Trends; weltanschauliche, politische und religiöse Verhältnisse und Überzeugungen; Bildungsstätten; Freizeitmöglichkeiten; Spielzeug oder Bücher

(3) autogene Faktoren (aus eigener Kraft entstanden)

Als autogene Faktoren werden alle Kräfte bezeichnet, mit denen das Individuum selbst bestimmte Entwicklungsprozesse herbeiführt. Autogene Faktoren dienen der Befriedigung von Bedürfnissen, der schöpferischen Entfaltung und der Anpassung an bestimmte Lebensbedingungen. Jeder Mensch ist heutzutage selbst in nicht unerheblichem Maße an seiner Entwicklung beteiligt und kann somit steuern, was aus ihm wird. Der Ausspruch *„Jeder ist seines Glückes Schmied"* bringt dies deutlich zum Ausdruck. Autogene Faktoren können sowohl fördernde als auch nachteilige Einflüsse auf die Entwicklung ausüben.

3.3 Konsequenzen für die Lernfähigkeit und Erziehbarkeit des Menschen

Aus dem bisher Gesagten ergeben sich Konsequenzen für die Lernfähigkeit und Erziehbarkeit des Menschen: Hier stehen sich zwei verschiedene Grundtypen von Forschern gegenüber: die Erbtheoretiker und die Milieutheoretiker.

Nach der Auffassung der **Erbtheoretiker** ist die Persönlichkeit eines Menschen schon bei dessen Geburt festgelegt. Seine Entwicklung ist genetisch vorprogrammiert. Wie sich ein Mensch im Laufe seines Lebens entwickelt, wird einzig von den Erbanlagen bestimmt, nicht von der Erziehung. Aus diesem Grund spricht man in diesem Zusammenhang vom **pädagogischen Pessimismus** oder von der **Ohnmacht der Erziehung**. Diese Auffassung wurde von Erbdeterministen vertreten, die den Menschen nur für ein Produkt der Natur, d. h. seiner ererbten Anlagen hielten. Dazu gehörten Theologen und Pädagogen wie z. B. Aurelius Augustinus (324–430), Johannes Calvin (1509–1564), Jean-Jacques Rousseau (1712–1778) und Arthur Schopenhauer (1788–1860). In den 20er- und 30er- Jahren vertraten vor allem Entwicklungspsychologen wie Oswald Kroh und Ernst Kretschmer diese Ansicht.

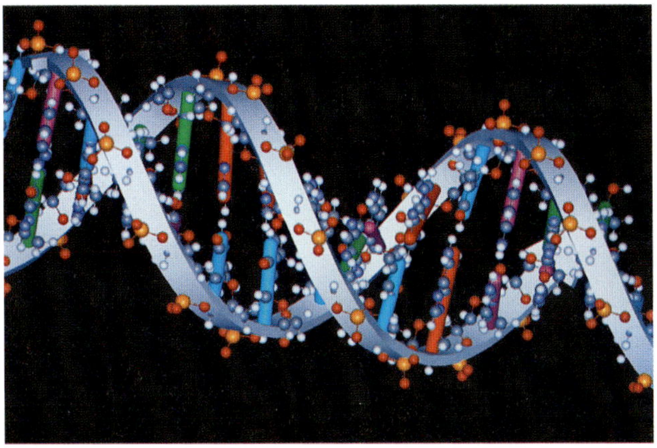

Auch heutzutage gibt es Genetiker und Verhaltensforscher, Biologen und Mediziner wie z. B. Irenäus Eibl-Eibesfeldt, Arthur R. Jensen und Hans-Jürgen Eysenck, die davon ausgehen, dass die menschliche Entwicklung genetisch vorprogrammiert ist.

Die Vertreter der **Milieutheorie** hingegen sehen den neugeborenen Menschen als ein Wesen, das unbegrenzt formbar und bildbar ist und durch geeignetes Training alle Einflüsse der Erbanlagen und der frühen Prägungen überwinden kann. Diese Auffassung führt zu der Überzeugung, dass die Entwicklung eines Menschen allein auf seinen Erfahrungen und seiner Erziehung beruht. Dieser Theorie folgend wird vom **Pädagogischen Optimismus** oder der **Allmacht der Erziehung** gesprochen. Vertreter dieser Auffassung waren bereits im Zeitalter der Aufklärung zu finden. Sowohl die Philosophen Thomas Hobbes (1588–1679), Gottfried Wilhelm Leibniz (1646–1716) und John Locke (1623–1704) als auch David Hume (1711–1776) und Immanuel Kant (1724–1804) galten als Anhänger des pädagogischen Optimismus. Die Lehre von der dominierenden Bedeutung der Umwelteinflüsse wurde u. a. auch von amerikanischen Psychologen wie James Watson (1878–1958), dem Begründer des Behaviorismus (Verhaltenslehre, die davon ausgeht, dass alles Verhalten erlernt ist und wieder verlernt werden kann) und Burrhus F. Skinner (1904–1190) vertreten.

(vgl. Hobmair, Altenthan, Dirrigl u. a., 2002, S. 58 f.)

Sowohl Anlage- als auch Milieutheoretiker haben umfangreiche Untersuchungen durchgeführt, um Beweise für ihre Theorien zu liefern. Die Forschungen konzentrierten sich dabei hauptsächlich auf die Frage, ob Intelligenz angeboren oder eher eine Folge der Umwelteinflüsse, also erworben sei. Von den meisten Forschern wird inzwischen das vom deutschen Pädagogen Wilhelm Stern (1792–1873) angenommene **Konvergenzprinzip** akzeptiert. Dieses Prinzip besagt, dass Entwicklung – insbesondere die Entwicklung der Intelligenz – das Ergebnis des Zusammenwirkens (Konvergenz) von endogenen und exogenen Faktoren darstellt. Individuelle Unterschiede in psychologischen Merkmalen lassen sich darüber hinaus nicht nur auf Erbanlagen und Umweltbedingungen und deren Wechselwirkungen zurückführen, sondern auch auf die Selbststeuerung einer Person.

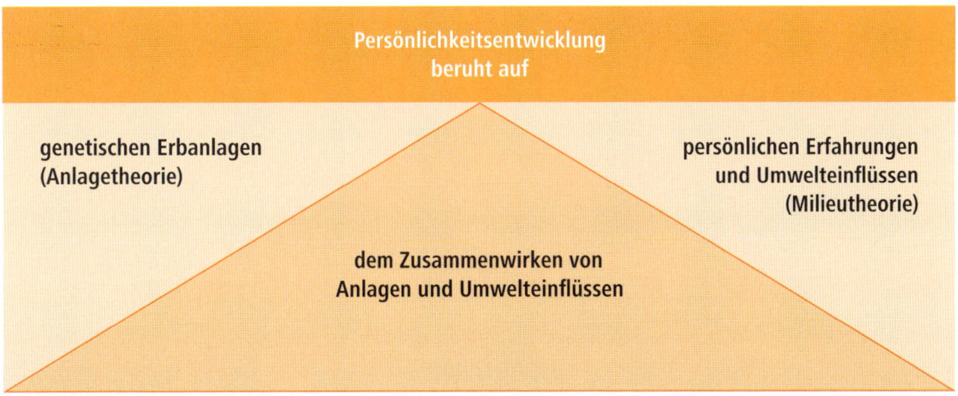

Für die Erziehung sind sowohl die pessimistischen als auch die optimistischen Positionen in ihren radikalen Ausprägungen gefährlich, da sie im ersten Fall zu erzieherischer Untätigkeit bzw. im zweiten Fall zu naivem Fortschrittsoptimismus verleiten. Angebracht ist allein ein verantwortlicher, **pädagogischer Realismus**, aus dem heraus sowohl Anlage- als auch Umweltbedingungen berücksichtigt werden müssen.

3.4 Aktive Selbststeuerung als eigener Beitrag zur Persönlichkeitsentwicklung

Unabhängig von den Bemühungen der Erzieher und den genetischen Einflüssen vermag auch das Individuum selbst einen erheblichen Einfluss auf die Entwicklung seiner Persönlichkeit zu nehmen. Diese wird als aktive Selbststeuerung bezeichnet und umschließt alle Maßnahmen, die das Individuum in Eigeninitiative zur Optimierung des eigenen Persönlichkeitsprofils hervorbringt.

Eine Stationsleiterin wird wegen ihres unbeherrschten Verhaltens von den Gesundheits- und Krankenpflegerinnen gemieden. Sie spürt dies und macht deshalb ein Führungskräfteseminar, um dort zu lernen, wie man auf verantwortliche Weise mit Untergebenen umgeht.

3.5 Fragen zur Selbstkontrolle

1. Definieren Sie den Begriff Entwicklung.
2. Beschreiben Sie die verschiedenen Phasen der Entwicklung.
3. Welche drei Faktoren halten die Entwicklung in Gang bzw. lösen sie aus?
4. Nennen Sie vier Umwelteinflüsse, die ausschlaggebend für die Entwicklung der Persönlichkeit sind.
5. Stellen Sie die Positionen der Erb- und Milieutheoretiker dar und nennen Sie jeweils einige Vertreter.
6. Was besagt der pädagogische Pessimismus bzw. der pädagogische Optimismus?
7. Erläutern Sie den Begriff pädagogischer Realismus.
8. Beschreiben Sie anhand eines Beispiels aus der Krankenpflege, was man unter aktiver Selbststeuerung versteht.

4 Patientengruppen im Krankenhaus

4.1 Das Kind als Patient

4.1.1 Der Krankenhausaufenthalt aus der Sicht des Kindes

Kleinkinder haben naturgemäß eine sehr starke Bindung an die Bezugsperson, v. a. die Mutter. Folgende Verhaltensweisen sind deshalb typisch für kleine Kinder bis etwa zum 6. Lebensjahr:

Fremdeln

Tritt auf zwischen dem 6. und 24. Monat. In dieser Zeit zeigen Säuglinge und Kleinkinder, dass sie zwischen Fremdem und Vertrautem unterscheiden können. So reagieren sie beim Anblick einer fremden Person emotional sehr heftig mit Schreien, Weinen und Blickabwendung.

Trennungsangst

Darunter versteht man die Reaktion eines Kindes, wenn es in einer kaum vertrauten Umgebung für längere Zeit von einer Bezugsperson zurückgelassen wird. Dabei hat das Kind Angst davor, dass es seine Eltern für immer verloren hat, da es sich bis zum 2. Lebensjahr nicht vorstellen kann, dass sein nicht hör- oder sehbarer Elternteil noch wirklich lebt. Zuhause tritt diese Angst meist nicht auf, da eine Bezugsperson meist in der Nähe ist und die vertraute Umgebung dem Kind Sicherheit vermittelt. Die Trennungsangst und das damit verbundene Trennungstrauma können durch einen Krankenhausaufenthalt zu verschiedenen Störungen führen:

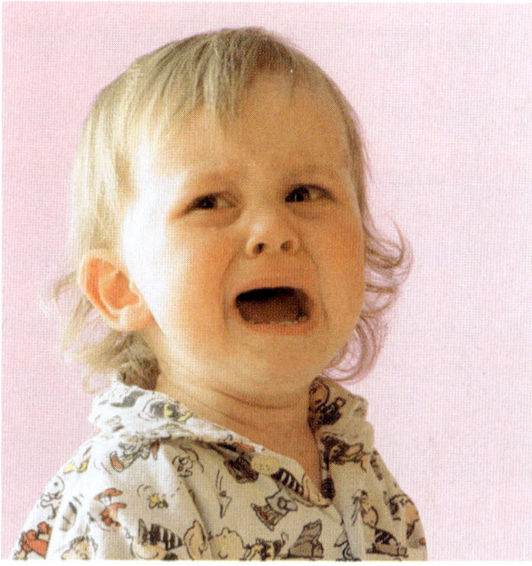

- **Verhaltensstörungen im Krankenhaus** wie Jammern, Weinen, Schreien, Einnässen
- **Vorübergehende Verhaltensstörungen nach der Entlassung** aus dem Krankenhaus wie Schlafstörungen, Alpträume, Angst im Dunkeln, Niedergeschlagenheit, Ängstlichkeit, Aggressionen. Häufig kommt es auch zu einer Regression (Zurückfallen auf frühere Entwicklungsstufen): Diese Kinder nässen oder koten z. B. wieder ein, obwohl sie vor dem Krankenhausaufenthalt sauber waren.
- **Langzeitverhaltensstörungen** wie Schlafstörungen, Todesängste, Gefühlsarmut, Unkonzentriertheit, Unsicherheit, Misstrauen, aber auch psychosomatische Leiden wie Asthma bronchiale. Wenn das Kind den Krankenhausaufenthalt als Bestrafung durch die Eltern erlebt, so wird es sich den Eltern gegenüber verschlossen zeigen.

Fehlender Zeitbegriff

Bis zum dritten Lebensjahr hat das Kind noch keinen Zeitbegriff entwickelt. Die Begriffe „morgen" und „übermorgen" versteht es noch nicht. Somit sind Kinder bis zu drei Jahren einer ungewissen, schwer erträglichen Zeitspanne ausgesetzt, wenn Eltern sie im Krankenhaus auch nur für einen Tag verlassen.

Fehlende Einsicht über die Notwendigkeit des Krankenhausaufenthaltes

Bis zum fünften Lebensjahr ist bei dem Kind noch kein kausales Denken vorhanden. Das Kind kann noch nicht erkennen, dass die Schmerzen, die Ursache für den Krankenhausaufenthalt darstellen. Vielmehr erlebt es den Aufenthalt als Bestrafung durch die Eltern. Zusätzliche Schmerzen z. B. durch Spritzen oder Untersuchungen sowie Entbehrungen werden ebenfalls als Strafe erlebt, da dem Kind die Einsicht in die Notwendigkeit dieser Maßnahmen noch fehlt. Hinzu kommen noch Angst einflößende Elemente der stationären Unterbringung wie hell strahlende Lampen, kahle weiße Wände, blitzende Instrumente, eigenartig weiß gekleidete Menschen, unbekannte Gerüche und fremd schmeckendes Essen.

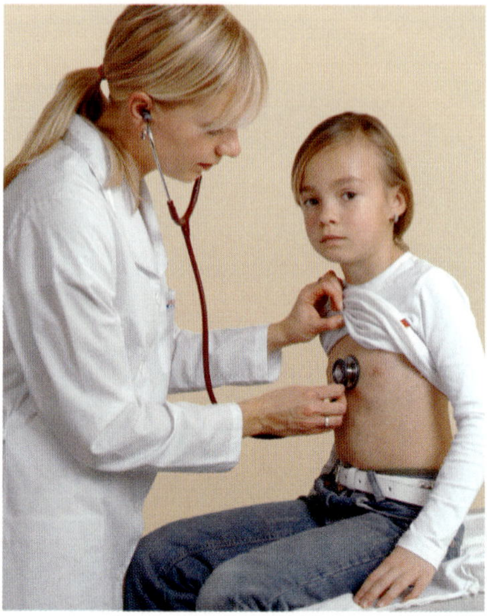

„Kindheit ist jene herrliche Zeit, in der man dem Bruder zum Geburtstag die Masern geschenkt hat."

Peter Ustinov

4.1.2 Das Phänomen des Hospitalismus

Die Verhältnisse im Krankenhaus wie mangelnde emotionale Zuwendung und unzureichende Vermittlung von Reizen (wenig Ansprache, kaum Impulse aus der Umwelt, die die motorische und geistige Entwicklung des Kindes fördern wie z. B. passendes Spielzeug), nicht kindgerechte Umgebung, Trennung von der Bezugsperson, einengende Verhaltensvorschriften und stereotyper Tagesablauf ähneln sehr stark den Bedingungen in Kinder- und Säuglingsheimen. So stellte der Psychoanalytiker René Spitz an Kindern in solchen Heimen Verhaltensweisen fest, die unter dem Begriff **Hospitalismus** (angelehnt an den Begriff Hospital = Krankenhaus) bekannt wurden.

Definition

Mit Hospitalismus bezeichnet man in diesem Zusammenhang körperlich-seelische Störungs- und Verkümmerungserscheinungen im Säuglings- und Kleinkindalter bei längerer Unterbringung in einem Heim (oder Krankenhaus).

Folgende **Symptome** sind typisch für unter Hospitalismus leidende Kinder:

- Ernährungsstörungen, Gewichtsabnahme, geringeres Größenwachstum
- erhöhte Anfälligkeit für Infektionskrankheiten
- teilnahmsloses Verhalten, Desinteresse an der Umwelt, Gleichgültigkeit gegenüber anderen Menschen
- Verzögerung der körperlichen und motorischen sowie der sprachlichen und geistigen Entwicklung
- gesteigerte Ängstlichkeit und Depressionen, Misstrauen und Aggressivität
- Verhaltensauffälligkeiten wie monotones Kopfwackeln, Nägelkauen, Haareausreißen.

Wenn Kinder längere Zeit unter Hospitalismus leiden, führt dies in vielen Fällen zu **dauerhaft gestörten Verhaltensweisen**. Dazu gehören:

- hochgradige Infantilität des Verhaltens (Unreife)
- Intelligenzminderung
- unermüdliches Streben nach Beachtung und Kontakt
- starkes Besitzstreben
- übersteigertes Gefühl der Niedergeschlagenheit, Traurigkeit und inneren Leere (Depressionen)
- Neigung zu Trotzreaktionen
- grundlose Aggressivität gegen Gleichaltrige
- fehlende Gewissens- und Hemmungsbildung bis hin zu Grausamkeit
- Zurückgezogenheit und Kontaktarmut
- die normalen Methoden der Gruppensteuerung und Gruppenpädagogik sprechen nicht an
- Beibehalten von frühkindlichen Verhaltensweisen wie Daumenlutschen und Bettnässen.

Der Begriff Hospitalismus wird zunehmend durch Begriffe wie **frühkindliche Dauerfrustration, frühkindliche Vernachlässigung** und **psychische Deprivation** ersetzt.

In den westlichen Industrienationen jedoch muss heutzutage bei einem Klinikaufenthalt des Kindes nicht mit Verhaltensauffälligkeiten gerechnet werden. In der Regel verlassen die Kinder das Krankenhaus ohne psychische Folgeschäden.

4.1.3 Reaktionen des Kindes auf den Krankenhausaufenthalt

Das Kind ist durch die Krankheit und den damit verbundenen Krankenhausaufenthalt weitaus stärker emotional betroffen als der Erwachsene, da es die Eindrücke im Krankenhaus noch wenig mithilfe von angelerntem Wissen und Erfahrungswerten interpretieren kann. Zudem kann das Kind wenig gegen die Ereignisse unternehmen, die auf es zukommen; es wird über seinen Kopf hinweg entschieden. Der bekannte Londoner Kinderpsychologe James Robertson hat in seinem Buch „Kinder im Krankenhaus" (Ernst Reinhard Verlag, München/Basel, 1974) verschiedene Phasen eines Krankenhausaufenthalts von Kindern ausführlich beschrieben, die folgend kurz zusammengefasst werden sollen:

(1) Phase des Protestes

Zu Beginn des Krankenhausaufenthaltes hofft das Kind durch dauerndes Weinen oder Schreien seine Eltern herbeirufen zu können. Es schaut ständig aus dem Fenster oder zur Tür und wehrt sich gegen das Pflegepersonal.

(2) Phase der Resignation und Verzweiflung

In dieser Phase erkennt das Kind, dass es durch andauerndes Schreien und Weinen nichts bewirkt. Es reagiert nun apathisch, zeigt keine Bereitschaft zum Gespräch und ist ruhig und in sich gekehrt. Wenn Kinder nur kurz im Krankenhaus sind, werden sie schon in diesem Stadium entlassen.

(3) Phase der Anpassung und Verleugnung

Sie tritt vor allem bei längerem Krankenhausaufenthalt des Kindes ein. Es ist die Phase, in der das Kind zum „Schürzenkind" der Pflegerin wird. Es spricht mit dem Pflegepersonal und macht den scheinbaren Eindruck, es sei glücklich, es habe sich nun gut eingelebt. Kommt aber die Mutter zu

Besuch, dann zeigt sich der wahre Zustand des Kindes: Es scheint die Mutter kaum noch zu kennen, wendet sich von ihr ab, ist lustlos und klammert sich am Entlassungstag an die Gesundheits- und Krankenpflegerin und will nicht mehr nach Hause gehen.

4.1.4 Folgerungen für die Pflege des Kindes

Aus den vielen negativen Folgen des Krankenhausaufenthaltes ergeben sich Forderungen, wie man den Aufenthalt im Krankenhaus für das Kind angenehmer gestalten könnte:

- Die Eltern – Vater oder Mutter – sollten mit ihrem Kind im Krankenhaus wohnen können (Rooming-in). Das damit verbundene Gefühl der Geborgenheit beschleunigt den Genesungs- und Heilungsprozess.
- Wenn dies nicht möglich ist, sollte das Kind eine feste Bezugsperson, in der Regel eine Gesundheits- und Krankenpflegerin, haben, der es sich mit all seinen Fragen und Problemen anvertrauen kann.
- Des Weiteren müsste das Krankenhaus wohnlicher und kindgerechter gestaltet werden. Dazu gehören bunte Wände, krankenhauseigenes Spielzeug, Kinderbücher und -bilder, Pflanzen, bunte Bettwäsche. Auch sollte das Kind seine Lieblingsspielsachen und -stofftiere mit ins Krankenhaus nehmen dürfen.

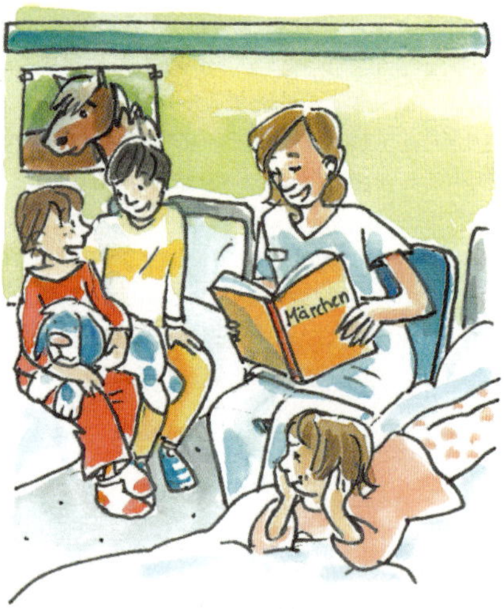

- Der Kontakt zu anderen Kindern im Krankenhaus sollte intensiviert werden, z. B. durch gemeinsames Feiern von Kindergeburtstagen, an denen auch Clowns und/oder Zauberer erscheinen oder durch gemeinsames Anschauen von Kinderfilmen.
- Die Besuchszeiten sollten variabel gestaltet werden. Eine Beschränkung der Besuchszeiten auf bestimmte Tageszeiten ist nicht kindgerecht, da die Kinder nicht nach solch starren Tageseinteilungen leben wie Erwachsene. Der Zeitraum eines Tages ist für Kinder meist so lang wie eine Woche für einen Erwachsenen. Eltern sollten ihr Kind zu jeder Tages- und Nachtzeit besuchen dürfen.
- Der Krankenhausaufenthalt sollte für Kinder so kurz wie möglich sein. Während Warte- und Genesungsphasen sollte das Kind nach Möglichkeit zu Hause sein können.
- Wichtig wäre auch, das Kind mit entsprechenden Büchern[1], Hörspielen oder Filmen auf den Krankenhausaufenthalt vorzubereiten. Auch sollte Kindergärten oder Grundschulklassen vermehrt die Möglichkeit geboten werden, Krankenhäuser zu besichtigen. Die Ärzte und das Pflegepersonal sollten sich Zeit nehmen, die Kinder herumzuführen und ihre Fragen kindgerecht beantworten. Bei einer späteren eventuellen Einweisung fühlen sich solchermaßen vorinformierte Kinder sicherer und angstfreier in der Atmosphäre eines Krankenhauses.

[1] Beispiele sind: Berg, Thomas: Im Krankenhaus mit Thermi und Tabbi (Kunterbunt-Verlag, Pusdorf, 2001); Hämmerle, Susa: Heute gehen wir ins Krankenhaus (Annette Betz Verlag, Wien, 2001); Nabb, Magdalena: Finnchen im Krankenhaus (Dressler Verlag, Hamburg, 1995); Golluch, Norbert/Kollars, Helmut: Ich weiß was vom Krankenhaus (Annette Betz Verlag, Wien, 1998); Rey, Margret und Rey, H.A.: Coco kommt ins Krankenhaus (Diogenes Verlag, Zürich, 1999)

Ein siebenjähriges Mädchen, Leonie, wird von seinen Eltern mit hohem Fieber und starken Kopfschmerzen in die Notaufnahme einer Kinderklinik gebracht. Leonie ist ängstlich, weint und schreit die ganze Zeit und klammert sich ganz fest an ihre Mutter. Da eine Meningitis nicht ausgeschlossen werden kann, erklärt der diensthabende Notarzt den Eltern, dass es besser sei, das Mädchen einige Tage zur genaueren Untersuchung in der Kinderklinik zu lassen. Die Kinderklinik macht auf die Eltern einen sehr guten Eindruck. Die Zimmer sind kindgerecht gestaltet mit bunten Wänden und Bildern. Es gibt ein eigenes Spielzimmer mit krankenhauseigenem Spielzeug, Kinder- und Bilderbüchern, Hörspielen etc. Die Ärzte und das Pflegepersonal sind freundlich und hilfsbereit. Um Leonie den Klinikaufenthalt so angenehm wie möglich zu gestalten, wird den Eltern angeboten, dass ein Elternteil zusammen mit dem Kind in der Klinik bleiben kann. Das Mädchen darf alle seine Lieblingsspielsachen und Stofftiere mit in die Kinderklinik nehmen. Auch besteht eine fast unbegrenzte ganztägige Besuchszeit, sodass Familienangehörige, Freunde und Geschwister Leonie immer und jederzeit besuchen können. Bei längerem Klinikaufenthalt kann sogar ein Lehrer für den Schulunterricht bei der Schulbehörde beantragt werden.

4.1.5 Absprachen zwischen Pflegern und Eltern

Damit sich das Kind im Krankenhaus wohlfühlt, sollten Ärzte und Gesundheits- und Krankenpfleger bei der Aufnahme des Kindes folgende Bereiche abklären:

1) Namen
- Wie wird das Kind in der Familie angesprochen? (Kosenamen)
- Wie werden Vater und Mutter angesprochen?
- Gibt es Geschwister und wie heißen diese?
- Welchen Namen hat das Lieblingsstofftier des Kindes?

2) Gewohnheiten und Vorlieben
- Welches sind die Lieblingsspeisen und -getränke des Kindes? Mit welcher Speise kann man das Kind belohnen? Gegen welche Speisen hat das Kind eine Abneigung?
- Hat das Kind besondere Einschlafgewohnheiten, z. B. Lied, Gebet, mit oder ohne Spielzeug, Licht anlassen in der Dunkelheit? Wacht es nachts auf?
- Welche Hobbys/Interessen hat das Kind? Welches Lieblingsspielzeug hat es?
- Welche Erzählungen oder Bilderbücher liebt das Kind besonders, z. B. Tiergeschichten, Märchen?
- Ist das Kind schon sauber (tagsüber, nachts)? Welche Ausdrücke verwendet es für Wasserlassen oder Stuhlentleeren?

3) Bisherige Erfahrungen mit den Ärzten, dem Pflegepersonal und dem Krankenhaus
- Welche Erfahrungen hat das Kind mit dem Arzt/Zahnarzt?
- War das Kind schon einmal im Krankenhaus – zur Behandlung oder zu Besuch?
- Hat das Kind Ängste vor Ärzten oder vor weißen Kitteln oder gegenüber Spritzen oder bestimmten Untersuchungen?

4) Hilfen von Eltern, Geschwistern, Freunden und Verwandten
- Wie oft können die Eltern ins Krankenhaus zu Besuch kommen, bzw. an welchen Tagen kommen sie nicht?

- Können auch Freunde und Verwandte das Kind besuchen, wenn die Eltern verhindert sind, z. B. aufgrund ihrer Berufstätigkeit?
- Besteht die Möglichkeit, dass Freunde, Schulkameraden und Geschwister zu Besuch kommen?

5) Besonderheiten

- Leidet das Kind unter irgendwelchen Ängsten?
- Gibt es im Krankenhaus für das Kind Anlässe zum Feiern – z. B. Geburtstag oder Namenstag?
- Hat das Kind besondere Eigenheiten, z. B. selbstständig sein wollen oder helfen wollen?
- Zeigt das Kind entwicklungsbedingte Auffälligkeiten wie Trotzphase, Aggressionen gegenüber anderen Kindern? Bei besonderen Schwierigkeiten sollte ein Krankenhauspsychologe miteinbezogen werden.

Der Professor für Kinderheilkunde Michael Hertl schlägt vor, Eltern darauf hinzuweisen, dass sie ihrem Kind Folgendes klar machen sollten:

- Wir haben dich noch genauso lieb.
- Das Pflegepersonal und die Ärzte mögen dich ebenfalls sehr.
- Hier im Krankenhaus will man dir helfen, schnell wieder gesund zu werden.
- Bald kommst du wieder nach Hause.

4.2 Der Jugendliche als Patient

4.2.1 Allgemeines zur Situation des Jugendlichen

Das Jugendalter umfasst die Zeitspanne von 12 bis 18 Jahren. Es ist ein Lebensabschnitt des Übergangs, in dem der Jugendliche lernen muss, sich im Spannungsfeld verschiedener Umwelten zurechtzufinden. Er ist nicht mehr Kind und noch nicht Erwachsener und hängt deshalb zwischen zwei Welten. Dominiert wird die Jugendzeit von einem körperlichen Ereignis, der Pubertät, die auch als Krisenzeit bezeichnet wird. Jugendliche haben es in unserer Gesellschaft besonders schwer, da sie sich in einer schwierigen und unklar bestimmten Position befinden, die gekennzeichnet ist durch:

- Berufswahl, Partnersuche, Finden der eigenen Identität und der eigenen Norm- und Wertorientierung
- Affektive Instabilität und Veränderungen des Selbstbildes
- Leistungsprobleme mit geschlechtsspezifischen Reaktionen
- Probleme der Selbstorientierung und Konfliktbewältigung
- Ablösung vom Elternhaus, das Streben nach Selbstständigkeit und ökonomischer Unabhängigkeit (Beruf)
- die Entscheidung über die sexuellen Bindungen und die Eingliederung dieses Verhaltens in eine allgemeine Lebensorientierung.

(vgl. Nickel, 1982, S. 310)

„Pubertät ist die Zeit, wenn die Eltern anfangen, schwierig zu werden."

Anonym

Der dauernde Druck der Auseinandersetzung mit den Normen der Erwachsenenwelt und der Umwelt kann zu schwersten Konflikten führen. Diese Konflikte können sich in Jugendkriminalität, Drogenmissbrauch und Suizidneigung äußern. Im Krankenhaus findet man Jugendliche häufig auf Intensivstationen, wohin sie nach einem schweren Unfall oder einem Suizidversuch gelegt wurden. Dies hängt mit der allgemeinen Situation von Jugendlichen in unserer Gesellschaft zusammen. Das Hineinwachsen in die Erwachsenenwelt verläuft nicht immer konfliktfrei.

4.2.2 Folgen für das Pflegepersonal

Jugendliche reagieren auf einen Krankenhausaufenthalt häufig mit einer allgemeinen emotionalen Erregbarkeit, die sich zum Beispiel in Trotzreaktionen oder unvermuteten Wutausbrüchen äußern kann. Oft schlagen solche Stimmungen plötzlich und ohne erkennbaren Grund um und verkehren sich in Richtung Niedergeschlagenheit und Missmut. Hinzu kommt eine überdurchschnittlich große Empfindsamkeit, wenn es um die eigene Person und deren Anerkennung durch andere geht. Heranwachsende kämpfen stets um ihr Selbstbestimmungsrecht und lassen sich daher ungern bevormunden. Die Autorität von Erwachsenen wird von ihnen nicht mehr als gegeben hingenommen. Da diese Auflehnung gegen Erwachsene bereits im Umgang mit Eltern, Verwandten und Lehrern – also Personen, die dem Jugendlichen bekannt sind – sehr ausgeprägt sein kann, müssen Ärzte und Pflegepersonal als „Fremde" besonders damit rechnen, dass der Jugendliche ihre Weisungsbefugnis nicht anerkennt und deshalb gegen Verbote rebellieren wird, sei es durch trotzigen, passiven Widerstand oder offene Auflehnung.

Umgang des Pflegepersonals mit dem Jugendlichen

Der Jugendliche kommt mit diesem ganzen Ballast an eigenen Problemen ins Krankenhaus. Gesundheits- und Krankenpfleger und Ärzte sollten also im Umgang mit Jugendlichen dieses bedenken und auf das Verhalten des Jugendlichen verständig reagieren, indem sie

- die meist kritischen Fragen des Jugendlichen ernst nehmen und darauf eingehen
- ihn wie eine eigenständige Persönlichkeit behandeln; sie sollten ihn mit Namen und mit „Sie" ansprechen
- ihn nicht „bemuttern", sondern ihm das Gefühl geben, dass er auch im Krankenhaus wie ein Erwachsener behandelt wird
- seinem starken Informationsbedürfnis nachkommen und ihn ausführlich über die Maßnahmen der Grund- und Behandlungspflege aufklären
- seinen Wunsch respektieren, nach Möglichkeit mit anderen Jugendlichen oder jüngeren Erwachsenen zusammengelegt zu werden
- seinem Bedürfnis nach Lockerung der strengen Krankenhausordnung entgegenkommen (z. B. bezüglich Musik-, Radio- und TV-Konsum, Spielmöglichkeiten und Ausgangszeiten).

Nach einem Skiunfall liegt der 14-jährige Hendrik mit einem Schienbeinbruch auf der Station. Der junge Patient ist mit seiner Situation sehr unzufrieden. Es passt ihm nicht, dass er seinen Urlaub abbrechen musste und seine Ferien nun notgedrungen mit Schmerzen im Krankenhaus verbringen muss. Entsprechend reagiert er sehr gereizt und aggressiv auf das Pflegepersonal. Trotz seines Verhaltens ist das Pflegepersonal Hendrik gegenüber stets freundlich und sehr höflich.

Sie behandeln ihn nicht wie ein Kind, respektieren ihn und zeigen Verständnis für seine Lage. Um ihm den Krankenhausaufenthalt erträglicher zu machen, wird er zu Michael, einem 16-jährigen Azubi, ins Zimmer gelegt. Die beiden finden leicht Gesprächsthemen und gemeinsame Interessen. Solange in ihrem Zimmer noch kein weiterer Patient liegt, den sie stören könnten, dürfen Hendrik und Michael tagsüber leise ein Radio laufen lassen und Karten spielen.

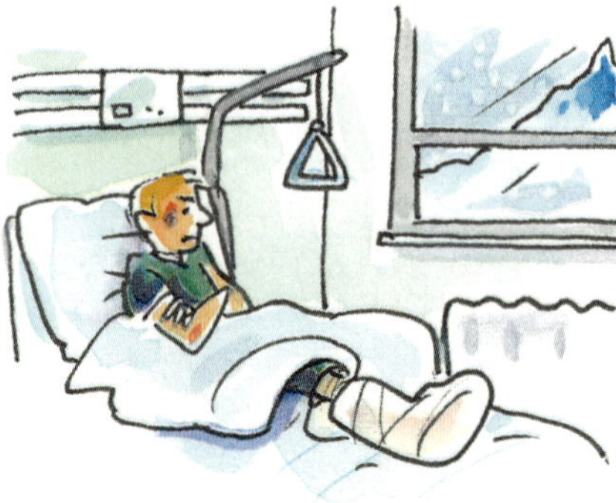

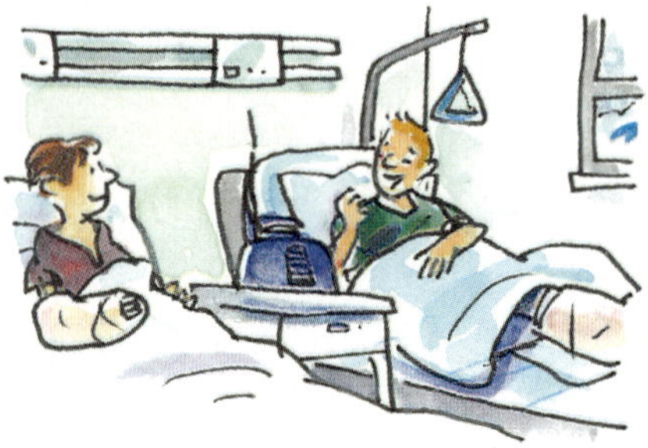

4.3 Der Erwachsene als Patient

4.3.1 Allgemeines zur Situation des Erwachsenen und dessen Krankheitsverhalten

Das Erwachsenenalter ist der Lebensabschnitt von 18 bis 65 Jahren und wird aufgefasst als die Zeit der aktiven Gestaltung des eigenen Lebens. Sie ist zu Beginn geprägt durch Berufsausbildung und Familiengründung. Die Zeit danach ist durch eine gewisse Stabilität gekennzeichnet. Es ist die Phase, in der das Maximum an Leistungskraft und Zufriedenheit erworben wird. Erwachsene im Alter zwischen 25 und 40 Jahren trifft man seltener im Krankenhaus. Diese Zeit gilt in Bezug auf die physische und psychische Gesundheit eines Menschen als die stabilste des Lebens. Erst ab einem Lebensalter von 45 Jahren häufen sich wieder die stationären Behandlungen im Krankenhaus. Dies mag sicherlich auch mit der Krise der Lebensmitte, der „Midlife-Crisis", zusammenhängen. So treten bei Männern ab diesem Alter öfter Krankheiten des Magen-Darm-Bereiches oder Herz-Kreislauf-Erkrankungen auf, die z. B. durch den Berufsstress verursacht werden können. Bei Frauen in dieser Altersstufe treten gehäuft Depressionen auf, die zum einen durch hormonelle Schwankungen (Beginn der Wechseljahre), aber auch durch psychische Faktoren wie Einsamkeit verursacht werden können. Die Kinder werden flügge und verlassen das Haus. Die Frau fühlt sich dann vielfach nutzlos und einsam. Bei Menschen mit exzessivem Lebenswandel wie starkem Alkohol- und Nikotinkonsum, nicht ausgewogener Ernährung und Bewegungsmangel kommt es in diesem Lebensabschnitt häufig zu entsprechenden Folgeschäden.

4.3.2 Der Patient in der Institution Krankenhaus

Mit dem Eintritt in das Krankenhaus wird vom Patienten erwartet, dass er sich den dort vorherrschenden Regeln anpasst. Spätestens in dem Augenblick, in dem sich hinter dem Patienten die Pforten der Klinik schließen, wird er in seiner Freiheit eingeengt. Er muss sich nach seiner Aufnahme einer Ordnung unterwerfen, die von seinen bisherigen Lebensgewohnheiten meist stark abweicht. Sein persönlicher Freiraum wird eingeengt durch:

- den ungewohnten Tagesablauf mit festgelegten Zeiten fürs Wecken, Essen, Untersuchungen, Visiten und Schlafen
- das Ablegen seiner hergebrachten Kleidung, womit er einen Teil seiner Repräsentation, seiner äußeren Person, verliert
- die Bindung an einen Raum oder sogar an das Bett
- „erzwungenes" Zusammensein mit unbekannten Mitpatienten
- das Durchstehen von ärztlichen Untersuchungen und Behandlungen, deren Sinn und Notwendigkeit er häufig nicht versteht

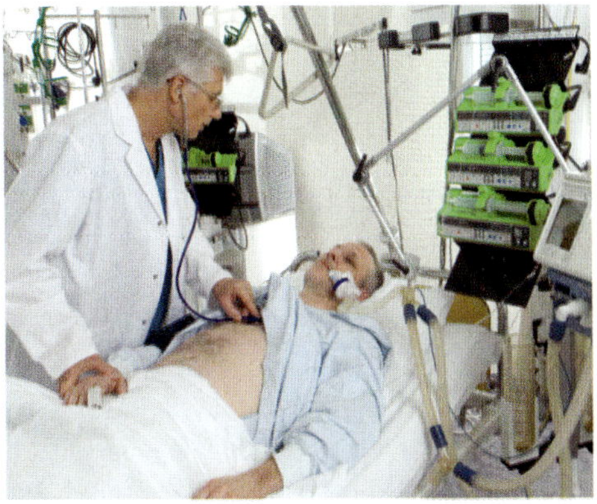

Selbstständiges Entscheiden und Handeln sind im Krankenhaus nicht in jeder Situation möglich. Der Patient muss sich in das bestehende System der Institution Krankenhaus einordnen und in gewisser Weise auch unterordnen. Dabei spielt es keine Rolle, ob er nur unter Krankheitsverdacht und zur Beobachtung in das Krankenhaus eingewiesen ist, oder ob er mit einer schweren Krankheit und im Zustand totaler physischer Erschöpfung dort verweilt. Der Patient wird zum Gegenstand aller nur möglichen ärztlichen Behandlungstechniken. Er tritt in die Welt der Medizin ein und sieht sich einer kalten Gerätemaschinerie und einer sterilen unwirtlichen Atmosphäre ausgesetzt. Das Krankenhaus wird deshalb auch mit Schlagworten versehen wie „Gesundheitsfabrik", „seelenloses Gesundheitslaboratorium", ja sogar von „vollautomatisierter biologischer Reparaturwerkstätte" ist die Rede. Hintergrund dieser unrühmlichen Titulierungen ist der verbreitete Umstand, dass in Krankenhäusern nicht mehr der Mensch mit seinem gesamten sozialen Hintergrund im Mittelpunkt steht, sondern das kranke Organ. Dies spiegelt sich in typischen Formulierungen wie „der Magen von Zimmer 12" oder „der Beinbruch soll zum Röntgen kommen".

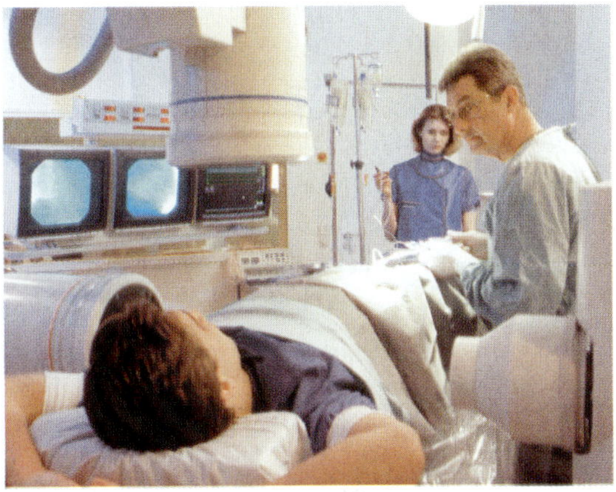

Ein weiterer negativer Aspekt des Krankenhausaufenthaltes ist der Verlust der körperlichen Intimität. Im Krankenhaus werden schnell Tabugrenzen überschritten. Fremde Personen kommen in engsten körperlichen Kontakt mit den Patienten. Darüber hinaus kommt es in Anwesenheit von Mitpatienten, Ärzten und Krankenpflegerin, z. B. bei der Visite zu einer „geistigen Entblößung", wenn Patienten über persönliche Dinge Auskunft geben müssen.

4.3.3 Verhaltens- und Reaktionsweisen von Erwachsenen im Krankenhaus

Mit dem Eintritt ins Krankenhaus übernimmt der Patient eine neue Rolle. Je nach sozialer Stellung des Patienten im Alltag, kann dies vom Patienten als persönlicher Abstieg erlebt werden, was zu erheblichen Problemen führen kann. Ein kranker Mensch hat einen anderen Weltbezug. Er nimmt die Umwelt anders wahr als ein Gesunder. Seine Denkvorgänge, Gefühle, Empfindungen und Wahrnehmungen sind verändert. Die Krankheit findet bewusst oder unbewusst Eingang in die Persönlichkeit und kann zu verschiedenen Verhaltens- und Reaktionsweisen beim Patienten führen. Dazu gehören regressive, egozentrische und trotzige Verhaltensmuster sowie Ängste und Depressionen.

Regressives Verhalten

Der Begriff **Regression** entstammt dem Vokabular Sigmund Freuds und meint das Zurückfallen bzw. Zurückgehen in frühere Entwicklungsstufen, in vielen Fällen verbunden mit kindlichen Verhaltensmustern. Erklärt wird dieses Verhalten mit der völligen Abhängigkeit des Patienten vom Versorgungsapparat des Krankenhauses. Viele Patienten stellen dadurch gewissermaßen eine Verbindung zu ihrer eigenen Kindheit her, in der sie von mütterlicher Zuwendung ebenso abhängig waren wie jetzt von den Ärzten und dem Pflegepersonal. Teilweise begünstigen aber auch bestimmte Verhaltensnormen des Krankenhausalltags diesen Rückfall. So wird von den Patienten erwartet, dass sie nur Nachtwäsche oder Jogginganzüge tragen, um jederzeit untersucht werden zu können. Auch sollten sie am besten immer im Bett bleiben, damit man sie nicht suchen muss. Oft beobachtet man auch, dass Patienten umso mehr regressives Verhalten zeigen, je autoritärer das Krankenhauspersonal ist.

Der Psychologe Walter Schraml unterscheidet drei Ursachenbereiche, die für das Auftreten einer Regression verantwortlich sein können:

- **Situative Regression**
  Sie wird in erster Linie durch die Situation des Kranken hervorgerufen. Der Zustand des Schwerkranken ähnelt in seiner Hilflosigkeit dem des Kindes. Der Schwerkranke erhält oft eine spezielle Kost, er muss gewaschen werden, bei intimen Verrichtungen müssen ihm andere Personen behilflich sein, sodass zwischen dem Schwerkranken und einem Kind hinsichtlich der Pflegebedürftigkeit kaum ein Unterschied besteht.

- **Individuelle Regression**
  Sie hat ihre Ursachen in erster Linie in der Persönlichkeit des Patienten. Es handelt sich hier um Menschen, die den Zustand des Gepflegt- und Umsorgtwerdens genießen und an ihrer Gesundung nicht sonderlich interessiert sind.

  Eine ältere ledige Patientin liegt nach einem Beinbruch auf der chirurgischen Station eines Krankenhauses. Obwohl sie in ihrem bisherigen Leben immer alleine zurechtkam, genießt sie nun den Zustand des Gepflegtwerdens. So bittet sie die Gesundheits- und Krankenpflegerin ihr beim Anziehen zu helfen, ihr die Haare zu frisieren und sie zu waschen, obwohl sie ohne weiteres selbst dazu in der Lage wäre.

  „Man hilft den Menschen nicht, wenn man für sie tut, was sie selbst tun können."
  Abraham Lincoln

- **Institutionelle Regression**
  Sie ist durch die strukturellen Gegebenheiten der Institution Krankenhaus bedingt. Das Pflegepersonal signalisiert dem Patienten mehr oder weniger bewusst, dass er sich in die passive Pflegerolle einordnen und sich den Anforderungen der Institution anpassen sollte.

Egozentrisches Verhalten

Der Krankenhausaufenthalt bewirkt bei vielen Patienten eine Wesensveränderung. Oftmals ist eine Einengung ihres geistigen Horizonts festzustellen. Themen, die ihn im Alltag stark bewegt haben, verlieren an Bedeutung. In Gesprächen und Gedanken kommen diese Patienten immer wieder auf ihre Krankheit zurück. Ihr Gesprächsthema ist ihre Krankheit, und darauf konzentrieren sie ihre gesamte Aufmerksamkeit. Des Weiteren ängstigen sie sich vor einer weiteren Verschlechterung ihres Gesundheitszustands und beobachten deshalb genau ihren körperlichen Status wie Temperatur, Puls, Blutdruck usw. Bereits bei leichten Bauchschmerzen oder Herzklopfen klingeln sie die Schwester herbei oder lassen den Arzt rufen. Mit Vorliebe kritisieren sie Mahlzeiten, besonders dann, wenn sie eine Diät erhalten. Dieses Verhalten bezeichnet man in der Psychologie als egozentrisch, d. h. die eigene Person steht im Mittelpunkt. Häufig findet man dieses Verhalten bei Patienten mit schweren und chronischen Krankheiten.

Auf der inneren Station liegt schon seit längerem ein Privatpatient, der von seinem Hausarzt ins Krankenhaus eingeliefert wurde. Seine Gedanken kreisen den ganzen Tag nur um seine Person und seine Krankheit. So klingelt er ständig nach dem Pflegepersonal. Er klagt über Schmerzen in der Nierengegend und möchte sofort den Chefarzt sprechen, der gerade außer Haus ist. Als der Oberarzt ihn untersuchen möchte, verlangt er, dass man den Chefarzt hole, er sei ja schließlich Privatpatient. Des Weiteren beschwert er sich beim Oberarzt, dass das Pflegepersonal ihn vernachlässige. Er sei sehr gekränkt, da es seiner Meinung nach wesentlich mehr Zeit bei den anderen Patienten verbringen würde.

Trotziges Verhalten

Seltener als zu egozentrischem Verhalten neigen die Patienten zu trotzigem Verhalten: Sie führen die Weisungen von Ärzten und dem Pflegepersonal nicht aus, missachten ärztliche Ratschläge, nehmen die verordneten Medikamente nicht ein und verlassen sogar vorzeitig die Klinik. Als Ursachen für trotziges Verhalten kommen die unterschiedlichsten Gründe in Betracht. Je nach Persönlichkeitsstruktur des Patienten reagiert er auf verschiedene Situationen mit Verweigerung, z. B. wenn der Patient mit der Behandlung durch die Ärzte oder das Pflegepersonal nicht einverstanden ist, ihm das Essen nicht schmeckt, er Nebenwirkungen durch Medikamente befürchtet, er sich nicht ausreichend über seine Krankheit und Therapie informiert fühlt etc. Wichtig wäre es in diesem Fall, auf den Patienten einzugehen, ihn bei den Entscheidungen mit einzubeziehen und ihm die einzelnen notwendigen Schritte der Behandlung genau zu erklären.

Eine junge Patientin, die an einer Essstörung leidet, macht den Ärzten und dem Pflegepersonal auf der Station mit ihrem Verhalten das Leben schwer. So missachtet sie grundsätzlich Ratschläge und Anweisungen der Ärzte und verweigert jede Art der Untersuchung. Nach ihrer Ansicht fühlt sie sich gesund und sieht nicht ein, warum sie in der Klinik bleiben sollte. Auch über die Mahlzeiten nörgelt sie ständig. Als ihr beim Essen etwas von der Gabel fällt, wirft sie das Essbesteck trotzig auf den Boden und sagt zum Pflegepersonal, dass sie nun gar nichts mehr essen wolle.

Ängste

Das Krankenhaus hat für viele Patienten etwas Bedrohliches an sich. Sie fürchten sich vor

- dem Alleinsein im Krankenhaus
- vielen fremden Menschen in einer fremden Umgebung
- dem Verlust der körperlichen Unversehrtheit
- schmerzhaften Untersuchungen und Behandlungen
- Fehldiagnosen und Kunstfehlern mit schwerwiegenden Folgen
- der kalten, unmenschlichen Medizintechnik mit Apparaten und Schläuchen.

Patienten zeigen auch Ängste, die mit der Unsicherheit über ihre eigene Lage zusammenhängen. Vieles, was im Krankenhaus mit ihnen geschieht, wird von ihnen nicht voll überblickt. Was ein Mensch nicht überblicken kann, macht ihm Angst und erscheint ihm als Bedrohung seiner Existenz. Karlheinz Engelhardt u. a. unterscheiden zwischen Patienten mit **„ängstlicher Reaktion"** und solchen mit **„offener Furcht"**. Unter „ängstlicher Reaktion" verstehen sie dabei eine ambivalente Haltung dem Krankenhaus gegenüber: Einerseits stellt das Krankenhaus für sie einen Ort des Schreckens dar, weshalb sie bereits bei vergleichsweise kleinen Anlässen mit Angst reagieren. Andererseits räumen sie aber ein, dass ihnen im Krankenhaus durchaus geholfen werden kann. „Offene Furcht" meint dagegen bei Engelhardt ein ausschließlich angstbesetztes Verhalten dem Krankenhaus gegenüber. Die Klinik ist für die Patienten eine Stätte der Existenzbedrohung. Bei solchen Patienten können bereits Stimmen auf dem Flur und ernste Gesichter der Ärzte und des Pflegepersonals bei der Visite sowie diagnostische Maßnahmen Ängste auslösen. Nach den Erkenntnissen der Wissenschaftler reagieren rund 42 % der Patienten auf eine Krankenhauseinlieferung entweder mit ängstlicher Reaktion oder offener Furcht (vgl. Engelhardt u. a. 1987, S. 64 f.). Dieser hohe Anteil angstbesetzter Patienten sollte Ärzten wie Gesundheits- und Krankenpflegern Mahnung und Ansporn zugleich sein, mit Patienten möglichst einfühlsam und sensibel umzugehen. Es liegt zu einem großen Teil in ihrer Hand, ob und wie schnell Patienten ihre Ängste besiegen können. Dies ist jedoch nur möglich, wenn es gelingt, beim Patienten ein Gefühl von Geborgenheit und Sicherheit aufzubauen.

Depressionen

Depressionen (lat. deprimere = herabdrücken) bezeichnen einen Zustand der Niedergeschlagenheit und Resignation, oft verbunden mit einem Gefühl der Aussichtslosigkeit. Naturgemäß sind Depressionen häufige Begleiterscheinungen von Krankheiten und damit auch von Krankenhausaufenthalten. Depressive Patienten leiden neben Niedergeschlagenheit und Konzentrationsschwierigkeiten unter Freud-, Lust- und Hoffnungslosigkeit. Das ganze Leben erscheint ihnen sinnlos. Sie werten sich selbst ab, machen sich häufig Vorwürfe. Ihre gesamte Sichtweise ist negativ. Engelhardt u. a. zitieren eine depressive Patientin:

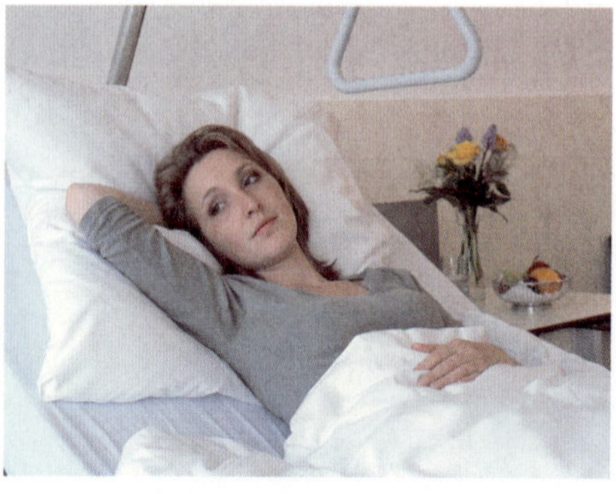

„Wenn man so dasitzt und nichts tun kann, das nimmt einen mit. Jetzt sitzt man hier und grübelt. Ich bin schwermütig geworden. Ich bekomme Durchblutungstabletten, aber das hat alles keinen Sinn. Ob das schlimmer wird oder ob das sich bessert oder ob das bleibt, das weiß ich nicht. Wenn es schlimm ist, wollen das die Ärzte nicht sagen. Das merke ich bei den anderen Patienten. Und nun sitzt du da und resignierst. Man muss eben alles

hinnehmen, wie es kommt. Ich bin schon gleichgültig geworden. Aber wenn ich nicht wieder arbeiten kann, was ist das Leben noch wert?"

(Engelhardt u. a., 1987, S. 110)

Im Krankenhaus verhalten sich depressive Patienten sehr zurückhaltend. So berichten Engelhardt u. a. über eine depressive Patientin:

„Auf der Station bemerkt man ihre Anwesenheit wegen ihrer Zurückgezogenheit kaum. Die Schwestern waren mit ihr sehr zufrieden. Sie war nie unfreundlich zu ihnen und tat, was ihr aufgetragen wurde."

(Engelhardt u. a., 1987, S. 111)

Nach Auffassung der Wissenschaftler ist es plausibel, dass solche stillen, depressiven Patienten zu den angenehmsten auf der Station zählen. Sie befolgten die Anordnungen, kritisierten selten etwas und rebellierten nicht. Dies muss jedoch kein positives Zeichen sein, wie obiges Beispiel eindrücklich zeigt. Im konkreten Fall lässt sich nur durch genaue Beobachtung abschätzen, ob eine Depression vorliegt oder nicht. Am meisten gefährdet sind jedoch Langzeitpatienten und solche mit chronischen Krankheiten.

4.3.4 Berufliche, finanzielle und familiäre Konsequenzen einer Krankheit

Schwere Krankheiten und längere Krankenhausaufenthalte führen bei vielen Patienten oft zwangsläufig zu massiven beruflichen, finanziellen und familiären Problemen. Patienten sorgen sich um den Erhalt ihres Arbeitsplatzes. In gravierenden Fällen – nach Arbeitsunfällen, bei berufsbedingten Krankheiten oder bei Vorliegen bestimmter Allergien – können sie oft in ihrem angestammten Beruf nicht mehr arbeiten und müssen sich Gedanken um eine Umschulung oder vorzeitige Berentung machen. Auch die Notwendigkeit einer medizinischen Pflege muss durchdacht werden. Selbstständige geraten aufgrund des Verdienstausfalls während der Krankheit zudem oft in finanzielle Schwierigkeiten. Sorgen um die Betreuung der Familie – vor allem Kinder, die nun ohne Aufsicht sind oder an Verwandte abgegeben werden müssen – machen sich besonders weibliche Patienten. Oftmals sorgen sie sich auch um die Betreuung von pflegebedürftigen Angehörigen, um die sie sich nun wegen ihrer eigenen Krankheit nicht mehr kümmern können.

All diesen Problemen fühlen sich die Betroffenen oft nicht gewachsen. Aufgabe für die Ärzte und das Pflegepersonal wäre es daher, sich in einem ausführlichen Gespräch über die familiäre und berufliche Situation zu informieren und entsprechende Hinweise zur Lösung der Probleme zu geben.

4.4 Der alte Mensch als Patient

„Das Alter ist nur eine zweite Kindheit." Aristophanus

Die durchschnittliche Lebenserwartung in Deutschland hat in den letzten Jahrzehnten stark zugenommen. In der Statistik spricht man ab einem Alter von 65 Jahren von der Gruppe der „alten Menschen". Diese Altersgrenze ist jedoch willkürlich. Die Grundlage zu ihrer Festlegung lieferte das Ende der Berufsarbeit, das bis zur Einführung der flexiblen Altersgrenze arbeits- und versicherungsrechtlich durch das 65. Lebensjahr markiert war. In der Vergangenheit hat es noch nie so viele alte Menschen gegeben wie zur Zeit. Dies liegt an der stetig steigenden Lebenserwartung der Bundesbürger, die bei Frauen derzeit 81,8 Jahre und bei Männern 76,2 Jahre beträgt. Während die Zahl der Gesamtbevölkerung zurückgeht, wächst der Anteil der über 60-Jährigen von zur Zeit knapp 25 % der Gesamtbevölkerung auf ca. 36 % im Jahr 2050 (vgl. Statistisches Bundesamt Wiesbaden, 2007). Vor allem die Zahl der Hochbetagten über 75 Jahre nimmt in den kommenden Jahren merklich zu und somit auch die Zahl der Pflegebedürftigen. Aufgrund der Tatsache, dass es immer mehr ältere Menschen gibt, hat sich eine spezielle Wissenschaft vom Altern und vom Alter entwickelt: die **Gerontologie**, die das Alter unter medizinischer, psychologischer und soziologischer Perspektive untersucht.

4.4.1 Krankheiten im Alter

Alter ist meist mit Krankheit verbunden, da die Widerstandskraft des Körpers im Alter nachlässt. Erkrankungen und Behinderungen verschiedenster Art sowie Gewebeschädigungen häufen sich beim alten Menschen. Die Folge davon ist, dass im Krankenhaus vorwiegend ältere Menschen anzutreffen sind, die dem Pflegepersonal häufig ein besonderes Maß an Rücksicht und Einfühlungsvermögen abverlangen.

Das Nachlassen der Körperfunktionen gilt auch für die Leistungsfähigkeit des Gehirns und des gesamten Nervensystems. **Verwirrtheitszustände** werden damit im Alter immer häufiger. Sie können hervorgerufen werden durch körperliche Erkrankungen oder durch einen Umgebungswechsel, z. B. einen Klinikaufenthalt. Weiterhin werden Verwirrtheitszustände begünstigt durch folgende Faktoren:

- Trennung von nahestehenden Menschen und damit bedingte soziale Isolation
- eingeschränktes Seh- und Hörvermögen
- chronische Schlafstörungen
- fortschreitende Immobilisierung
- Medikamente wie Schmerz-, Schlaf- oder Beruhigungsmittel.

Oftmals enden Verwirrtheitszustände wieder, wenn der Patient seine gewohnte Ruhe und Umgebung wieder findet.

Von Verwirrtheit klar zu unterscheiden ist die **Demenz**.

Definition

Unter Demenz versteht man den Abbau bzw. Verlust von erworbenen intellektuellen Fähigkeiten als Folge einer Hirnschädigung mit kognitiven Störungen.

Ältere Menschen mit Demenz findet man relativ häufig in Krankenhäusern, weil die Krankheit nur schwer eindeutig zu diagnostizieren ist. Hauptsymptome der Demenz sind:

- deutliche Minderung der Gedächtnisleistung
- Verlust von Orientierung, Erinnerung, Sprache und Denken
- Abnahme von Spontaneität, Initiative, Aktivität, Durchhaltevermögen, Interesse und Aufmerksamkeit
- Abstumpfung und Apathie (Teilnahmslosigkeit)
- Bedrücktheit oder Euphorie
- Störungen der Wahrnehmung
- Abraxie (Störung von Handlungen oder Bewegungsabläufen und Unfähigkeit, Gegenstände bei erhaltener Bewegungsfähigkeit und Wahrnehmung sinnvoll zu verwenden)
- negative Veränderungen der Persönlichkeit
- Stereotypien (verbale Äußerungen oder Bewegungen bzw. Handlungen, die oft über längere Zeit immer in der gleichen Weise wiederholt oder beibehalten werden und keinen Bezug zur jeweiligen Situation haben)
- Konfabulationen (Erzählung meist zufälliger Einfälle ohne Bezug zur jeweiligen Situation)
- labile Gefühlslage mit depressiven Verstimmungen
- körperliche Beschwerden
- alltägliche Verrichtungen wie Waschen, Ankleiden und Essen gelingen nicht mehr
- Patienten haben häufig bereits einen oder mehrere Schlaganfälle hinter sich.

3

4.4.2 Alte Menschen im Krankenhaus

Da es für die enorme Zahl der behandlungs- und pflegebedürftigen alten Menschen nicht genügend Geriatrien (Spezialkliniken für Alterskrankheiten) gibt, werden viele alte Menschen in Allgemeinen Krankenhäusern behandelt. Für die Bedürfnisse chronisch Kranker und für Pflegefälle ohne Heilungschancen ist man dort jedoch nicht ausreichend vorbereitet. Aber auch die Behandlung vergleichsweise „normaler" Krankheiten stellt bei alten Menschen ungleich höhere Anforderungen als bei Jüngeren. Ihr Körper ist nicht mehr so leistungsfähig wie der jüngerer Menschen, die Krankheit heilt schlechter ab und der Heilungsprozess wird durch Gebrechen gestört. In vielen Fällen erschweren zudem alterstypische Begleiterscheinungen den Umgang mit den Patienten. Hierzu zählen

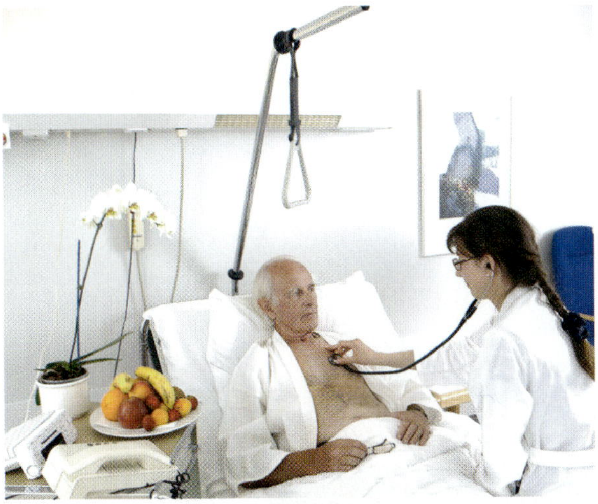

- die häufig vorkommende Einsamkeit alter Menschen, z. B. nach dem Tod des Partners
- die ungenügende finanzielle Absicherung
- die fehlenden Zukunftsperspektiven und
- ein massiver Abbau der geistigen Fähigkeiten und der gesamten Persönlichkeit.

Hinzu kommen in vielen Fällen

- verringerte Flexibilität und Altersstarrsinn
- Unverständnis der Technik und allem Neuen gegenüber
- allgemein resignierende oder gereizt mürrische Haltung
- Rückzug auf die eigenen Probleme und eine mehr oder minder starke Abkehr von der sozialen Umwelt und schließlich
- eine gehörige Portion Misstrauen gegenüber fremden Personen oder allen Änderungsversuchen des täglichen Alltags.

All dies setzt beim Pflegepersonal im Umgang mit alten Menschen enormes Einfühlungsvermögen und Toleranz voraus. Dennoch gibt es auch hier Möglichkeiten, wie die Arbeit erleichtert werden kann. Dazu zählen

- die Familienangehörigen alter Menschen in die Pflegearbeit mit einzubinden, da sie den Patienten kennen und daher meist besser mit ihm umgehen können
- alten Menschen kleine Aufgaben zu erteilen, durch die sie von der Krankheit abgelenkt werden und ihrem Leben ein wenig Sinn verleihen; so können sie z. B. kranken Kindern aus Büchern vorlesen, sich um Mitpatienten kümmern und evtl. den Transport der „fahrenden Bibliothek" übernehmen
- das Zurücknehmen der eigenen Zielvorstellungen; selbst wenn keine Heilungsmöglichkeit mehr besteht, so kann man doch in jedem Fall lindern und helfend zur Seite stehen.

4.4.3 Umgang des Pflegepersonals mit demenzkranken und verwirrten Patienten

Bei Demenzkranken und Verwirrten hängt die emotionale Stabilität des Patienten in besonderem Maße vom Verhalten des Pflegepersonals ab. Auf Folgendes ist bei Demenzkranken und Verwirrten besonders zu achten:

- Demenzkranke und verwirrte Patienten benötigen feste Bezugspersonen. Idealerweise kümmern sich ein Arzt und eine Pflegeperson um einen Demenzkranken.

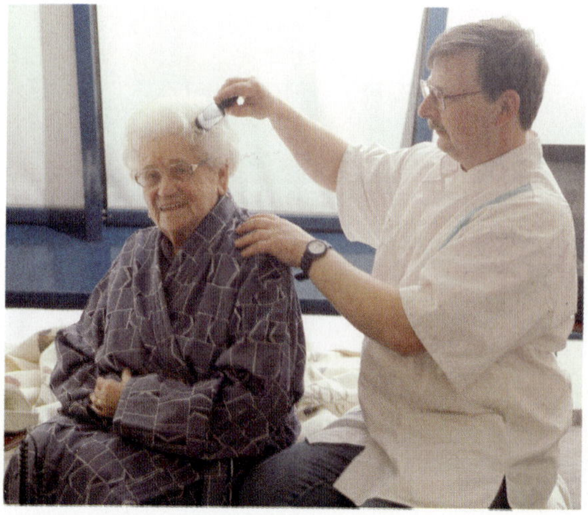

- Die Sprache des Pflegepersonals sollte klar, ruhig und einfach sein.
- Wichtig ist ein ruhiger Augenkontakt. Ein unsteter Blick wirkt auf Kranke irritierend.
- Körperkontakt hat sich als hilfreich erwiesen. Es erleichtert den Zugang zum verwirrten Menschen.
- Eine geordnete Umgebung und eine übersichtliche Raumgestaltung erleichtern dem Patienten die Orientierung.
- Der Patient sollte eigene Gegenstände mitbringen dürfen. Sie vermitteln dem Patienten das Gefühl von Vertrautheit und Sicherheit.

- Ein geregelter Tagesablauf erleichtert dem Patienten die zeitliche Orientierung. Insbesondere Mahlzeiten und Therapiestunden können als Orientierung genutzt werden.
- Da bei Dementen die Motorik meist stark nachlässt, müssen viele Bewegungsabläufe wie das Essen mit Messer und Gabel, Treppensteigen, Aus- und Anziehen, Waschen und Kämmen etc. immer wieder trainiert werden. Zur Erhaltung ihrer Körpermuskulatur sollten sie auch zu vergleichsweise anstrengenden Bewegungen wie Laufen, Treppensteigen, bestimmten Bewegungsspielen etc. angehalten werden.

4.5 Der Umgang mit ausländischen Patienten

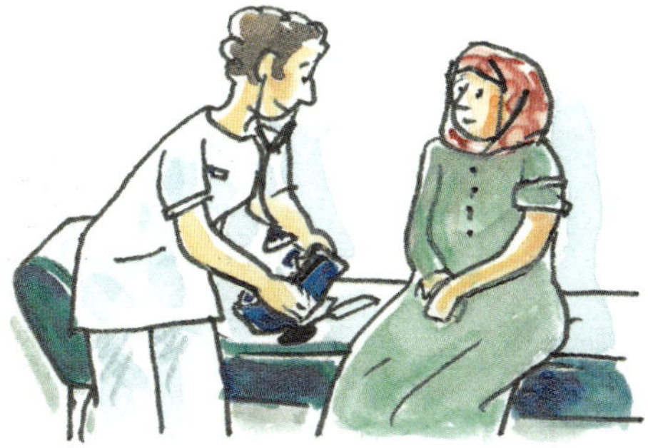

Jede Kultur und jede Religion fordert von ihrer Mitgliedern bestimmte Verhaltensweisen, die Menschen anderer Kulturkreise vielfach unverständlich sind. Für den Krankenhausbetrieb ist das Pflegepersonal angehalten, die kulturspezifischen Eigenheiten ausländischer Patienten kommentarlos zu akzeptieren und bei der Betreuung entsprechend zu berücksichtigen. Dazu gehören beispielsweise:

- Muslime dürfen kein Schweinefleisch und auch keine Wurst aus solchem essen.
- Während des Fastenmonats Ramadan müssen Muslime den ganzen Tag ohne Nahrung bleiben und dürfen erst nach Sonnenuntergang essen. Nach Möglichkeit sollte ihnen deshalb die Mittagsmahlzeit für den Abend aufbewahrt werden.

Hinzu kommen vielfach Verständigungsprobleme. Dennoch haben ausländische Patienten den gleichen Anspruch auf eine freundliche und rücksichtsvolle Betreuung wie deutsche Patienten.

4.6 Umgang der Ärzte und des Pflegepersonals mit den Angehörigen von Patienten

Bei schweren Krankheiten oder Unfällen ist mittelbar oder unmittelbar immer auch der Rest der Familie betroffen. So muss beispielsweise bei lebenslanger Behinderung die Familie die Folgen mittragen und hinter den Maßnahmen stehen. Darüber hinaus sind die Angehörigen für den Kranken eine emotionale Stütze, weshalb ihnen beim Genesungsprozess des Patienten eine wichtige Funktion zukommt. Zu den Aufgaben von Ärzten und Pflegern gehört es deshalb, die Angehörigen in den Behandlungsprozess einzubeziehen, indem sie

- über Krankheit, Gesundheitszustand und Behandlung informieren
- eine Dolmetscherfunktion übernehmen; häufig kann oder will der Kranke bestimmte Dinge bezüglich seines Zustands nicht verstehen oder wahrhaben; hier können die Angehörigen helfen, da sie noch am ehesten den Ton finden, der vom Kranken verstanden wird

- vor allem bei schwierigen Patienten die langjährige Erfahrung der Angehörigen beim Beruhigen oder Überzeugen des Kranken mit einbeziehen
- die Angehörigen aufklären über
  - Konsequenzen der Krankheit für die Familie
  - die Hilfe, die die Angehörigen dem Patienten zuhause nach der Entlassung zukommen lassen müssen oder sollten; dies gilt besonders bei chronischen Krankheiten, beim Einüben von bestimmten Bewegungen nach einem Unfall oder langer Krankheit oder beim Einhalten einer Diät
- die Angehörigen darüber informieren, dass übertriebenes Mitleid einen ungünstigen Einfluss auf die Genesung haben kann: Durch endlose Gespräche über die Krankheit erfährt der Kranke möglicherweise die Zuwendung und Aufmerksamkeit, die ihm sonst nicht zukommt. Dadurch ist es möglich, dass der Kranke unbewusst an der Krankheit festhält und sie für seine Zwecke „einsetzt".

4.7 Fragen zur Selbstkontrolle

1. Wie ist die Situation des Kindes im Krankenhaus gekennzeichnet?
2. Welche psychischen Probleme stellen sich bei Kindern gehäuft vor Operationen ein?
3. Beschreiben Sie Verhaltensauffälligkeiten, die bei einem Kind im Krankenhaus zu beobachten sind.
4. Zu welchen Verhaltensstörungen kann ein länger andauerender Krankenhausaufenthalt beim Kind führen?
5. Was versteht man unter dem Begriff Hospitalismus?
6. Nennen Sie einige Symptome hospitalisierter Kinder.
7. Zu welchen Dauerschäden kann Hospitalismus führen?
8. Beschreiben Sie drei Phasen eines Krankenhausaufenthaltes bei Kindern.
9. Erläutern Sie Maßnahmen, wie Ängste von Kindern im Krankenhaus positiv beeinflusst werden können.
10. Welche Bereiche sollten die Ärzte und das Pflegepersonal bei der Aufnahme des Kindes im Krankenhaus abklären?
11. Warum wird das Jugendalter auch als Krisenzeit im Leben eines Menschen bezeichnet?
12. Wie ist die Situation des Jugendlichen in der Gesellschaft gekennzeichnet?
13. Welche Forderungen ergeben sich daraus für den Umgang des Pflegepersonals mit Jugendlichen?
14. Beschreiben Sie die besondere Situation des erwachsenen Patienten in der Institution Krankenhaus.
15. Zu welchen Verhaltens- und Reaktionsweisen kann ein Krankenhausaufenthalt beim Patienten führen?
16. Was versteht man unter dem Begriff Regression und welche drei Formen der Regression werden unterschieden?
17. Erläutern Sie anhand von Beispielen egozentisches und trotziges Verhalten von Patienten.
18. Welche Ängste können bei Patienten im Krankenhaus auftreten?
19. Grenzen Sie die Begriffe ängstliche Reaktion und offene Furcht voneinander ab.
20. Beschreiben Sie das Verhalten von depressiven Patienten.
21. Erläutern Sie berufliche, finanzielle und familiäre Konsequenzen einer Krankheit.
22. Beschreiben Sie die Situation alter Menschen im Krankenhaus.
23. Welche Krankheiten treten zunehmend im Alter auf?
24. Was versteht man unter Demenz?
25. Erläutern Sie Möglichkeiten des Umgangs der Gesundheits- und Krankenpflegerin mit demenzkranken und verwirrten Patienten.
26. Welche psychologischen und soziologischen Probleme stellen sich dem Pflegepersonal bei kranken ausländischen Mitbürgern?
27. In welcher Weise können Ärzte und Pflegepersonal die Angehörigen von Patienten in den Behandlungsprozess einbeziehen?

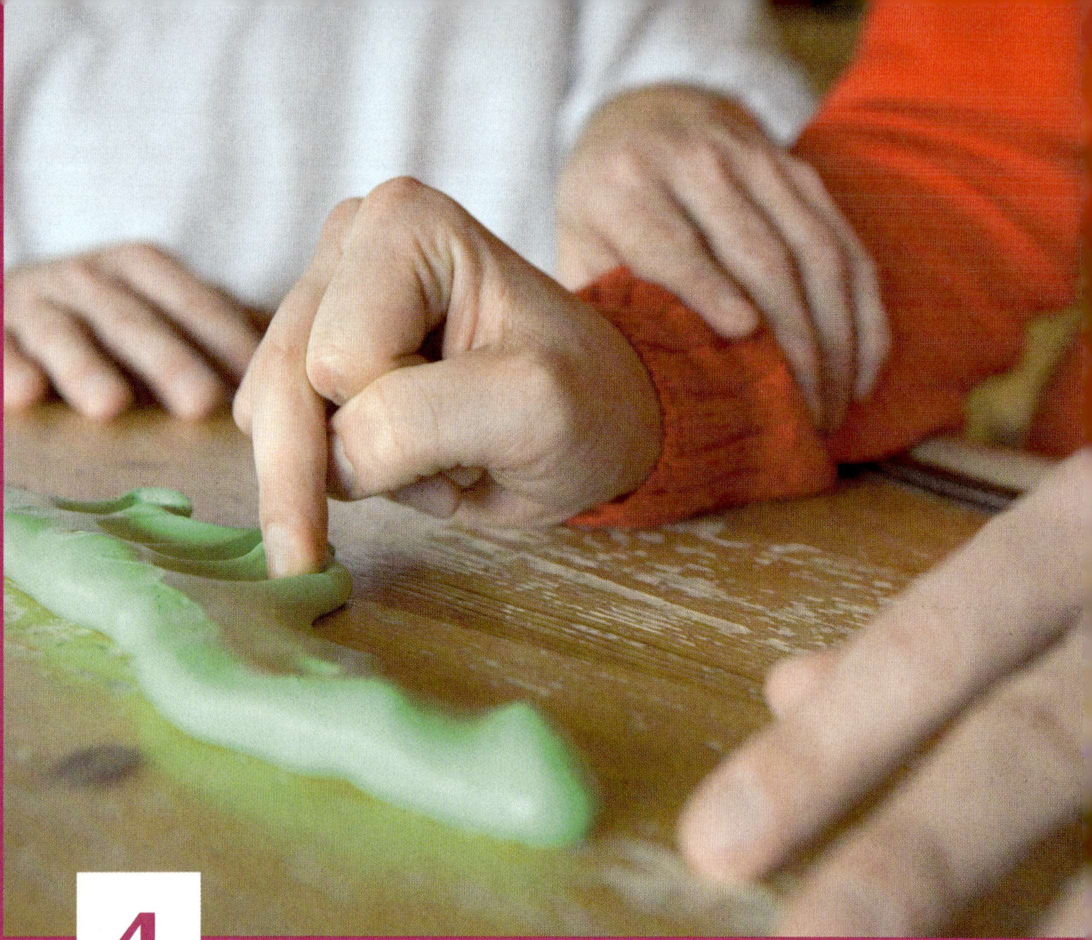

4

Rehabilitation

1 Begriffsklärung Rehabilitation

1.1 Geschichtlicher Rückblick

Die Rehabilitation hat in den letzten Jahrzehnten zunehmend an Bedeutung gewonnen. Angesichts der Verluste an Lebensqualität und der hohen Kosten, die durch den Aufenthalt in Heimen, z. B. für Behinderte, verursacht werden, ist Rehabilitation eine wichtige Aufgabe.

Der Begriff **Rehabilitation** stammt ursprünglich aus der französischen Sprache des 16. Jahrhunderts. Man verstand darunter ein „Zurückversetzen in den alten gesellschaftlichen Stand". Darauf geht auch die heute noch verbreitete Formulierung zurück „jemanden rehabilitieren", d. h. jemanden von einem Vorwurf freisprechen.

Der Staatsrechtler Franz Josef Ritter von Buss aus Freiburg führte 1844 erstmals den Begriff „Rehabilitation" im medizinischen Sprachgebrauch ein. Er bezog den Begriff aber auf den Aufbau eines Systems der Armenpflege. Das Wort Rehabilitation selbst setzt sich zusammen aus dem Lateinischen habilitas = Geschicklichkeit und re = zurück. Wörtlich übersetzt heißt Rehabilitation also „in die alte Geschicklichkeit zurückversetzen". Gemeint war damals, den Kranken in einen Zustand, wie er vor der Schädigung bestand, zurückzuversetzen. Solche Rehabilitationsversuche gab es vor dem 18. Jahrhundert so gut wie nicht. Wenn sie in Ausnahmefällen doch versucht wurden, dann blieben sie mehr oder weniger der Initiative des Betroffenen selbst überlassen. Man begnügte sich in der damaligen Zeit meist damit, das Leben eines Menschen zu retten.

Ansätze zu einer wirklichen Rehabilitation waren erst nach der Aufklärung zu erkennen. Mitte des 19. Jahrhunderts wurden Heime für Behinderte gegründet, meist auf Initiative reicher Privatpersonen. Das Ziel dieser Institutionen lag darin, den behinderten Menschen eine berufliche Ausbildung zu verschaffen. Versuche mit orthopädischen Apparaten Kindern und Jugendlichen zu einem besseren Leben zu verhelfen, wurden erstmals von dem Schweizer Arzt Vernel (1740–1791) durchgeführt. 1845 wurde in Stuttgart das erste orthopädische Institut, die „Paulinenhilfe" gegründet, die heute noch besteht.

1920 setzte sich das „Krüppelfürsorgegesetz" durch, indem eine Verpflichtung des Staates gesetzlich verankert wurde, körperbehinderten Kindern und Jugendlichen in medizinischer, schulischer und beruflicher Weise zu helfen.

Nach dem Zweiten Weltkrieg gingen die Ärzte zwar mit großem Engagement daran, Kriegsverletzungen und deren Folgen medizinisch zu behandeln, der Rehabilitationsgedanke nahm aber trotz der Vielzahl von Kriegsopfern keinen besonderen Aufschwung. Selbst noch Anfang des vorigen Jahrhunderts hätte man es sich kaum vorstellen können, Menschen nach einem Schlaganfall möglichst sofort in eine hierfür spezialisierte Rehabilitationsklinik zu bringen, um dem Patienten dort wieder die Fertigkeiten des alltäglichen Lebens anzutrainieren. Damals wären diese Personen in ein Heim gebracht worden, wo sie meist zum Pflegefall wurden.

1.2 Definitionen des Begriffes „Rehabilitation"

Die Bundesarbeitsgemeinschaft für Rehabilitation definiert Rehabilitation als

> *„[...] die Gesamtheit der Bemühungen, einen durch Krankheit, angeborenes Leiden oder äußere Schädigung körperlich, geistig oder seelisch behinderten Menschen über die Akutbehandlung hinaus durch umfassende Maßnahmen auf medizinischem, schulischem, beruflichem und allgemein sozialem Gebiet in die Lage zu versetzen, eine Lebensform und -stellung, die ihm entspricht und seiner würdig ist, im Alltag, in der Gemeinschaft und im Beruf zu finden bzw. wiederzuerlangen."*
>
> (Bundesarbeitsgemeinschaft für Rehabilitation, 1984, S. 5)

Definition

Allgemein versteht man unter Rehabilitation alle Maßnahmen, mit dem Ziel, bei einem Menschen die körperlichen, psychischen und sozialen Folgen einer Behinderung auf ein Minimum zu beschränken. Alle Hilfen für Menschen mit Behinderungen werden im weitesten Sinn als Rehabilitation bezeichnet.

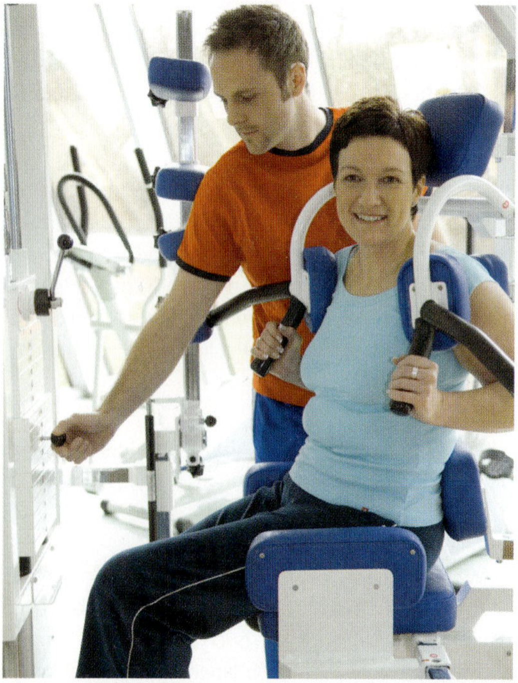

Abgrenzung der Begriffe Rehabilitation und Therapie

Die Therapie beschäftigt sich mit dem Schaden und versucht, ihn zu beseitigen. Die Rehabilitation hingegen nimmt den Schaden als gegeben hin und versucht, seine Folgen zu minimieren.

Eine erfolgreiche Rehabilitation ist auch wirtschaftlich sinnvoll. So gilt der Grundsatz: „Rehabilitation vor Rente" d. h. es ist zu prüfen, inwieweit eine mögliche Frühberentung durch gezielte medizinische oder berufliche Rehabilitationsmaßnahmen vermieden werden kann. Rehabilitation soll weiterhin, sofern eine vollständige Heilung der oft chronischen Leiden nicht möglich ist, das „Leben mit der Behinderung" ermöglichen und erleichtern.

2 Aufgaben und Ziele der Rehabilitation

Die Rehabilitation steht in einem engen Zusammenhang mit Krankheit. Sie ist aber auch angebracht bei Menschen mit angeborenen Behinderungen, deren Defizite durch eine möglichst frühzeitige Förderung ausgeglichen werden sollen, um ihre Startchancen zu verbessern. So definiert § 10 des Sozialgesetzbuches I die Aufgaben der Rehabilitation folgendermaßen:

> *„Menschen, die körperlich, geistig oder seelisch behindert sind oder denen eine solche Behinderung droht, haben unabhängig von der Ursache der Behinderung […] ein Recht auf Hilfe, die notwendig ist, um die Behinderung abzuwenden, zu beseitigen, zu mindern, ihre Verschlimmerung zu verhüten oder ihre Folgen zu mildern […] und ihnen einen ihren Neigungen und Fähigkeiten entsprechenden Platz im Arbeitsleben zu sichern […].“*

(SGB I, § 10, gekürzt)

Die Aufgaben der Rehabilitation sollen an einem Beispiel verdeutlicht werden:

Die 42-jährige Physiotherapeutin Ulrike W. hatte auf dem Weg zur Arbeit einen schweren Autounfall und erlitt mehrere Knochenbrüche sowie ein Schädel-Hirn-Trauma. Sie musste daraufhin eine Vielzahl komplizierter Operationen über sich ergehen lassen und einige Monate im Krankenhaus verbringen. Nach ihrer Entlassung aus der Klinik leitete die zuständige Landesversicherungsanstalt ein umfassendes Rehabilitationsverfahren in einer Rehabilitationsklinik ein. Dank der gezielten fachärztlichen Therapie und ihrer aktiven Mitarbeit besserte sich ihr Gesundheitszustand und sie machte enorme Fortschritte. Dennoch konnte sie in ihrem früheren Beruf als Physiotherapeutin, den sie mit Freude ausübte, der ihr aber auch viel körperliche Aktivität wie Heben und Wenden von Patienten abverlangte, nicht mehr tätig werden. Ulrike W. wollte sich deshalb zur Logopädin umschulen lassen. Ein arbeitspsychologisches Gutachten bestätigte ihre Eignung für den Beruf. Sie erhielt einen Ausbildungsplatz an einer Berufsfachschule für Logopädie. Von finanziellen Sorgen während der Ausbildung blieb sie verschont, da die Bundesagentur für Arbeit nicht nur das Schulgeld, sondern auch die Unterbringungskosten zahlte. Ulrike W. konnte sich somit mit vollem Einsatz der dreijährigen Ausbildung widmen. Trotz ihrer aus dem Autounfall noch bestehenden Beschwerden, machte sie einen guten Abschluss und ist heute erfolgreich in einer logopädischen Praxis tätig.

Ziele der Rehabilitation

- Erhalt der Erwerbsfähigkeit
- Soziale Integration von Menschen mit Behinderungen
  Darunter versteht man, chronisch kranken oder behinderten Menschen dazu zu verhelfen, dass sie die Erkrankung oder Behinderung sowie deren Folgen bewältigen und wieder selbstständig am normalen Leben in Familie, Beruf und Gesellschaft teilnehmen können.
- Verringerung der Beeinträchtigungen und Einschränkungen

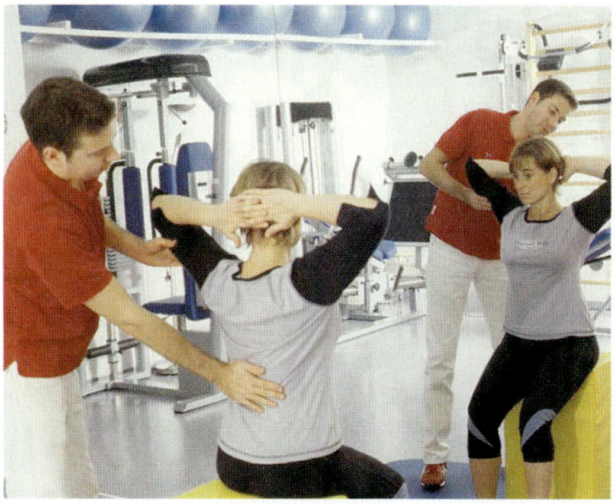

- Vermeidung von Verschlechterung oder akuten Schüben einer vorhandenen Schädigung
- Vermeidung des Fortschreitens einer Erkrankung
- Linderung der Beschwerden
- Stabilisierung der Erkrankung auf einem für den Patienten erträglichen Niveau
- Erlernen von Verhaltensweisen, die der Krankheit entgegensteuern
- Funktionsgünstige Gestaltung der persönlichen Umwelt, z. B. Wohnung, Auto etc.
- Wiederherstellung der Lebensqualität

3 Definition der Begriffe Behinderung, Schwerbehinderung und verminderte Erwerbsfähigkeit

3.1 Behinderung[1]

Eine einheitliche Definition des Begriffs gibt es nicht, da die Instanzen, die sich mit diesem Thema beschäftigen, ganz unterschiedliche Herangehensweisen aufweisen. Bildungsorganisationen beispielsweise betrachten die Behinderung eher aus der erziehungswissenschaftlichen Perspektive, Ärzte und Forscher legen ein Hauptaugenmerk auf den medizinischen Aspekt und Soziologen beschäftigen sich vor allem mit den Auswirkungen einer Behinderung auf den Betroffenen und seine Umwelt. Der Pädagoge Hermann Hobmair definiert eine Person als behindert

> *„[...] wenn sie aufgrund einer Schädigung ihrer körperlichen, geistigen oder seelischen Funktionen schwer, umfänglich und langfristig in ihrem unmittelbaren Lebensvollzug und in ihrer Teilhabe am gesellschaftlichen Leben eingeschränkt ist."*
>
> (Hobmair, Altenthan, Dirrigl u. a., 2002, S. 351)

Wesentliche Merkmale von Behinderung sind:

- nachweisbare, körperliche, geistige oder seelische Schäden, z. B. Missbildungen, nachweisbares erhebliches Intelligenzdefizit, Geisteskrankheit
- die Auswirkungen der Schädigung sind so schwer, dass sie für die betroffene Person eine unzumutbare Beeinträchtigung darstellen und besondere Hilfen durch die Gesellschaft erfordern
- die Auswirkungen der Schädigung betreffen mehrere Bereiche, beispielsweise Familie, Schul- und Berufsbildung, Wohnen und Freizeitgestaltung

---

[1] Sehenswerte Filme für den Einsatz im Unterricht sind: „Mein linker Fuß", „Zeit des Erwachens", „Rain Man", „Lorenzos Öl", „Jenseits der Stille", „In Sachen Henry", „Forrest Gump", „Gilbert Grape – Irgendwo in Iowa", „Coming Home", „Ich hab dir nie einen Rosengarten versprochen", „Jennifer 8", „Ganz normal verliebt", „Kenny", „Gottes vergessene Kinder", „Leicht haben wir es nicht miteinander" (ein 12-Minuten-Film über Kommunikationsprobleme), „Mit dem Stuhl durch die Tür" (ein 15-Minuten-Film zum Thema behindertengerechtes Bauen)

- die Schädigung kann nicht in absehbarer Zeit aufgehoben werden, wie bei einer Krankheit, die Auswirkungen der Schädigungen können bestenfalls kompensiert werden, etwa durch ein Hörgerät bei Schwerhörigkeit.

(vgl. Hobmair, Altenthan, Dirrigl u. a., 2002, S. 351)

Nach dem Sozialgesetzbuch 9 § 2 sind Menschen behindert

„[...] wenn ihre körperliche Funktion, geistige Fähigkeit oder seelische Gesundheit mit hoher Wahrscheinlichkeit länger als sechs Monate von dem für das Lebensalter typischen Zustand abweichen und daher ihre Teilhabe am Leben in der Gesellschaft beeinträchtigt ist."

(SGB 9 § 2, gekürzt)

3.2 Schwerbehinderung

Das Sozialgesetzbuch macht klare Vorgaben, ab wann eine Person als schwerbehindert zu bezeichnen ist. Dieser geschützte Personenkreis wird in § 2 SGB 9 (Sozialgesetzbuch, Neuntes Buch) als schwerbehindert definiert:

„[...] wenn bei ihnen ein Grad der Behinderung von wenigstens 50 % vorliegt."

(SGB 9 § 2, gekürzt)

Personen mit einem Grad der Behinderung zwischen 30 % und 50 %, die wegen ihrer Behinderung keinen geeigneten Arbeitsplatz finden oder behalten können, werden schwerbehinderten Menschen gleichgestellt (vgl. SGB 9 § 2).

In Deutschland leben insgesamt 6,8 Mio. schwerbehinderte Menschen, davon 52 % Männer und 48 % Frauen. Die Ursache ist zumeist eine Krankheit (83 %). In 2,3 % der Fälle führt ein Unfall zur Schwerbehinderung.

(vgl. Statistisches Bundesamt, Wirtschaft und Statistik 7/2007, S. 712)

Der über die Versorgungsämter zu beziehende Schwerbehindertenausweis trägt bestimmte Vermerke, die auf gesundheitliche Merkmale des behinderten Menschen hinweisen:

G = Bewegungsfähigkeit im Straßenverkehr erheblich eingeschränkt
aG = außergewöhnlich gehbehindert
H = hilflos
Bl = blind
B = ständige Begleitung erforderlich
RF = rundfunkgebührenbefreit
VB = versorgungsberechtigt
1. Kl = berechtigt zum Fahren der 1. Klasse in der Bahn

Der Ausweis wird erstmalig in der Regel längstens für fünf Jahre ausgestellt. Die Gültigkeitsdauer kann nach entsprechender Prüfung verlängert werden.

3.3 Verminderte Erwerbsfähigkeit

> Definition
>
> **Mit verminderter Erwerbsunfähigkeit wird ein durch Krankheit oder Behinderung bedingter Zustand bezeichnet, der die Fähigkeit der betroffenen Person maßgeblich einschränkt, seinen Lebensunterhalt durch die Ausübung einer beruflichen Tätigkeit zu bestreiten.**

Die Begriffe **Berufsunfähigkeit** und **Erwerbsunfähigkeit** sind im aktuellen Gesetz vollständig entfallen. Die gesetzlichen Vorschriften, die einen Anspruch regeln, wurden aktualisiert und mit dem Inkrafttreten des Gesetzes zur Reform der Renten wegen verminderter Erwerbsfähigkeit zum 1. Januar 2001 (BGBl. I S. 1827 vom 20. Dezember 2000) neu gefasst.

4 Die drei Komponenten der Behinderung nach der WHO: Impairment, Disability und Handicap

Das Ausmaß der Behinderung eines Menschen ergibt sich aus einem Komplex von Ursachen, Folgen und unmittelbaren Auswirkungen einer Krankheit oder Verletzung sowie dem individuellen Schicksal und sozialen Konsequenzen. Die Weltgesundheitsorganisation WHO führte 1980 ein internationales System ein, welches als **ICIDH** (**I**nternational **C**lassification of **I**mpairments, **D**isabilities and **H**andicaps) bezeichnet wird und die folgenden drei Komponenten einer Behinderung beschreibt.

Impairment (Schädigung auf Organebene) ist jede Schädigung einer physischen, anatomischen oder psychischen Struktur.

Schädigung der Wirbelsäule nach einem Motorradunfall

Disability (Funktionsbeeinträchtigung) ist jede Minderung der Leistungsfähigkeit eines Organs aufgrund einer bestehenden organischen Schädigung.

Querschnittslähmung durch Wirbelsäulenschaden

Handicap (soziale Beeinträchtigung) ist jede Benachteiligung, die ein Individuum infolge der Schädigung oder Behinderung in seinem Leben erfährt.

Aufgabe von Beruf und Hobbys, Verlust von Freunden etc. aufgrund der Querschnittslähmung

Diese dreiteilige Sichtweise nach der WHO ermöglicht eine individuelle Einschätzung der Behinderung als Ausgangspunkt für die Rehabilitation. Es wird deutlich, was die Krankheit oder das Leiden, das zu dieser Behinderung führt, für den Betroffenen bedeutet.

*Herr Arndt verliert durch einen Arbeitsunfall mehrere Finger **(Impairment)**. Trotz sofortiger Operation, bei dem ihm die Finger wieder angenäht werden, kann er nicht mehr mit derselben Kraft wie vor dem Unfall greifen. Außerdem verbleibt ein gewisses Taubheitsgefühl in den Fingern **(Disability)**. In der Folge kann er seinen Beruf in einem Metall verarbeitenden Betrieb nicht mehr ausführen. Auch sein Hobby, Handballspielen, muss Herr Arndt aufgeben **(Handicap)**.*

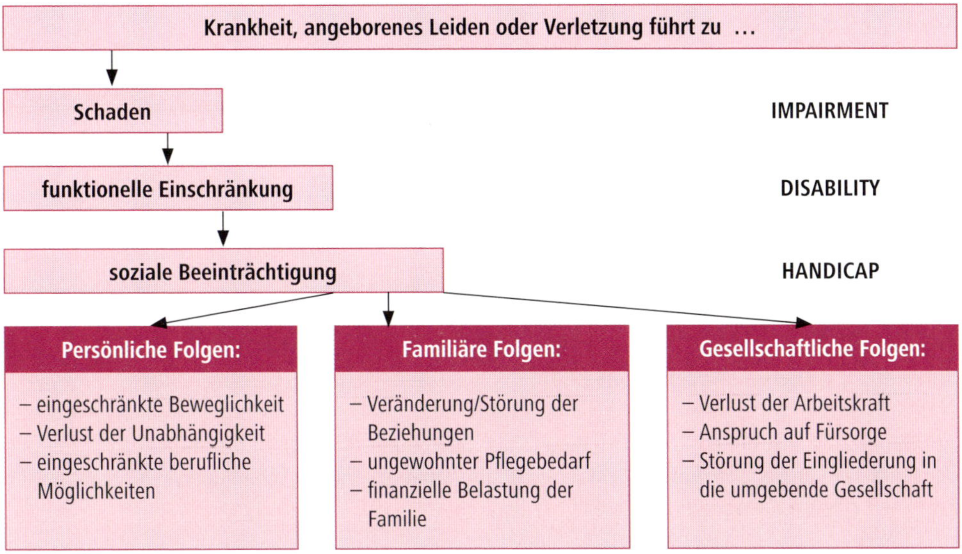

Nach der Einteilung der WHO setzt eine Behinderung einen Schaden (**Impairment** = angeborener oder durch Krankheit oder Verletzung erworbener organischer Defekt) voraus. Dieser Schaden führt zu einer funktionellen Einschränkung/Funktionsstörung = **Disability**, die wiederum eine soziale Beeinträchtigung = **Handicap** zur Folge hat.

Beispiel	Impairment Schädigung	Disability Funktionsstörung	Handicap soziale Beeinträchtigung
AIDS	Schädigung der T-Zellen	Defektes Immunsystem	Ausgrenzung, Aufgabe des Berufs, Verlust von Freunden, des Partners
Psoriasis	Schädigung des Epithelgewebes	starke Schuppenbildung, Ausschläge, Juckbeschwerden	eingeschränkte berufliche Einsetzbarkeit, Meidung durch Mitmenschen
Blindheit	Schädigung des Sehnervs	Sehverlust	Kontakt- und Kommunikationsmöglichkeiten eingeschränkt
Diabetes mellitus	Beta-Zellen des Pankreas produzieren kein Insulin	Glukose-Stoffwechselstörung	eingeschränkte Berufswahl (kein Schichtdienst), durch erzwungene Diät, evtl. reduzierte soziale Kontakte
Down-Syndrom	dreifaches Chromosom 21	geistige Retardierung, schräge Augenstellung etc.	eingeschränkter Kreis von Freunden, Schwierigkeiten in der Partnerfindung, eingeschränkte Berufswahl
Alzheimer	diffuse Hirnatrophie	Verlust wesentlicher Hirnfunktionen wie Gedächtnis und Orientierung	Verlust der Beziehung zu Freunden, Familie und Partner, ständiges Angewiesensein auf fremde Hilfe, Leben in einer eigenen Welt

1999 wurde das ICIDH zum ICF (International Classification of Functioning) erweitert und verändert, in der nun nicht mehr die Defizite und negativen Aspekte zur Einordnung herangezogen werden, sondern die persönlichen Fähigkeiten und die soziale Teilhabe zu denen Menschen im Allgemeinen – ob gesund oder krank – noch in der Lage sind.[1]

5 Arten von Behinderungen

5.1 Körperbehinderung

Als körperbehindert gelten Personen, die in ihrer Bewegungsfähigkeit aufgrund einer Schädigung des Stütz- und Bewegungsapparates oder einer anderen organischen Schädigung oder chronischen Krankheit erheblich eingeschränkt sind.

Die häufigsten Erscheinungsformen einer Körperbehinderung lassen sich nach ihren **Ursachen** wie folgt einteilen:

Schädigungen des Zentralnervensystems

- frühkindliche Hirnschädigung (Infantile Cerebralparese)
- erworbene Hirnschädigung durch Krankheiten (Tumore, Infektionen) oder Unfälle (Schädel-Hirn-Trauma)
- erworbene Schädigung der Nerven des Rückenmarks durch Unfälle (Querschnittslähmung) oder Virusinfektionen (z. B. Poliomyelitis, spinale Kinderlähmung)
- angeborene Fehlbildungen des Rückenmarks und der Wirbelsäule (z. B. Hydrocephalus)

Schädigungen der Muskulatur und des Skelettsystems

- Fehlstellungen der Wirbelsäule sowie Rückgratverkrümmungen (z. B. Skoliose)
- Erkrankungen der Muskeln (Muskeldystrophien, Muskelathrophien)
- Wachstumsstörungen wie Kleinwüchsigkeit
- abnorme Knochenbrüchigkeit wie z. B. Glasknochenkrankheit
- Gelenkfehlstellungen (Luxationen) und Gliedmaßenfehlbildungen, Spaltbildungen der Hand und des Fußes
- entzündliche Erkrankungen der Knochen und Gelenke wie Arthritis und Polyarthritis

Chronische Krankheiten und Fehlfunktionen von Organen

- Rheumatische Erkrankungen
- Asthma bronchiale
- Diabetes mellitus
- Herz- und Kreislauf- sowie Gefäßerkrankungen
- Niereninsuffizienz
- schwere Hauterkrankungen, die das äußere Erscheinungsbild beeinträchtigen wie beispielsweise nach Verletzungen oder Verbrennungen.

---

[1] Aus didaktischen Gründen bezieht sich die Autorin in ihren Ausführungen auf die Klassifikation von 1980, da dort die Störung des Normalzustandes und ihre Folgen aufgezählt wurden. Selbstverständlich befürwortet sie trotzdem die aktualisierte Fassung und ihre positivere Einstellung den Beeinträchtigungen gegenüber.

5.2 Behinderung der Sinnesorgane

Sehbehinderung und Blindheit

Als sehbehindert gelten Menschen, deren Sehvermögen aufgrund einer Schädigung des Auges oder einer Störung der Sehfunktion so stark vermindert ist, dass Informationen über das Auge nur unvollkommen oder verzerrt aufgenommen werden.

Als blind gelten Menschen, die aufgrund einer Schädigung des Auges so stark in ihrem Sehvermögen beeinträchtigt sind, dass sie sich nur mithilfe anderer in einer unbekannten Umgebung orientieren können. Über das Auge können keine Informationen aufgenommen werden.

Gehörlosigkeit und Schwerhörigkeit

Als gehörlos gelten Menschen, die taub sind und deshalb das Sprechen auf normalem Wege nicht erlernen können oder die im Jugend- bzw. Erwachsenenalter ertauben, sodass sie einen teilweisen Verfall ihrer Lautsprache erleiden.

Als schwerhörig gelten Menschen, die aufgrund einer Schädigung des Gehörs nur eine verminderte Hörfähigkeit besitzen. Sie sind aber noch in der Lage, Sprache (z. B. mit einem Hörgerät) über das Ohr wahrzunehmen. Schwerhörigkeit führt ebenfalls zu Sprachschädigungen, die häufig einer besonderen pädagogischen Betreuung bedürfen.

Sprachbehinderung

Als sprachbehindert gelten Menschen, die zwar ein normales Hörvermögen besitzen, in ihrer sprachlichen Ausdrucksfähigkeit und in ihrem Sprachverständnis aber trotzdem beeinträchtigt sind. Zu den häufigsten Sprachbehinderungen zählen:

- Multiples Stammeln (viele Laute werden nicht normgerecht ausgesprochen) und Dysgrammatismus (der Satzbau wird beim Sprechen nicht beachtet)
- zentrale (durch Ausfälle im Gehirn bedingte) Entwicklungsstörungen der Sprache wie Hörstummheit oder akustische Agnosie (Unfähigkeit, dem Gehörten eine Bedeutung zu entnehmen)
- psychogene Stummheit, Schweigen bei intaktem Sprechvermögen (Mutismus)
- Störungen im Redefluss wie Stottern und Poltern (überhastete Sprechweise)
- Sprechstörungen (Stammeln, Näseln) und schwere Stimmstörungen

5.3 Behinderung der Intelligenz

Geistige Behinderung

Als geistig behindert gelten Menschen, die in ihrem Lernverhalten aufgrund einer anlagebedingten, vor der Geburt (pränatal) oder durch eine Hirnverletzung erworbenen, geistigen Funktionsschwäche erheblich in ihrer Entwicklung verzögert sind. Bei der Teilnahme am Leben der Gemeinschaft sind sie dauerhaft auf die Mithilfe anderer angewiesen.

Lernbehinderung

Als lernbehindert gelten Menschen, die in ihrem Lernen erheblich und langfristig beeinträchtigt sind. Dies wirkt sich besonders schwerwiegend in der schulischen und in der Berufsausbildung aus. Diese Behinderung ist in der Regel an eine generalisierte Lernstörung oder an einen messbaren Intelligenzrückstand gebunden. Dieser kann sowohl durch eine organische Schädigung als auch durch soziokulturelle Benachteiligung entstanden sein.

5.4 Psychische Behinderung

Der Begriff der psychischen Behinderung ist nicht klar abgrenzbar. Eine psychische Krankheit ist nicht immer auch eine psychische Behinderung, da es vorkommen kann, dass die Krankheit einmalig auftritt und mit oder ohne Behandlung wieder verschwindet. Wenn eine psychische Krankheit immer wieder eintritt, z. B. in Schüben oder in Phasen, so kann man davon ausgehen, dass eine Behinderung vorliegt. Dasselbe gilt, wenn die Krankheit einen chronischen Verlauf hat. Grundsätzlich können alle psychischen Störungen im Kindes- und Jugendalter zu einer psychischen Behinderung führen. Der Schwerpunkt dabei liegt bei der psychischen Behinderung aber nicht auf der Erkrankung selbst, sondern auf der krankheitsbedingten Beeinträchtigung der Eingliederung in die Gesellschaft.
Gegenüber anderen Behinderungsarten sind psychische Behinderungen schwerer zu erkennen, da sie schwer fassbar und nicht immer medizinisch messbar sind. Zu den psychischen Behinderungen gehören Erkrankungen wie:

- körperlich nicht begründbare psychische Störungen (Schizophrenie, manisch-depressive Erkrankungen)
- seelische Störungen als Folge von Krankheiten oder Verletzungen des Gehirns, von Anfallsleiden oder von anderen Krankheiten oder körperlichen Beeinträchtigungen
- Suchtkrankheiten
- neurotische Störungen (Zwänge und Phobien)
- Persönlichkeitsstörungen.

Psychisch behinderten Menschen sieht man ihre Krankheit in der Regel nicht an. Im Umgang mit anderen können jedoch Schwierigkeiten auftreten, weil psychisch Erkrankte oft anders reagieren, als man es in der jeweiligen Situation erwartet. Die Personen bedürfen grundsätzlich der Hilfe speziell ausgebildeter Fachleute, um nicht sich selbst oder andere zu gefährden.

Einen Überblick mit Beispielen zu den oben genannten Behinderungen gibt die nachstehende Tabelle:

Arten von Behinderungen			
Körperbehinderung	**Sinnesschädigung**	**Intelligenzschädigung**	**psychische Behinderung**
Schädigung von Skelett, Muskulatur oder Nervensystem	Schädigung der Sinnesorgane; Einteilung in Seh-, Hör- und Sprachschädigung	deutlich verminderte Leistungsfähigkeit des Gehirns; Einteilung in Menschen mit Lernbehinderung und geistiger Behinderung	Einteilung in endogene (von innen entstehend, genaue Ursache vielfach unbekannt) und exogene (krankheitsbedingt)
Beispiele: • Missbildungen • Muskelkrankheiten • Knochenbaufehlbildungen • Kinderlähmung • Schlaganfall • cerebrale Bewegungsstörungen • Verletzungen der Wirbelsäule • Erkrankungen des Rückenmarks • Epilepsie	Beispiele für Sehschäden: • Sehstörungen • Schielen • Blindheit Beispiele für Hörschäden: • Schwerhörigkeit • Taubheit Beispiele für Sprachschäden: • Stottern • multiples Stammeln • Dysgrammatismus • Lispeln • Poltern • Näseln • Mutismus • akustische Agnosie • Hörstummheit	Lernbehinderung: keine weitere Untergliederung möglich, da kein begrifflich klar umrissenes Krankheitsbild Beispiel für geistige Behinderung: • Down-Syndrom	Beispiele für endogene psychische Störungen: • Schizophrenie • manisch depressive Erkrankungen • affektive Störungen Beispiele für exogene psychische Störungen: • Delirium • Halluzinose • Demenz • Morbus Alzheimer • Parkinson

6 Statistische Daten über Menschen mit Behinderungen

Auf der ganzen Welt gibt es nach UNO-Schätzungen ca. 500–600 Millionen Menschen mit Behinderungen. Das sind rund 10 % der Weltbevölkerung. In Deutschland leben nach Angaben des Statistischen Bundesamtes insgesamt 6,8 Mio. schwerbehinderte Menschen mit Ausweis (Stand 31.12.2005). Diese lassen sich wie folgt untergliedern.

4

Schwerbehinderte Menschen nach Art der schwersten Behinderung und Geschlecht (Stand 31.12.2005)

Art der schwersten Behinderung	Insgesamt		Männlich		Weiblich	
	Anzahl	%	Anzahl	%	Anzahl	%
Insgesamt	6 765 355	100	3 527 983	100	3 237 372	100
Körperliche Behinderungen						
Verlust oder Teilverlust von Gliedmaßen	78 804	1,2	58 218	1,7	20 586	0,6
Funktionseinschränkung von Gliedmaßen	950 760	14,1	478 594	13,6	472 166	14,6
Funktionseinschränkung der Wirbelsäule und des Rumpfes, Deformierung des Brustkorbes	878 018	13,0	445 300	12,6	432 718	13,4
Blindheit und Sehbehinderung	347 226	5,1	141 233	4,0	205 993	6,4
Sprach- oder Sprechstörungen, Taubheit, Schwerhörigkeit, Gleichgewichtsstörungen[1]	254 481	3,8	141 385	4,0	113 096	3,5
Verlust einer oder beider Brüste, Entstellungen u.a.	173 551	2,6	4 166	0,1	169 385	5,2
Beeinträchtigung der Funktion von inneren Organen bzw. Organsystemen	1 745 571	25,8	1 024 807	29,0	720 764	22,3
Querschnittlähmung	16 793	0,2	11 551	0,3	5 242	0,2
Zusammen	4 445 204	65,7	2 305 254	65,3	2 139 950	66,1
Zerebrale Störungen, geistige Behinderungen, seelische Behinderungen						
Hirnorganische Anfälle	158 547	2,3	86 701	2,5	71 846	2,2
Hirnorganisches Psychosyndrom, symptomatische Psychosen	443 331	6,6	231 763	6,6	211 568	6,5
Störungen der geistigen Entwicklung[2]	285 584	4,2	163 255	4,6	122 329	3,8
Psychosen (Schizophrenie, affektive Psychosen), Neurosen, Persönlichkeits- und Verhaltensstörungen	304 563	4,5	142 389	4,0	162 174	5,0
Suchtkrankheiten	44 090	0,7	30 951	0,9	13 139	0,4
Zusammen	1 236 115	18,3	655 059	18,6	581 056	17,9
Sonstige und ungenügend bezeichnete Behinderungen						
Zusammen	1 084 036	16,0	567 670	16,1	516 366	16,0

[1] Ohne Taubheit, die mit Sprach- und geistigen Entwicklungsstörungen verbunden ist.

[2] Einschl. Taubheit, die mit Sprach- und geistigen Entwicklungsstörungen verbunden ist.

(Statistisches Bundesamt, Wirtschaft und Statistik 7/2007, S. 716)

7 Stellung von Menschen mit Behinderungen in der Gesellschaft

7.1 Der Umgang mit behinderten Menschen in der Vergangenheit

Ziel der Ärzte und Heiler in früheren Zeiten war es zunächst, das Überleben der Patienten zu sichern. Eine Rehabilitation, z. B. bei Kriegsopfern (Amputationen, Sehverlust etc.) gab es nicht.

Behinderungen selbst haben eine weit zurückreichende Geschichte. Sogenannte „Krüppel", Blinde, Taube und „Aussätzige" tauchen in literarischen Zeugnissen antiker und orientalischer Kulturen immer wieder auf. Menschen mit Behinderungen wurden in den meisten Kulturen gemieden, vom öffentlichen Leben ausgegrenzt, oft auch in speziellen Anstalten verwahrt. Selten wurden sie unter besonderen Schutz gestellt, wie etwa in altorientalischen Kulturen, in denen auch Menschen mit Behinderungen gegenüber eine respektierende Haltung gewahrt wurde. Auch im alten Ägypten wurden kleinwüchsige Menschen und Menschen mit Behinderungen rücksichtsvoll behandelt, Blinde unter den besonderen Schutz des Himmelsgottes gestellt.

Im griechischen und römischen Kulturkreis hingegen überwogen die negativen Haltungen. Das Ideal der körperlichen und geistigen Tüchtigkeit führte zu einer Geringschätzung behinderter Menschen. So setzten z. B. viele Menschen in Sparta Kinder mit Behinderungen einfach aus. In Rom erfüllte der Velabrenische See, die Kloake der Stadt, eine ähnliche Funktion. Auch wurden Missgebildete teilweise als Sklaven aufgezogen und dann zum Betteln eingesetzt, später am kaiserlichen Hof auch als Hofnarr gehalten, wo sie zum Gespött der „feinen" Herrschaften gemacht wurden.

Im Mittelalter gab es die Vorstellung, verkrüppelte und missgebildete Kinder seien vom Teufel besessen, was sie oft auf den Scheiterhaufen brachte. Die Vorstellung, Schwangere könnten sich beim Anblick Missgestalteter „versehen" und dann selbst missgebildete Kinder zur Welt bringen, war bis ins 19. Jahrhundert weit verbreitet.

Im Nationalsozialismus wurden Menschen mit Behinderungen, besonders mit geistigen Behinderungen, in Konzentrationslager gebracht und viele davon getötet. Man sprach in diesem Zusammenhang auch von aktiver Euthanasie.

7.2 Menschen mit Behinderungen in der heutigen Gesellschaft

Die Beziehung zwischen Menschen mit Behinderungen und Nichtbehinderten ist nicht einfach. Personen mit Behinderungen fühlen sich häufig stigmatisiert und dadurch nicht gleichwertig in die Gesellschaft integriert. Nach wie vor ist der Begriff „Behinderung" in unserer Gesellschaft negativ besetzt. Es herrschen in der Bevölkerung noch vielfach unbegründete Vorurteile Menschen mit Behinderungen gegenüber, die tief in der Persönlichkeit und der Gesellschaft verankert und daher schwer zu verändern sind. So werden Menschen mit einer Körperbehinderung oft nicht als voll leistungsfähig angesehen, was sich auch darin zeigt, dass nur wenige Arbeitgeber bereit sind, sie einzustellen. Besonders bei Menschen mit geistigen Behinderungen ist die Akzeptanz in der Bevölkerung gering. Neben der unzutreffenden Behauptung, dass sie entweder gefährlich oder bemitleidenswert seien, ist auch das Vorurteil, dass sie nur „praktisch bildbar" oder als Erwachsene „nicht mehr lernfähig" seien, immer noch weit verbreitet.

Der Kontakt mit Menschen mit Behinderungen löst bei einigen Nicht-Behinderten neben Unsicherheit verschiedene, vielfach jedoch negative Reaktionsmuster aus wie

- Anstarren
- Missmutsäußerungen
- Aggressivität
- Mitleid oder
- übertriebene Hilfeleistung.

Die körperliche bzw. geistige Benachteiligung an sich bedeutet schon eine erhebliche Minderung der Lebensqualität für die meisten Betroffenen. In vielen Fällen aber noch schmerzhafter ist die Reaktion des sozialen Umfelds. Ein spastisch Gelähmter formulierte es einmal so:

> *„Es ist nicht die Behinderung, die lähmt, sondern die Rolle des Outsiders nimmt uns die Möglichkeit der Bewährung: Nicht das Mitleid tötet, sondern dass man es als Anmaßung empfindet, so wie die anderen sein zu wollen."*
>
> (Klee, 1981, S. 2)

7.3 Probleme von Menschen mit Behinderungen heute

Aufgrund der Behinderung ergeben sich für den Betroffenen oft viele Probleme. Hierzu zählen:

- **Probleme in der Gesellschaft:** Viele Leute wissen nicht, wie sie sich gegenüber Menschen mit Behinderungen verhalten sollen. Dadurch werden behinderte Menschen oft in die Rolle eines Außenseiters oder Sonderlings gedrängt.
- **Probleme in der Partnerschaft:** Abhängigkeit, andauernde Hilfsbedürftigkeit, Probleme bei der Partnerfindung, Sexualität, Familienplanung.
- **Probleme in der Familie:** finanzielle Belastung, nicht behindertengerechte Wohnung, Mehraufwand an Fürsorge und Zeit, Gefühle von Benachteiligung bei Kindern ohne Behinderungen.
- **Probleme in der Freizeit:** eingeschränkte Hobby- und Freizeitmöglichkeiten, verringerte Mobilität, fehlende behindertengerechte Hotels, Ausgrenzung durch geringe Akzeptanz im Freizeit- und Urlaubsbereich.
- **Probleme in Schule und Beruf:** Berufsunfähigkeit nach Unfall mit der Notwendigkeit zur Umschulung, Ausübung nur bestimmter Berufe, mangelnde Toleranz der Kollegen, Ausgrenzung, Über- oder (geistige) Unterforderung.

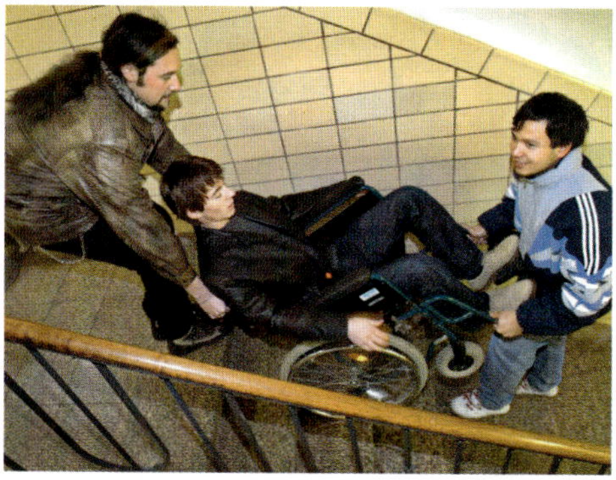

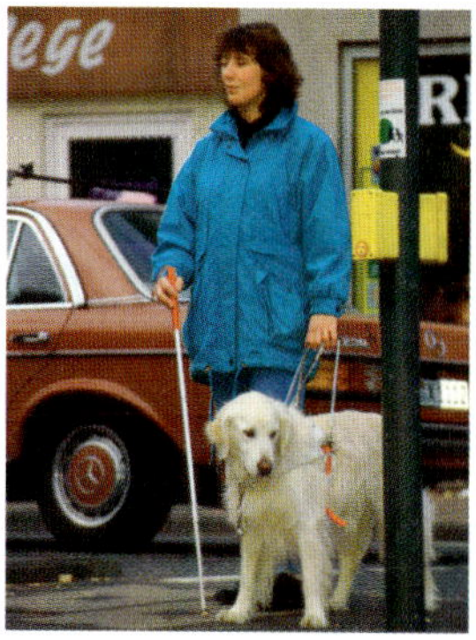

Behinderung
ist eine schwere/langfristige und umfängliche Beeinträchtigung der seelischen/körperlichen/geistigen Funktionen und zeigt sich:
– im **Aussehen** (Gesicht/Körper/Kleidung/Hilfsmittel)
– im **Verhalten** (schnell/langsam/unsicher/„eigenartig"/Sprachverhalten)

bedeutet →

Erschwerung des unmittelbaren Lebensvollzugs
- Fortbewegung (Bordsteinkanten/Verkehr/Treppen)
- Einkauf/Selbstständigkeit
- Alltagsverrichtungen
- Kommunikation mit den Mitmenschen

– zusätzliche, nicht unmittelbar wahrnehmbare Einschränkungen

→ individuelle, behinderungsartspezifische und generelle Hilfen für die Betroffenen

bewirkt →

Veränderte Verhaltensweisen und Einstellungen
- „Glotzen"
- Ablehnung
- Abkehr (Ignorieren, Nicht-Hinsehen)
- Unsicherheit
- Aktivierung von Vorurteilen
- Fehleinstellungen, Mitleid

→ Änderung der Einstellung der Gesellschaft

erfordert

(vgl. Hobmair, Altenthan, Dirrigl u. a., 2002, S. 361)

Maßnahmen, um bereits vorhandene Vorurteile und ungünstige Einstellungen gegenüber Menschen mit Behinderungen abzubauen, wären beispielsweise:

- Integrative Veranstaltungen für Menschen mit Behinderungen und Nicht-Behinderte, denn nur durch den direkten Kontakt kann ein besseres gegenseitiges Verstehen ermöglicht werden.
- Informationsveranstaltungen zur Aufklärung über Ursachen und Erscheinungsformen von Behinderungen
- Seminare und Übungen zur Stärkung des Selbstbewusstseins von Menschen mit Behinderungen, Aufbau eines positiven Selbstbildes
- Selbsterfahrungsseminare zur bewussten Wahrnehmung und Veränderung von Vorurteilen und dem Abbau von eigenen Ängsten gegenüber Fremdem.

8 Bereiche und Einrichtungen der Rehabilitation

Rehabilitation lässt sich in drei große Bereiche einteilen:

1. medizinische Rehabilitation
2. schulisch-pädagogische und berufliche Rehabilitation
3. soziale Rehabilitation

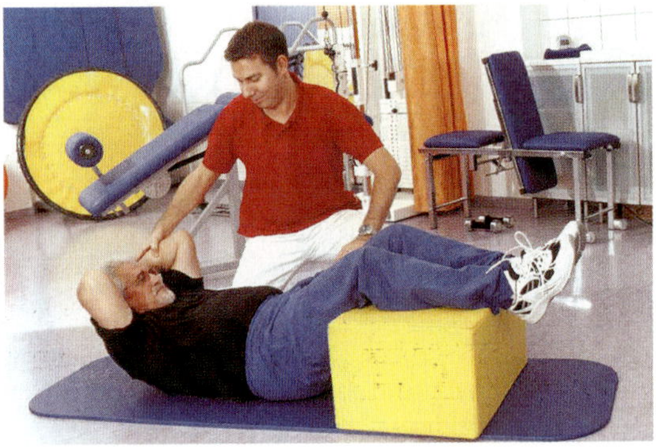

8.1 Medizinische Rehabilitation

Die medizinische Rehabilitation steht meist am Anfang des gesamten Rehabilitationsprozesses und ist häufig die Voraussetzung für weitere Rehabilitationsmaßnahmen. Sie beginnt bereits im Akutkrankenhaus und wird dann in entsprechenden Rehabilitationszentren fortgesetzt. Dabei steht vor allem die Diagnose der Erkrankung oder Behinderung sowie die Auswahl und Durchführung einer geeigneten Therapie im Vordergrund. Die medizinischen Leistungen werden ambulant, teilstationär, vorwiegend aber stationär in Kur- und Spezialeinrichtungen sowie in Rehabilitationskliniken erbracht. Das Spektrum der in Frage kommenden Kur- und Spezialeinrichtungen reicht dabei von der Unterbringung in Privatpensionen bei Kuranwendungen im Kurhaus und badeärztlicher Betreuung über Kurkliniken bis hin zu hochspezialisierten Schwerpunktkliniken wie etwa zur Durchführung von Anschlussheilbehandlungen (stationäre Leistungen, die sich unmittelbar oder in engem zeitlichen Zusammenhang an eine Behandlung im Krankenhaus anschließen).

Die medizinische Rehabilitation umfasst alle Leistungen, die erforderlich sind, um

- einer drohenden Behinderung vorzubeugen,
- bestehende Behinderungen zu beseitigen und zu bessern oder
- eine Verschlimmerung zu verhüten.

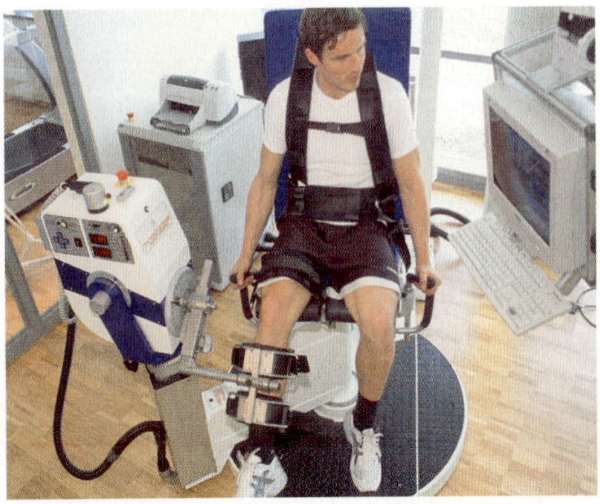

Gelingt dies nicht oder nur zum Teil, so soll wenigstens eine möglichst weitgehende körperliche und auch psychische Anpassung an die bleibende Bedhinderung sowie eine Stabilisierung des Patienten erreicht werden.

Leistungen der medizinischen Rehabilitation sind z. B.

- ärztliche/zahnärztliche Behandlung
- Krankengymnastik
- Bewegungs-, Sprach-, Beschäftigungs- und Arbeitstherapie

- Versorgung mit Arzneimitteln und Verbandsstoffen
- Versorgung mit Körperersatzstücken (Prothesen) und anderen Hilfsmitteln
- Erprobungen zur Feststellung der Belastbarkeit am Arbeitsplatz.

8.2 Schulisch-pädagogische und berufliche Rehabilitation

Ein weiterer Bereich ist die schulisch-pädagogische und berufliche Rehabilitation. Sie sollte so frühzeitig wie möglich einsetzen. Kindern und Jugendlichen mit Behinderungen soll durch eine angemessene schulische Förderung eine bestmögliche Bildung entsprechend ihren Fähigkeiten vermittelt werden. Die Bildung kann im Rahmen der allgemeinen Schulpflicht an Sonderschulen, an allgemein- oder berufsbildenden Schulen, an Fachhochschulen und an Hochschulen erworben werden. Für Aufgaben der pädagogischen und schulischen Rehabilitation sind die Kultusminister der Länder zuständig.

Die Aufnahme bzw. Wiederaufnahme einer beruflichen Tätigkeit ist ein entscheidendes Kriterium für den erfolgreichen Verlauf einer Rehabilitation. Für die meisten sichert der Beruf nicht nur die wirtschaftliche Existenz, sondern auch die Stellung in der Gesellschaft. Das soziale Wohlbefinden eines Menschen hängt sehr stark auch von seiner beruflichen Tätigkeit ab. Kann ein Mensch aufgrund seiner Behinderung seinen bisherigen Beruf nicht mehr ausüben, wird die Möglichkeit einer Umschulung in Erwägung gezogen. Ziel ist es dabei, die Arbeits- und Erwerbsfähigkeit wieder herzustellen.

Ob ein Mensch mit Behinderung eine Umschulung erhält oder an anderer Stelle im Betrieb eingesetzt wird, hängt von seinem Alter, von der Art und Schwere der Behinderung sowie von persönlichen Voraussetzungen wie Bildungsanschluss, abgeschlossene Berufsausbildung oder Ortsgebundenheit ab. In manchen Fällen gelingt es u. a. auch mit Unterstützung eines Sozialarbeiters und des Betriebsarztes, dem Behinderten wieder zu einer beruflichen Stellung in seinem alten Betrieb zu verhelfen, wenn auch meist an einem anderen Arbeitsplatz (Umsetzung am Arbeitsplatz, innerbetriebliche Umsetzung).

Leistungen der schulischen/beruflichen Rehabilitation sind:

- Leistungen zur Förderung der Arbeitsaufnahme. Das Idealziel wäre es, den Arbeitsplatz zu erhalten
- Eingliederungshilfen für den Arbeitgeber
- Maßnahmen der Berufsfindung und Arbeitserprobung, der Berufsvorbereitung sowie der beruflichen Anpassung und Umschulung
- Besuch von Krankenhausschulen während stationärer Behandlung
- Ausbildung an Sonderschulen
- Hilfestellung zur Erlangung eines angemessenen Schulabschlusses
- Hilfen zur Erhaltung und/oder Erlangung eines Arbeitsplatzes
- Ausbildung
- Fort- und Weiterbildung
- Kosten für Unterkunft und Verpflegung während der Rehabilitationsmaßnahme

Bei der Auswahl der berufsfördernden Leistungen sind Eignung, Neigung und bisherige Tätigkeiten angemessen zu berücksichtigen. Das Motto in der beruflichen Rehabilitation lautet: **„Rehabilitation vor Rente"**, d.h. es ist zu prüfen, inwieweit eine mögliche Frühberentung durch gezielte medizinische oder berufliche Rehabilitationsmaßnahmen vermieden werden kann.

Die Maßnahmen der beruflichen Rehabilitation finden in unterschiedlichen Institutionen wie Berufsbildungswerken, Berufsförderungswerken, Werkstätten für Behinderte, berufliche Trainingszentren sowie in kombinierten Einrichtungen statt.

Berufsbildungswerke
sind überbetriebliche Einrichtungen, in denen Jugendliche mit Behinderungen, die nach Verlassen der allgemein bildenden Schulen oder Sonderschulen eine berufliche Erstausbildung erhalten. Das Leistungsangebot umfasst neben der Berufsausbildung berufsvorbereitende Maßnahmen wie Berufsfindung, Arbeitserprobung sowie Förderlehrgänge. Die Berufsbildungswerke verfügen ebenso wie die Berufsförderungswerke über medizinische, psychologische und soziale Fachdienste, die notwendige begleitende Hilfen anbieten sowie über Freizeit- und Sportmöglichkeiten.

Berufsförderungswerke
sind außerbetriebliche Einrichtungen zur Fortbildung und Umschulung von Erwachsenen mit Behinderungen, die in der Regel bereits berufstätig waren und sich wegen ihrer Behinderung beruflich neu orientieren müssen.

Werkstätten für Menschen mit Behinderungen
sind Einrichtungen, die denjenigen Menschen mit einer Behinderung, die wegen Art oder Schwere der Behinderung nicht oder noch nicht auf dem allgemeinen Arbeitsmarkt tätig sein können, einen Arbeitsplatz oder eine Gelegenheit zur Ausübung einer angemessenen Tätigkeit bieten, sofern sie in der Lage sind ein Mindestmaß wirtschaftlich verwertbarer Arbeitsleistung zu erbringen.

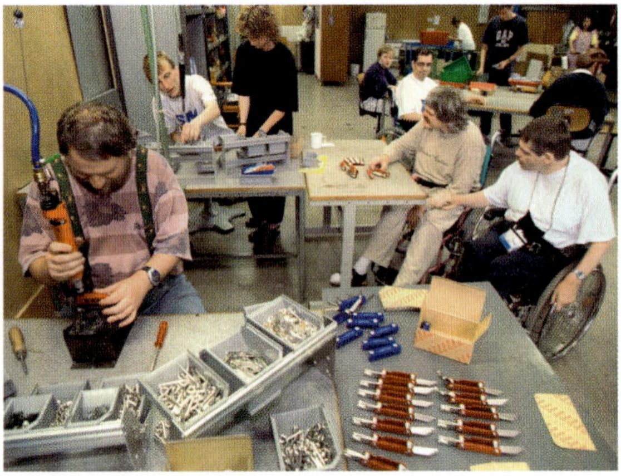

Berufliche Trainingszentren
sind Einrichtungen, die speziell für Menschen mit psychischen Behinderungen konzipiert worden sind, die bereits über eine Ausbildung bzw. Berufserfahrung verfügen. Die Aufgabe der Trainingszentren besteht darin, für den Betroffenen eine realistische Berufsperspektive zu erarbeiten und ihn anschließend wieder auf dem Arbeitsmarkt einzugliedern.
Die beruflichen Trainingszentren wenden sich vorrangig an Erwachsene mit psychischen, neurotischen und psychosomatischen Erkrankungen sowie Persönlichkeitsstörungen.

In **kombinierten Einrichtungen** werden sowohl berufsfördernde als auch medizinische Maßnahmen angeboten.

In den letzten Jahren hat die **berufliche Umschulung** von Menschen mit Behinderungen zunehmend an Bedeutung gewonnen. Lehrkräfte mit berufsspezifischem Wissen sowie neuartige Unterrichtsformen und Lernsysteme sorgen in diesen Einrichtungen für eine praxisnahe Umschulung. Psychologen und Pädagogen bieten darüber hinaus den Betreuten Hilfen bei der Bewältigung ihrer Probleme.

Der 35jährige Dieter W. arbeitete seit über zwölf Jahren als Maurer in einem großen Betrieb. Aufgrund eines Bandscheibenvorfalls konnte er den Beruf nicht mehr ausüben. Die mit der Arbeit eines Maurers verbundenen körperlichen Tätigkeiten verschlimmerten sein Leiden. Er benötigte eine Tätigkeit, die er überwiegend im Sitzen ausüben kann. In einem Berufsförderungswerk erhielt er eine zweijährige Umschulung zum Kaufmann im Groß- und Außenhandel. Während der Umschulung zahlte die Bundesagentur für Arbeit die gesamten Behandlungs- und Unterbringungskosten. Nach der Umschulung erhielt er einen Arbeitsplatz bei einem bekannten Bauunternehmen. Seine Aufgabe besteht heute vor allem im Einkauf von Materialien zur Herstellung von Magnet- und Schalungstechniken, im Marketing, aber auch in der Mitgestaltung von firmeneigenen Katalogen und Prospekten.

8.3 Soziale Rehabilitation

Wenn ein Betroffener durch einen Unfall behindert wurde, ändert sich nicht nur sein eigenes Leben grundlegend, sondern auch das der Personen des unmittelbaren sozialen Umfelds. Eine umfassende Rehabilitation schließt deshalb auch das soziale Umfeld mit ein. Soziale Rehabilitation meint also die Wiedereingliederung des behinderten Menschen in sein familiäres, kulturelles, privates und gesellschaftliches Umfeld. Allgemein umfasst sie ein Bündel von Maßnahmen, die darauf ausgerichtet sind, die Teilnahme des behinderten Menschen am Leben in der Gesellschaft zu ermöglichen.

Definition

Alle Maßnahmen, die zum Ziel haben, dass der Patient in der Familie bleiben kann und ihm z. B. einen Heimaufenthalt ersparen, fallen unten den Begriff „soziale Rehabilitation".

Dieser Bereich ist wohl am schwierigsten zu bewältigen, denn er erfordert nicht nur die Anpassung der Menschen mit Behinderungen, sondern auch die Veränderung der sozialen Umgebung im Sinne einer größeren Toleranz und Offenheit gegenüber behinderten Menschen.

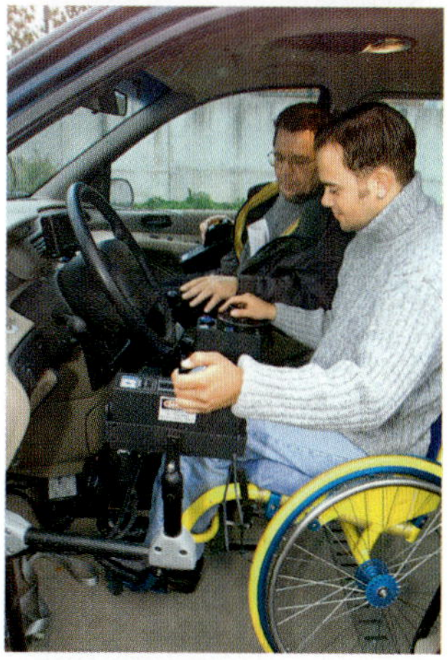

Leistungen zur sozialen Rehabilitation umfassen:

- Bezahlung von Haushaltshilfen
- Hilfen zur Verbesserung der Wohnsituation (z. B. rollstuhlgerechter Umbau der Wohnung)
- Hilfen zur Ermöglichung und Erleichterung einer Verständigung mit der Umwelt (z. B. Schreibmaschinen für Blinde, Schreibtelefone für Gehörlose)

- Psychologische Betreuung des Betroffenen sowie der Angehörigen
- Hilfen zur Freizeitgestaltung und zur sonstigen Teilnahme am gesellschaftlichen und kulturellen Leben (z. B. Begleitperson für die Teilnahme an einer Veranstaltung, Fahrdienste)
- Hilfen zur Entwicklung der geistigen und körperlichen Fähigkeiten vor Beginn der Schulpflicht (z. B. heilpädagogische Hilfen)
- Hilfen zur angemessenen Schulbildung einschließlich der Vorbereitung hierzu
- Hilfen zur Ermöglichung einer Teilnahme am Leben in der Gemeinschaft für Menschen mit Behinderungen

Welche Bedeutung der sozialen Rehabilitation zukommt, wird an folgendem Beispiel deutlich:

Ein 45-jähriger Diplom-Ingenieur, in einer gehobenen gut bezahlten Position tätig, Vater von zwei Kindern, wird nach einem schweren Autounfall in die Unfallklinik eingewiesen. Er hat lebensgefährliche Verletzungen davongetragen und liegt seit Wochen im Koma. Seine Frau und seine Kinder besuchen ihn täglich. Die Ärzte machen der Familie wegen der Schwere der Verletzungen wenig Hoffnung. Nach fünf Wochen wacht er aus dem Koma auf, Diagnose: Querschnittslähmung. Er muss sich auf ein Leben im Rollstuhl einstellen. Nach einigen Monaten wird er in eine Reha-Klinik verlegt. Dort erfolgt eine Umschulung zum Sachbearbeiter. Nach einem dreiviertel Jahr wird er nach Hause entlassen. Seine Familie hat in der Zwischenzeit gelernt, ohne ihn zurechtzukommen. Daheim ist er unzufrieden mit seiner gegenwärtigen Situation und den Einschränkungen, die ihm die Behinderung auferlegt. Sein Freundes- und Bekanntenkreis zieht sich immer mehr zurück. Es kommt immer häufiger zu Streitigkeiten innerhalb der Familie. Die Ehe geht in die Brüche, die Eheleute trennen sich. Die Kinder haben andere Interessen, als sich um ihren behinderten Vater zu kümmern. Sein Leben erscheint ihm so sinnlos, dass er einen Suizidversuch unternimmt.

8.4 Ergänzende Leistungen

Neben den medizinischen, beruflichen und sozialen Rehabilitationsleistungen gibt es noch eine Reihe ergänzender Leistungen zur wirtschaftlichen Sicherung des behinderten Menschen und seiner Familie, die während der Rehabilitationsmaßnahme von den Kostenträgern gewährt werden. Hierzu zählen:

- Krankengeld, Versorgungskrankengeld, Verletztengeld oder Übergangsgeld
- Beiträge zur gesetzlichen Kranken-, Pflege- Unfall- und Rentenversicherung sowie Arbeitslosenversicherung
- Übernahme der erforderlichen Reisekosten
- Rehabilitationssport in Gruppen und unter ärztlicher Betreuung
- sonstige Leistungen

8.5 Einrichtungen der Rehabilitation

Für die Behandlung und Rehabilitation Kranker und behinderter Menschen steht ein gestuftes und differenziertes System ambulanter, teilstationärer und stationärer Versorgungsangebote zur Verfügung. Einen Überblick über mögliche Rehabilitationseinrichtungen gibt folgende Tabelle.

Ambulante Rehabilitationsangebote	Teilstationäre Rehabilitationsangebote	Stationäre Rehabilitationsangebote
• Rehabilitation durch den niedergelassenen Arzt • Sozialstationen • Sozialpädiatrische Zentren • Institutsambulanzen • Polikliniken • Ambulante Rehabilitationskuren	• Tageskliniken • Nachtkliniken	• Allgemeinkrankenhäuser • Psychiatrische Fachkrankenhäuser • Rehabilitationskliniken

8.5.1 Ambulante Rehabilitationsangebote

Rehabilitation durch den niedergelassenen Arzt

Die Aufgabe des niedergelassenen Arztes in der Rehabilitation besteht darin, Behinderungen möglichst frühzeitig zu erkennen und erforderliche Maßnahmen einzuleiten. Er koordiniert die verschiedenen Maßnahmen der Rehabilitation in Kooperation mit den beteiligten Leistungserbringern. Darüber hinaus verordnet er rehabilitativ ausgerichtete Behandlungsmethoden wie Krankengymnastik, Bewegungs-, Sprach- und Ergotherapie und übernimmt die Versorgung mit Hilfsmitteln. Bei bleibenden Funktionseinschränkungen, übernimmt er meist die lebenslange Betreuung der Patienten und unterstützt sie, die aus der Funktionseinschränkung resultierenden Beeinträchtigungen zu bewältigen.

Sozialstationen

Zu den Aufgaben der Sozialstationen gehört eine ganze Palette ambulant sozialpflegerischer Dienste wie z. B. die häusliche Kranken- und Altenpflege, Haus- und Familienpflege. Vielfach wird dieses Angebot erweitert durch die häusliche Behindertenhilfe, hauswirtschaftliche Hilfen, Essen auf Rädern, Begleit- und Fahrdienste, Vermittlung und Verleih von Hilfsmitteln sowie Beratungs-, Lehr- und Übungsangeboten.

Sozialpädiatrische Zentren

Sozialpädiatrische Zentren dienen der stationären und ambulanten Frühtherapie und der pädagogischen Frühförderung von Kindern, die eine Behinderung haben oder von einer solchen bedroht werden. Durch eine interdisziplinäre Zusammenarbeit von medizinischen, pädagogischen und psychologischen Fachkräften soll eine schwere drohende Krankheit oder Behinderung frühzeitig erkannt und ihr vorgebeugt werden. Bei bereits bestehenden Behinderungen soll für eine Besserung gesorgt bzw. eine Verschlimmerung verhütet werden. All dies geschieht stets unter Einbeziehung des familiären Umfeldes.

Institutsambulanzen

Institutsambulanzen behandeln schwer psychisch gestörte und rückfallgefährdete Patienten, insbesondere im Anschluss an eine Krankenhausbehandlung, die vom niedergelassenen Arzt nicht ausreichend versorgt werden können. Sie sind meist an psychiatrische Krankenhäuser, Fachkliniken und teilweise auch an psychiatrische Abteilungen von Allgemeinkrankenhäusern angegliedert.

Ambulante Rehabilitationskuren

Ambulante Rehabilitationskuren dürfen grundsätzlich nur in anerkannten Kurorten und Heilbädern durchgeführt werden. Der Patient hat dabei eine Wahlmöglichkeit unter den zugelassenen Kurärzten und Therapeuten. Ihre Aufgabe besteht darin, bestehende Funktionsdefizite zu beseitigen oder zu reduzieren, eine Verschlimmerung zu verhüten und dem Patienten Hilfen zum besseren Umgang mit seiner Krankheit oder Behinderung zu geben. Die Unterbringung der Patienten erfolgt in selbst gewählten Kurheimen, Hotels oder Pensionen.

8.5.2 Teilstationäre Rehabilitationsangebote

Tageskliniken

Tageskliniken sind teilstationäre Einrichtungen zur Behandlung von vorwiegend psychisch Kranken und Behinderten. Die Patienten halten sich nur tagsüber zur Durchführung der Therapien in der Tagesklinik auf, die Nächte verbringen sie im häuslichen Milieu. Die diagnostischen und therapeutischen Möglichkeiten entsprechen denen von vollstationären Einrichtungen.

Nachtkliniken

Nachtkliniken sind teilstationäre Einrichtungen, in denen Patienten mit psychischen Erkrankungen oder Behinderungen die abendliche Freizeit, die Nacht und meist auch das Wochenende verbringen, während sie tagsüber einer Beschäftigung nachgehen. Die therapeutischen Angebote umfassen neben ärztlicher und medikamentöser Versorgung auch pflegerische Betreuung und Psychotherapie.

8.5.3 Stationäre Rehabilitationsangebote

Allgemeinkrankenhäuser

Medizinische Leistungen zur Rehabilitation können bei Bedarf auch in Allgemeinkrankenhäusern erbracht werden. Einige Krankenhäuser verfügen deshalb über eigene Rehabilitationsabteilungen und -stationen. Zur Anwendung kommen hier neben ärztlichen und pflegerischen Hilfeleistungen auch rehabilitativ ausgerichtete Behandlungsmethoden wie Krankengymnastik, Bewegungstherapie, Sprach-, Beschäftigungs- und Psychotherapie.

Psychiatrische Fachkrankenhäuser

Psychiatrische Fachkrankenhäuser sind vollstationäre Einrichtungen, in denen alle Formen psychischer Erkrankungen behandelt werden. Zum Einsatz kommen neben der traditionellen somatischen Behandlung und der Pharmakotherapie auch Psychotherapie, Arbeits- und Beschäftigungs-, Bewegungstherapie sowie milieutherapeutische Angebote.

Rehabilitationskliniken

Rehabilitationskliniken sind stationäre Einrichtungen, die sich besonders der medizinischen Rehabilitation widmen. Ihre Aufgabe besteht vor allem darin, drohende Behinderungen abzuwenden, fortschreitende Krankheitsentwicklungen zu beheben oder aufzuhalten und bereits bestehende Behinderungen zu beseitigen oder zu mindern. Sie sind auf bestimmte Krankheits- und Behinderungsarten spezialisiert wie z. B. Herz- und Kreislauferkrankungen, Erkrankungen des Nerven-, des Atmungs- oder Verdauungssystems, Suchtkrankheiten, Querschnittslähmungen, Hirnschäden sowie andere Unfallfolgen.

9 Träger der Rehabilitation

Ob nach einem Herzinfarkt, einer Hüftoperation oder Tumorentfernung: rund zwei Millionen Menschen in Deutschland nehmen jedes Jahr Rehabilitationsleistungen in Anspruch. Bei vielen Krankheiten bzw. medizinischen Eingriffen sind anschließende Rehabilitationsmaßnahmen unverzichtbar, um die gesundheitliche Genesung des Patienten auch langfristig zu gewährleisten und Folgeschäden zu verhindern. Um eine Rehabilitationsmaßnahme einzuleiten, muss der Arzt die Notwendigkeit in einem entsprechenden Attest feststellen und den Antrag an die zuständige Krankenkasse weiterleiten, die sich auch um den zuständigen Träger der Maßnahme kümmert. Für die Leistungen sind je nach Ausgangssituation unterschiedliche Träger zuständig.

Als Rehabilitationsträger werden Behörden und andere Institutionen bezeichnet, die Rehabilitationsmaßnahmen initiieren, organisieren und finanzieren. Um die jeweilige Zuständigkeit herauszufinden, sind zunächst folgende Fragen zu beantworten:

- Ist ein Arbeitsunfall, ein Privatunfall oder eine Krankheit Ursache der Behinderung?
- Bei welcher Krankenkasse ist der Betroffene versichert?
- Welche Rehabilitationsmaßnahmen sind für den Betreffenden in seiner Situation notwendig?

Im Rahmen seiner gesetzlichen Aufgaben nimmt jeder Träger die Aufgaben der Leistungen selbstständig und eigenverantwortlich wahr. Alle Träger sind zur engen Zusammenarbeit verpflichtet, damit sich für die Rehabilitanden keine Nachteile ergeben.

Eine Übersicht über die verschiedenen Träger der Rehabilitation gibt nachstehende Abbildung.

Träger der Rehabilitation

→ **Träger der gesetzlichen Krankenversicherung**
Ortskrankenkassen, Betriebskrankenkassen, Innungskrankenkassen, See-Krankenkasse (Seekasse), Ersatzkassen, Bundesknappschaft, landwirtschaftliche Krankenkassen, Angestellten- und Arbeiterersatzkassen

→ **Träger der Rentenversicherung**
Landesversicherungsanstalten, Bahnversicherungsanstalt, Seekasse, Bundesversicherungsanstalt für Angestellte, Bundesknappschaft, landwirtschaftliche Alterskassen

→ **Bundesagentur für Arbeit**
Landesarbeitsagenturen, Arbeitsagenturen ⇒ übernehmen Leistungen der beruflichen Rehabilitation, soweit kein anderer Träger zuständig ist

→ **Träger der gesetzlichen Unfallversicherung**
gewerbliche Berufsgenossenschaften, See-Berufsgenossenschaft, landwirtschaftliche Berufsgenossenschaften, Gemeindeunfallversicherungsverbände, Ausführungsbehörden für Unfallversicherung des Bundes, der Länder und Gemeinden, Feuerwehr-Unfallversicherungskassen

Träger der sozialen Entschädigung bei Gesundheitsschäden
Landesversorgungsämter, Versorgungsämter, Hauptfürsorgestellen (helfen, wenn Schwerbehinderte Schwierigkeiten bei der Beschäftigung haben; erbringen Geldleistungen an Arbeitgeber, um die Beschäftigung Schwerbehinderter zu fördern, Fürsorgestellen

Träger der Sozialhilfe
überörtliche Träger der Sozialhilfe, örtliche Träger der Sozialhilfe, Sozialämter der Städte und Gemeinden

Träger der öffentlichen Jugendhilfe
überörtliche Träger der öffentlichen Jugendhilfe, örtliche Träger der öffentlichen Jugendhilfe, Jugendämter der Städte und Gemeinden

Alle Rehabilitationsträger haben Menschen mit Behinderungen über die Möglichkeiten und Maßnahmen zur Wiedereingliederung zu informieren und zu beraten. Zur Vermeidung von Überschneidungen und Lücken bei der Rehabilitation hat der primär zuständige Träger einen **Rehabilitationsgesamtplan** aufzustellen mit dem Ziel einer nahtlosen und zügigen Rehabilitation bis zur vollständigen und dauerhaften Wiedereingliederung des Versicherten. Einleitung und Durchführung von Rehabilitationsmaßnahmen bedürfen der Zustimmung des Menschen mit Behinderung. Die Zustimmung äußert sich zum einen im Antrag, aber auch in der aktiven Mitarbeit des behinderten Menschen während der Rehamaßnahme.

Informationen bezüglich der Zuständigkeit erhält man bei den Informationsstellen der Träger sowie bei den Versicherungs- und Gesundheitsämtern.

10 Das Rehabilitationsteam

Rehabilitation ist grundsätzlich multidisziplinär, da sie ohne das Zusammenwirken von verschiedenen Fachdisziplinen nicht denkbar ist. Kliniken und andere Einrichtungen der Rehabilitation beschäftigen sehr viele, aus unterschiedlichen Berufen kommende Mitarbeiter. Es gibt dort eine Anzahl von Berufen, die im normalen Krankenhausbetrieb nicht existieren.

Medizinischer Bereich	Schulischer Bereich	Beruflicher Bereich	Sozialer Bereich
• Arzt • Facharzt • Pflegekräfte • Physiotherapeuten • Ergotherapeuten • Musiktherapeuten • Logopäden • Orthopädie-mechaniker • Ernährungsberater • Physikalische Therapeuten • Diätassistenten	• Sonderschullehrer • Heilpädagogische Unterrichtskräfte • Psychologen • Mobilitätstrainer • Heilpädagogen • Heilerziehungs-pfleger • Erzieher • Logopäden	• Facharbeiter • Meister • Techniker • Werklehrer • Berufsberater • Psychologen • Berufsschullehrer • Arbeitserzieher • Ausbilder • Ergotherapeuten • Sozialpädagogen	• Psychologen • Pädagogen • Sozialarbeiter • Sozialpädagogen • Sozialberater • Rehabilitations-berater • Pflegekräfte

Manche Berufe sind in den unterschiedlichen Bereichen mehrfach angegeben, weil eine strenge Trennung nicht immer möglich ist. So haben Gesundheits- und Krankenpfleger beispielsweise ihr Wirkungsfeld nicht nur im medizinischen, sondern auch im sozialen Bereich, Psychologen arbeiten sowohl im sozialen, als auch im schulischen und beruflichen Bereich. Teamarbeit spielt innerhalb der Rehabilitation eine große Rolle. Jedes Teammitglied hat eine spezielle Ausbildung und übernimmt dabei bestimmte Aufgaben.

Überblick über die wichtigsten Berufe in der Rehabilitation und ihre Aufgabenfelder

Berufsgruppe	Arbeitsfelder
Ärzte	• Planung, Durchführung und Überwachung der kurativen Maßnahmen • Diagnose und Medikation • Koordination der verschiedenen Maßnahmen in Zusammenarbeit mit dem Rehabilitationsteam
Pflegekräfte	• Festlegung und Verfolgung von Pflegezielen • Unterstützung der Ärzte bei der Behandlung des Patienten • Betreuung und Motivation des Patienten • Vermitteln von Techniken, z. B. Waschen, An- und Auskleiden als Hilfe zur Selbsthilfe

Berufsgruppe	Arbeitsfelder
Physiotherapeuten	• Minimierung von motorischen und koordinativen Störungen • Durchführung von aktiven und passiven Bewegungsübungen wie Gang- und Gleichgewichtsübungen sowie bestimmte Formen der Massage • Anleitung von krankengymnastischen Behandlungsverfahren
Ergotherapeuten	• Durchführung motorisch-funktioneller Therapien • Sensibilitäts- und Selbsthilfetrainings, z. B. Schreiben • Übernahme von diagnostischen und therapeutischen Aufgaben bei neuro-psychologischen Funktionsstörungen
Logopäden	• Behandlung von Sprachstörungen und Dysarthrien (Störung des Ablaufs von Atmung, Stimme und Artikulation) sowie Kau- und Schluckstörungen infolge eines Schlaganfalls
Psychologen	• Individuelle Patientenbetreuung bei Krisen und Problemen • Durchführung und Auswertung von Tests • Leitung von Angehörigengruppen • Betreuung der Mitarbeiter
Sozialarbeiter	• Information der Patienten und deren Angehörigen über weitere Hilfen • Bearbeiten von Anträgen auf weiterführende Leistungen • Hilfe bei der Suche nach einer behindertengerechten Wohnung oder Heimplatz
Ernährungsberater	• Zusammenstellung von Kost- und Diätformen • Beratung und Information über Diäten und ihre Einhaltung
Physikalische Therapeuten	• Durchführung von Bädern, Massagen, Bestrahlungen und Wärmebehandlungen
Orthopädiemechaniker	• Anfertigen von Prothesen, Schienen, Korsette und anderen Hilfsmitteln
Musiktherapeuten	• Durchführung von Musiktherapien zur Stimmungsaufhellung, Antriebssteigerung und Aktivierung der Motorik
Arbeitserzieher	• Leitung von Arbeitserprobungen • Überprüfung der Leistungsfähigkeit des Patienten
Sonderschullehrer	• Unterrichten von seh-, hörgeschädigten, körperlich behinderten, aber auch lese- und rechtschreibschwachen Kindern und Jugendlichen
Rehabilitationsberater	• Erteilen von Informationen über verschiedene Berufsmöglichkeiten
Werklehrer	• Anleitungen zum Arbeiten mit Holz, Papier, Textilien, Metall und anderen Materialien
Berufsschullehrer	• Erteilen von Unterricht in verschiedenen für den zukünftigen Beruf erforderlichen Fächern

11 Rehabilitative aktivierende Pflege in der Klinik

Rehabilitation umschließt den gesamten Prozess der Wiedereingliederung von Patienten in Beruf, Gesellschaft, Familie und Freundeskreis. Entsprechend vielgestaltig sind die hierbei anfallenden Maßnahmen. Sofern diese Maßnahmen in einer Klinik oder speziellen Rehabilitationseinrichtung durchgeführt werden, spricht man von rehabilitativer aktivierender Pflege.

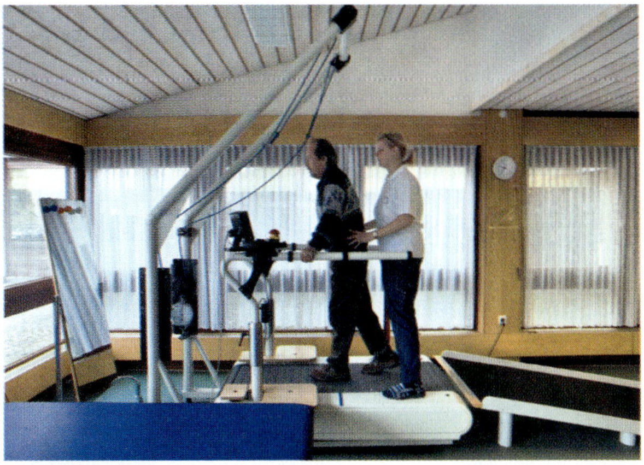

Das Wesensmerkmal rehabilitativer aktivierender Pflege ist es, durch die Beachtung der Ressourcen eines Patienten und deren gezielte Förderung seine vorhandenen Defizite auszugleichen. Die Pflege orientiert sich somit mehr an den noch vorhandenen Fähigkeiten als an den durch die Behinderung gegebenen Einschränkungen. Die aktivierende Pflege holt den Patienten dort ab, wo er steht und begleitet ihn auf dem Weg zur größtmöglichen Selbstständigkeit. Der Patient wird dabei aktiv in die Prozesse und die einzelnen Pflegemaßnahmen eingebunden.

Definition

Aktivierende Pflege beinhaltet die Anleitung, Beratung, Begleitung und Unterstützung des Patienten bei der Bewältigung des Alltags im Rahmen seiner individuellen Möglichkeiten und Fähigkeiten.

Sie soll ihm das Gefühl des „Begleitetwerdens" und nicht der Abhängigkeit vermitteln. Dazu soll mit dem Patienten ein **Pflegeziel** vereinbart werden. Außer der vollständigen Genesung kann das Pflegeziel auch eine Milderung der Symptome oder das Verhindern einer Verschlechterung des Zustandes sein.

Zur erfolgreichen Durchführung einer aktivierenden Pflege ist ein einheitliches Konzept von großer Bedeutung, an dem sich alle Beteiligten einer Therapie (Ärzte, Gesundheits- und Krankenpfleger, Sprach-, Arbeits-, Physiotherapeuten, Psychologen, Sozialarbeiter und Angehörige) orientieren. Des Weiteren sind individuelle **Pflegeplanungen**, die in regelmäßig wiederkehrenden Zeitabständen aktualisiert werden, eine unabdingbare Voraussetzung.

Ziele der rehabilitativen aktivierenden Pflege sind:

- Hilfe zur Selbsthilfe
- Motivation und Bestärkung im Erreichen realistischer Ziele in Teilschritten
- Verbesserung des seelischen Zustands des Patienten
- Verstärkung der Ausdauer und Konzentration des Patienten

- dem Patienten helfen, sich in seiner Umgebung zurechtzufinden
- Steigerung des Selbstwertgefühls
- Verbesserung der Lebensqualität
- Vorbereitung des Patienten auf die schulische und berufliche Rehabilitation
- Zurückführen der Abhängigkeit von fremder Hilfe auf ein möglichst geringes Maß

Die rehabilitative aktivierende Pflege sollte angewandt werden:

- so früh wie möglich und zu jeder Tages- und Nachtzeit
- wenn die psychischen Kräfte des Patienten soweit gestärkt sind, dass er aktiv seine Heilung mit beeinflussen kann
- wenn die Bewegungsabläufe des Patienten verlangsamt und nicht zielgerichtet sind oder sein Bewegungsfeld eingeschränkt ist
- wenn Konzentration und Ausdauer herabgesetzt sind
- wenn die Aktivitäten des täglichen Lebens wie Essen, Ankleiden und Körperpflege nicht mehr selbstständig bewältigt werden können
- wenn die Motivation zur Gestaltung des Tagesablaufes herabgesetzt ist

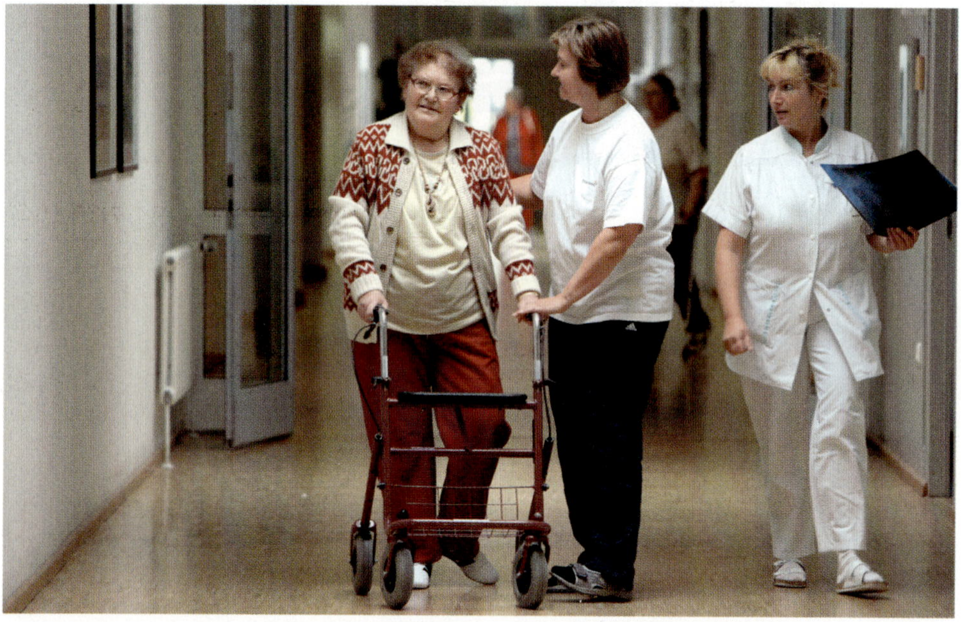

Grundsätzlich sollte das Pflegepersonal bei der rehabilitativen aktivierenden Pflege auf Folgendes achten:

- den Patienten ermuntern, Dinge, die er selbst tun kann, auch selbst durchzuführen und nicht zu früh in den Handlungsablauf eingreifen
- den Patienten so akzeptieren, wie er ist
- gemeinsam mit dem Patienten einen Plan für den Tagesablauf mit ausgewogenen Ruhe- und Aktivitätszeiten erstellen und ihn möglichst frühzeitig mit einbeziehen
- dem Patienten Hilfestellungen und Hilfsmittel anbieten, die das eigenständige Handeln unterstützen und fördern und ihn im Umgang mit diesen Hilfsmitteln anleiten

- mit dem Patienten Handlungs- und Bewegungsmuster trainieren, die ihm nützlich und wichtig erscheinen (z. B. Anziehen, Essen, Zähneputzen, Reinemachen, Telefonieren)
- geplante Maßnahmen regelmäßig durchführen und Fehler einfühlsam korrigieren
- das bisherige Leben und die gegenwärtige Situation des Patienten in die Pflege einbeziehen
- Aktivitäten vom Patienten anleiten, d. h. gemeinsam mit dem Patienten Beschäftigungsmöglichkeiten suchen, die ihm Freude bereiten, z. B. Lesen, Kartenspielen, Spazierengehen
- dem Patienten Aufgaben erteilen, die er aufgrund seiner Situation bewältigen kann
- Gelungenes positiv hervorheben und verstärken. Dadurch wird das Selbstwertgefühl und die Motivation des Patienten bestätigt und gesteigert
- den Patienten unterstützen, wenn er selbstständige Entscheidungen trifft

Bei der rehabilitativen aktivierenden Pflege in der Klinik hat sich die Arbeit im **Pflegeprozess** bewährt. Dabei sind folgende Schritte von Bedeutung:

(1) Erfassen der Ist-Situation

Zu Beginn des Pflegeprozesses sollten folgende Fragen geklärt werden.
- Welche physischen und psychischen Einschränkungen hat der Patient durch die Erkrankung?
- Ist der Patient durch frühere Erkrankungen oder vorhandene Einschränkungen vorbelastet?
- In welcher psychischen Verfassung befindet sich der Patient?
- Ist der Patient in medikamentöser Behandlung?
- Welche Wünsche hat der Patient bezüglich seiner Rehabilitation?
- Sollen Angehörige des Patienten in den Therapieprozess integriert werden?
- Gibt es bereits Hilfsmittel, die genutzt werden können?

Einige Fragen lassen sich durch einfaches Beobachten des Patienten ermitteln. Andere müssen durch Befragung von Angehörigen beantwortet werden. Um die Situation zu analysieren, ist es sinnvoll einen spezifischen Anamnesebogen zu entwerfen. Auf diese Weise kann sichergestellt werden, dass die wesentlichen Daten von der jeweiligen Pflegekraft ermittelt werden.

(2) Festlegung von Zielen

Typische Ziele einer Rehabilitation sind:
- Verhindern einer sekundären Erkrankung bzw. Behinderung
- Zurückgewinnung der Fähigkeit sich selbst zu pflegen
- Motivation des Patienten zur aktiven und eigenverantwortlichen Mitarbeit am Genesungsprozess
- möglichst weitgehende Erhaltung der Selbstständigkeit und Selbstbestimmung
- Steigerung des Wohlbefindens
- Erhaltung und Verbesserung der Lebensqualität

Bei der Festlegung der Therapieziele empfiehlt sich eine Untergliederung in Nah- und Fernziele.

Eine 65-jährige Patientin wurde mit einer rechtsseitigen Hemiplegie in die Klinik eingeliefert. Das primär schlaffe Lähmungsbild bildete sich innerhalb von einigen Wochen zu einem spastischen Lähmungsbild aus. Die Oberflächen- und Tiefensensibilität waren sehr stark gestört. Eine Sprachstörung behinderte ihren Kontakt zur Umwelt. Die Patientin war nicht in der Lage, Worte zu bilden, um sich verständlich zu machen. Sie machte einen sehr erschöpften Eindruck und reagierte fast nicht auf Ansprache. Später wandelte sich ihre Zurückgezogenheit in Aggression, weil sie Worte nicht bilden konnte.

Nahziel (1): Die Patientin soll lernen, die gelähmte Seite zu erfassen und wahrzunehmen.
Fernziel (1): Die Patientin soll lernen, Bewegungen wieder mit der betroffenen Körperhälfte durchführen zu können, um sie bei den täglichen Aktivitäten zu benutzen.

Nahziel (2): Die Patientin soll die Mundmotorik trainieren.
Fernziel (2): Die Patientin soll Laute bilden, Worte lesen und deren Bedeutung begreifen sowie Fehler erkennen.

Nahziel (3): Die Patientin soll lernen den Kau- und Schluckvorgang zu koordinieren.
Fernziel (3): Die Patientin soll lernen wieder selbstständig zu essen und zu trinken.

(3) Festlegung konkreter Therapiemaßnahmen

Um die Ziele möglichst zügig erreichen zu können, werden konkrete Maßnahmen festgelegt.

Maßnahmen zu Ziel (1):
Die gelähmte Seite soll so oft wie möglich stimuliert werden, z. B. durch Bürstenmassage der gelähmten Seite, Abreiben mit einem Frottiertuch, Benutzung verschiedener Gegenstände mit unterschiedlicher Oberfläche zur Streichung über die gelähmte Seite (z. B. Hirsesäckchen). Alle pflegerischen und therapeutischen Maßnahmen sollten von der hemiplegischen Seite ausgeführt werden, um der Patientin die gelähmte Seite bewusst zu machen.
In diesem Zusammenhang kommt auch der Zimmergestaltung eine zentrale Bedeutung zu. Sie ist so zu wählen, dass die gelähmte Seite so oft wie möglich stimuliert wird, z. B. durch
- *eine andere Platzierung des Bettes, sodass die gelähmte Seite zur Tür zeigt*
- *Platzierung des Nachtschranks auf die betroffene Seite*
- *Platzierung von Fotos, Kalendern und Uhr auf die betroffene Seite.*

Maßnahmen zu Ziel (2):
Um die Mototrik des Mundes zu steigern und der Patientin so das Sprechen wieder anzutrainieren, können folgende Übungen angewandt werden:
- *Mund auf- und zumachen; Lippen spreizen; Lippen nach vorn stülpen; Mundwinkel in Lach- und in Weinstellung ziehen; Feinbewegung der Zunge üben*
- *Schulen der Empfindung, wo der Ton entsteht; erst Vokale, dann Konsonanten erarbeiten; Sätze, die die Antwort ja oder nein zulassen, verwenden*
- *Wörter vorsprechen; Spiegel zur Kontrolle für die Patientin benutzen; Üben von einzelnen Zahlen, Wochentagen, Monaten, Namen von Angehörigen, kurzen Worten wie ja, nein, danke, bitte; später Worte zu kleinen Sätzen bilden; die Patientin Wörter selbst lesen lassen*

Maßnahmen zu Ziel (3):
Patientin in sitzende Lage bringen, anfangs pürierte Kost verabreichen, Löffel nur halb füllen, gerade in den Mund schieben, Patientin schlucken und nachschlucken lassen, Lieblingsspeisen der Patientin in kleine Stücke zwischen die Zahnreihen schieben, evtl. Rotationsbewegungen des Kiefers ausführen, Flüssigkeit mit Pipette verabreichen, Strohhalm leersaugen lassen.

(4) Durchführung von Maßnahmen

Die Durchführung der Therapiemaßnahmen orientiert sich an dem Grundprinzip „Hilfe zur Selbsthilfe“, dies schon allein deshalb, weil in der rehabilitativen Pflege vielfach ein geringes Zeitkontingent zur Verfügung steht. Zudem unterstützt dieses Prinzip den Patienten in der Wiedererlangung der Selbstständigkeit, Unabhängigkeit und Beweglichkeit.

(5) Umsetzen von Erlerntem im Alltag

Bei diesem Therapieschritt geht es darum, in der Klinik gelernte einzelne Vorgänge wie beispielsweise alleine zu essen, sich zu waschen oder anzuziehen, in den Alltag zu Hause zu integrieren, wo sie in komplexere Vorgänge eingeordnet werden müssen, wie z. B. einkaufen gehen oder kleinere Mahlzeiten zu kochen.

(6) Beratung und Schulung von Angehörigen

Angehörige sollten von Anfang an in den Pflegeprozess integriert werden, damit diese frühzeitig lernen mit der neuen Situation umzugehen. Wichtig ist dabei vor allem die Schulung und Einweisung in ...

- die pflegetherapeutischen Konzepte (z. B. Lagerung, Transfer)
- die Sekundärprävention (Ernährung, Umgang mit Medikamenten)
- den Umgang mit Hilfsmitteln (Mobilitätshilfen, Inkontinenzhilfsmittel, Pflegehilfsmittel sowie spezielle Hilfsmittel für Kommunikation und Orientierung).

Auf diese Weise können Angehörige dem Patienten konkrete und richtige Hilfestellungen geben, wenn dieser sich wieder im häuslichen Milieu befindet. Zudem vermitteln sie dem Betroffenen psychischen Beistand. Nicht zuletzt lassen sich durch die Beratung auch bei den Angehörigen bestehende Ängste abbauen. Wesentlich bei der Beratung der Angehörigen ist vor allem die Erkenntnis, dass der Erfolg der Rehabilitation von der Wiedereingliederung in die Familie abhängt.

(7) Einsatz von Hilfsmitteln

Häufig benötigt ein Patient praktische Hilfsmittel für den Alltag (z. B. Rollstuhl, Ess- oder Gehhilfen). Hierbei sollte darauf geachtet werden, dass der Betroffene genau die Hilfsmittel bekommt, die er für sein alltägliches Leben unbedingt benötigt, nicht mehr und nicht weniger. Nur so besteht für den Patienten dauerhaft ein Anreiz, weiter an der Erlangung von Selbstständigkeit und Unabhängigkeit (auch von technischen Hilfsmitteln) zu arbeiten.

(8) Bewertung der Ziele und Maßnahmen

Nach einer bestimmten Zeit sollte überprüft werden, ob die durchgeführten Maßnahmen ihren Zweck erfüllt haben, bzw. ob weiterhin noch Therapiebedarf besteht und wenn ja, in welchem Umfang. Dazu muss ein weiteres Mal die aktuelle Ist-Situation ermittelt werden. Falls notwendig, werden dann neue Ziele und die entsprechenden Maßnahmen zu deren Erreichung festgelegt.

12 Fragen zur Selbstkontrolle

1. Definieren Sie den Begriff Rehabilitation nach der Bundesarbeitsgemeinschaft.
2. Beschreiben Sie die Aufgaben der Rehabilitation.
3. Nennen Sie verschiedene Ziele der Rehabilitation.
4. Worin liegt der Unterschied zwischen Rehabilitation und Therapie?
5. Erläutern Sie die Begriffe Behinderung, Schwerbehinderung und verminderte Erwerbsfähigkeit.
6. Nennen Sie persönliche, familiäre und gesellschaftliche Folgen einer Behinderung.
7. Beschreiben Sie die Komponenten einer Behinderung nach der Klassifikation der WHO.
8. Grenzen Sie die Begriffe Impairment, Disability und Handicap anhand von Beispielen voneinander ab.
9. Nennen Sie verschiedene Arten von Behinderungen.
10. Erläutern Sie die Begriffe Körperbehinderung, geistige Behinderung, Lernbehinderung, Sprachbehinderung und psychische Behinderung und bringen Sie hierfür Beispiele.
11. Welche Stellung hatten Menschen mit Behinderungen in der Geschichte?
12. Beschreiben Sie die Stellung von Menschen mit Behinderungen in der heutigen Gesellschaft.
13. Welche partnerschaftlichen, familiären, schulischen und beruflichen Probleme haben Menschen mit Behinderungen in der heutigen Zeit?
14. Nennen Sie verschiedene Träger von Rehabilitationsmaßnahmen.
15. Grenzen Sie die drei Bereiche der Rehabilitation voneinander ab.
16. Welche Leistungen werden in den unterschiedlichen Bereichen erbracht?
17. Nennen Sie Rehabilitationseinrichtungen.
18. Welche Rolle erfüllt ein Rehabilitationsteam?
19. Geben Sie einen Überblick über verschiedene Berufsgruppen, die an einer Rehabilitation beteiligt sind.
20. Erläutern Sie die Aufgaben der Gesundheits- und Krankenpflegerin bei der Rehabilitation.

Literaturverzeichnis

Abermeth, Hilde Dore: Patientenzentrierte Krankenpflege, 2. Aufl., Göttingen, Vandenhoeck & Ruprecht, 1978.

Argyle, Michael (Hrsg.): Soziale Interaktion, übersetzt von W. R. Arlt, Köln, Kiepenheuer & Witsch, 1972.

Bach, Heinz: Sonderpädagogik im Grundriss, 2. Auflage, Berlin, Marhold, 1977.

Bachmair, Sabine u. a.: Beraten will gelernt sein, Weinheim, Beltz, 1982.

Bandura, Albert: Lernen am Modell – Ansätze zu einer sozial-kognitiven Lerntheorie, Stuttgart, Klett, 1976.

Bartholomeyczik, Sabine/Bartholomeyczik, Eike: Der Patient in den Institutionen des Gesundheitswesens. In: Geissler, Brigitte/Thoma, Peter (Hrsg): Medizinsoziologie – Eine Einführung in ihre Grundbegriffe und Probleme, Frankfurt (Main)/New York, Campus-Verlag, 1975, S. 247–263.

Beckmann, Marlies: Rehabilitation in der Krankenpflege, Hagen, Kunz, 1988.

Bleidick, Ulrich/Hagemeister, Ursula: Einführung in die Behindertenpädagogik. Band 1: Allgemeine Theorie der Behindertenpädagogik, 4. Aufl., Stuttgart, Kohlhammer, 1992.

Bolte, Karl M./Kappe, Dieter/Neidhardt Friedhelm: Soziale Schichtung der Bundesrepublik Deutschland, in: Bolte, Karl Martin (Hrsg.): Deutsche Gesellschaft im Wandel, Opladen, Leske Verlag, 1967, S. 233–351.

Brunnhuber, Stefan/Frauenknecht, Sabine u. a.: Intensivkurs Psychiatrie und Psychotherapie, 5. Aufl., München, Urban & Fischer, 2005.

Bundesarbeitsgemeinschaft für Rehabilitation (Hrsg.): Rehabilitation Behinderter. Schädigung – Diagnostik – Therapie – Nachsorge. Wegweiser für Ärzte und weitere Kräfte der Rehabilitation, 2. Aufl., Köln, Deutscher Ärzte-Verlag, 1994.

Bundesarbeitsgemeinschaft für Rehabilitation (Hrsg.): Wegweiser – Eingliederung von Behinderten in Arbeit, Beruf und Gesellschaft, 9. Aufl., Frankfurt (Main), 1995.

Burisch, Matthias: Das Burn-out-Syndrom. Theorie der inneren Erschöpfung, 3. Aufl., Heidelberg, Springer, 2005.

Davidson, Gerald C./Neale, John M.: Klinische Psychologie, 3. Aufl., übersetzt v. Jutta Schust, München, Psychologie Verl.-Union, 1988.

Deutscher Bildungsrat: Zur pädagogischen Förderung behinderter und von Behinderung bedrohter Kinder und Jugendlicher. Empfehlungen der Bildungskommission, Nienburg (Weser), Schulze, 1974.

Deutscher Verein für öffentliche und private Fürsorge (Hrsg.): Fachlexikon der sozialen Arbeit, Stuttgart, Kohlhammer, 1980.

Elster, Ruth: Das Berufsbild der Krankenschwester und des Krankenpflegers von heute. In: Die-Agnes-Karll-Schwester, der Krankenpfleger 24/11, Zeitschrift des Agnes-Karll-Verbandes, Frankfurt a. M., 1970, S. 459–460.

Enders, Christel: Rehabilitation kompakt, Berlin/Wiesbaden, Ullstein Mosby, 1997.

Engelhardt, Karlheinz u. a.: Kranke im Krankenhaus – Grenzen und Ergänzungsbedürftigkeit naturwissenschaftlich-technischer Medizin, 2. Aufl., Stuttgart, Enke, 1987.

Engelhardt, Karlheinz: Der Patient in seiner Krankheit. Stuttgart, Thieme, 1971.

Eschenröder, Christof T.: Hier irrte Freud. Zur Kritik der psychoanalytischen Theorie und Praxis, München, Urban & Schwarzenberg, 1984.

Filipp, Sigrun-Heide (Hrsg.): Kritische Lebensereignisse, München, Urban & Schwarzenberg, 1981.

Gehlen, Arnold: Anthropologische Forschung, Reinbeck bei Hamburg, Rowohlt, 1961.

Geissler, Brigitte/Thoma, Peter (Hrsg): Medizinsoziologie – Eine Einführung in ihre Grundbegriffe und Probleme, Frankfurt (Main)/New York, Campus-Verlag, 1975, S. 247–263.

Goffmann, Erving: Asyle. Über die soziale Situation psychiatrischer Patienten und anderer Insassen, übersetzt v. Nils Lindquist, Frankfurt a. M., Suhrkamp, 1973.

Goleman, Daniel: Emotionale Intelligenz, übersetzt von Friedrich Giese, München, Dt. Taschenbuch-Verlag, 1997.

Greul, Wolfgang: Rehabilitative Medizin systematisch, Lorch/Württemberg, UNI-MED-Verlag, 1995.

Grond, Erich: Sozialmedizin – Handbuch für soziale Berufe, Dortmund, Verlag Modernes Lernen Borgmann, 1978.

Grunst, Stephan/Schramm, Anja (Hrsg.): Neurologie – Psychiatrie, 2. Aufl., München, Urban & Fischer, 2003.

Heckl, Reiner W./Ade, Gisela/Schell, Werner: Rehabilitation und Krankenpflege, Stuttgart, Thieme, 1991.

Hensle, Ulrich: Einführung in die Arbeit mit Behinderten. Psychologische, pädagogische und medizinische Aspekte, 5. Aufl., Heidelberg/Wiesbaden, Quelle & Meyer, 1994.

Herkner, Werner: Einführung in die Sozialpsychologie, Bern, Huber, 1975.

Herkner, Werner: Psychologie, Wien/New York, Springer, 1986.

Hermes, Eberhard (Hrsg.): Individuum, Gruppe, Gesellschaft, Stuttgart, Ernst Klett Verlag, 1987.

Hillmann, Karl-Heinz: Wörterbuch der Soziologie, 4. Aufl., Stuttgart, Kröner, 1994.

Hobmair, Hermann/Altenthan, Sophia/Dirrigl, Werner u. a.: Pädagogik, 3. Aufl., Troisdorf, Bildungsverlag EINS, 2002.

Hobmair, Hermann/Altenthan, Sophia/Betscher-Ott, Sylvia u. a.: Psychologie, 3. Aufl., Troisdorf, Bildungsverlag EINS, 2003.

Holmes, Thomas H./Rahe, Richard H.: The social readjustments rating scale. In: Journal of Psychosomatic Research Vol.11, Elsevier Science Inc., 1967, S. 213–218.

Hudelmayer, Dieter: Die Erziehung Blinder. In: Deutscher Bildungsrat (Hrsg.): Gutachten und Studien der Bildungskommission Band 52, Stuttgart, Klett, 1975, S. 17–173.

Huppertz, Norbert/Schinzler, Engelbert: Grundfragen der Pädagogik, 10. Aufl., Troisdorf, Bildungsverlag EINS, 1996.

Janicek, Robert: Mit Patienten richtig reden. Gesprächsführung im Krankenhaus, Melsungen, Bibliomed, 1985.

Jochheim, Kurt-Alphons u. a.: Einrichtungen der medizinischen Rehabilitation. Schriftenreihe des Bundesministeriums für Jugend, Familie und Gesundheit. Band 39, Stuttgart, Kohlhammer, 1977.

Jussen, Heribert: Schwerhörige und ihre Rehabilitation. In: Deutscher Bildungsrat (Hrsg.): Gutachten und Studien der Bildungskommission Band 30, Stuttgart, Klett, 1973, S. 185–316.

Kanter, Gustav O.: Lernbehinderungen und die Personengruppe der Lernbehinderten. In: Kanter, Gustav O./Speck, Otto (Hrsg.): Pädagogik der Lernbehinderten. Handbuch der Sonderpädagogik, Band 4, Berlin, Marhold 1977, S. 34–64.

Kayser, Dieter: Pädagogische Aspekte der Krankenpflege, Melsungen, Bibliomed, 1980.

Keller, Josef A./Novak, Felix: Kleines pädagogisches Wörterbuch, Freiburg, Herder-Taschenbuch-Verlag, 1988.

Klee, Ernst: Behindert – Über die Enteignung von Körper und Bewusstsein. Ein kritisches Handbuch, Frankfurt a. M., S. Fischer Verlag, 1980.

Klee, Ernst: Behinderten-Report, Frankfurt a. M., S. Fischer Verlag, 1981.

Knura, Gerda: Sprachbehinderte und ihre sonderpädagogische Rehabilitation. In: Deutscher Bildungsrat (Hrsg.): Gutachten und Studien der Bildungskommission, Band 35, Stuttgart, Klett, 1974, S. 103–198.

Krebber, Werner: Depressionen überwinden – Wege zurück zur Lebensfreude. Thales-Themenheft Nr. 25, Marburg (Lahn), Dt. Blindenstudienanstalt, 2003.

Kron, Friedrich Wilhelm: Grundwissen Pädagogik, München, Ernst Reinhardt, 1988.

Leisen, Doris/Trabert, Gerhard: Selbsterfahrung – ein Weg für Nichtbehinderte zum besseren Verstehen der Behinderung, München, AG SPAK, 1982.

Lindemann, Hannes: Autogenes Training. Der bewährte Weg zur Entspannung, München, Goldmann, 2004.

Löwe, Armin: Gehörlose, ihre Bildung und Rehabilitation. In: Deutscher Bildungsrat (Hrsg.): Gutachten und Studien der Bildungskommission, Band 30, Stuttgart, Klett, 1973, S. 15–30.

Maslow, Abraham: Motivation und Personality, New York, Harper & Row, 1970.

Metzler, Heidrun: Pflegerische Aufgaben in der Rehabilitation, Stuttgart, Sozialministerium Baden-Württemberg, 2000.

Möller, Michael: Angst. Schutzfunktion und Krankheit, Thales-Themenheft Nr. 11, Essen, Thales-Verlag, 1991.

Nickel, Horst: Entwicklungspsychologie des Kindes- und Jugendalters. Allgemeine Grundlagen, Band 1, Bern, Huber Verlag, 1982.

OECD – Organisation for Economic Cooperation and Development (Hrsg.): OECD Gesundheitsdaten 2005, Paris, 2005.

Oerter, Rolf: Klinische Entwicklungspsychologie, Weinheim, Beltz, Psychologie-Verlags-Union, 1999.

Perrar, Klaus Maria: Zum Verhältnis von Burnout und psychischem Stress in der Krankenpflege, Aachen, Shaker, 1995.

Petermann, Franz/Ross, Alan O.: Verhaltenstherapie mit Kindern und Jugendlichen. Methoden und Anwendungsgebiete, übersetzt v. Meinolf Noeker, Stuttgart, Hippokrates-Verlag, 1987.

Pflanz, Manfred: Die soziale Dimension in der Medizin, Stuttgart, Hippokrates-Verlag, 1975.

Pinding, Maria: Krankenpflege in unserer Gesellschaft – Aspekte aus Praxis und Forschung, Stuttgart, Enke, 1972.

Pinding, Maria u. a.: Berufssituation und Mobilität in der Krankenpflege, Stuttgart, Kohlhammer, 1975.

Pschyrembel, Willibald: Pschyrembel – Klinisches Wörterbuch, Berlin, de Gruyter, 2004.

Raspe, Hans-Heinrich: Aufklärung und Information im Krankenhaus – Medizinsoziologische Untersuchungen, Göttingen, Verlag für Medizin. Psychologie im Verlag Vandenhoeck & Ruprecht, 1983.

Raspe, Hans-Heinrich: Herrschaft im Krankenhaus – Medizinsoziologische und medizingeschichtliche Überlegungen zur Situation des Krankenhauspatienten. In: Geyer, H. G.: u. a. (Hrsg.): Evangelische Theologie, 41. Jg., 1981, S. 544–556.

Robertson, James: Kinder im Krankenhaus, übersetzt v. Heidrun Sutor, München/Basel, Ernst Reinhardt, 1982.

Rogers, Carl R.: Die klientenzentrierte Gesprächspsychotherapie, übersetzt v. Elaine Dorfman, München, Kindler, 1981.

Rohde, Johann J.: Soziologie des Krankenhauses. Zur Einführung in die Soziologie der Medizin, Stuttgart, Enke, 1982.

Schmidbauer, Wolfgang: Die hilflosen Helfer. Über die seelische Problematik der helfenden Berufe, Reinbek bei Hamburg, Rowohlt, 1987.

Schraml, Walter J.: Psychologie im Krankenhaus – Ein Leitfaden für Schwestern, Pfleger und verwandte Berufe, Bern, Huber, 1975.

Schulz v. Thun, Friedemann: Miteinander reden. Störungen und Klärungen, Reinbek bei Hamburg, Rowohlt, 1981.

Senning, Heinrich/Wintersberger, Claudia: Pflegeleitfaden – Rehabilitative Methoden, München, Urban & Schwarzenberg, 1998.

Siegrist, Johannes: Arbeit und Interaktion im Krankenhaus, Stuttgart, Enke, 1978.

Siegrist, Johannes: Medizinische Soziologie, 5. Aufl., München, Urban & Schwarzenberg, 1995.

Siegrist, Johannes: Ergebnisse des Forschungsprogramms Soziale Ungleichheit von Gesundheit und Krankheit in Europa – Referat auf dem 108. Deutschen Ärztetag 2005 in Berlin.

Statistisches Bundesamt, Pressestelle (Hrsg.): Gesundheit. Ausgaben, Krankheitskosten und Personal 2004, Wiesbaden, 2006.

Statistisches Bundesamt: Sozialleistungen. Schwerbehinderte Menschen 2005, Fachserie 13/ Reihe 5.1, Wiesbaden, 2007.

Statistisches Bundesamt: Wirtschaft und Statistik 7/2007, Wiesbaden, 2007.

Tausch, Reinhard/Tausch Anne-Marie: Erziehungspsychologie. Begegnung von Person zu Person, Göttingen, Hogrefe, 1998.

Tews, Hans Peter: Soziologie des Alterns, 3. Aufl., Heidelberg, Quelle & Meyer, 1979.

Watzlawick, Paul u. a.: Menschliche Kommunikation. Formen, Störungen, Paradoxien, 8. Aufl., Bern, Huber, 1990.

Weber, Erich: Pädagogik, Bd. 1: Grundfragen und Grundbegriffe für Sekundarstufe II und Grundstufe, Donauwörth, Auer, 1986.

Weber, Wilfried: Wege zum helfenden Gespräch. Gesprächspsychotherapie in der Praxis, München, Ernst Reinhardt, 2005.

Wittlin, Peter: Führungsprozesse im Krankenhaus, Aarau, SKI, 1986.

Wolf, Doris: Ängste verstehen und überwinden. Gezielte Strategien für ein Leben ohne Angst, Mannheim, PAL, 1989.

Zapotoczky, Hans G. (Hrsg.): Psychologie am Krankenbett. Die seelische Not von Kranken und Betreuern, Weinheim, Psychologie-Verlags-Union, Beltz, 1986.

Zimbardo, Philip G.: Psychologie, übersetzt v. Erwin Hachmann, Berlin, Springer, 1983.

Bildquellenverzeichnis

© Umschlagfoto: Fotolia
© Mauritius Images/Bernhard Lehn: S. 12
© MEV Verlag GmbH, Augsburg: S. 19, 52 (oben), 84, 88 (rechts), 93 (2x), 102, 103 (3 x oben), 104 (oben), 108 (2x), 115, 138 (alle), 144, 150 (2x unten), 151 (oben), 153 (3x), 158 (links oben), 163, 168, 169 (oben), 180 (links), 185, 186, 193 (2x), 200, 206, 207, 220 (oben)
© picture-alliance/ZB: S. 20, 130 (unten), 232
© Bildungsverlag Eins Troisdorf/Cornelia Kurtz, Boppard am Rhein: S. 23, 26, 27, 32, 33 (unten), 34, 37 (unten), 38, 42, 44, 47, 52 (unten), 54, 56, 62, 70, 100 (2x), 105, 113 (2x), 130 (oben), 150, 164, 159 (2x), 172 (3x), 177, 178 (2x), 188, 192 (2x), 201
© picture-alliance/dpa: S. 24 (oben), 77, 106, 118, 133, 219 (links), 222, 223
© Ullstein Bild: S. 24 (unten)
© Ullstein Bild/Granger Collection: S. 29 (oben)
© Mauritius Images/Photo Researchers: S. 29 (unten)
© Klett-Cotta Verlag, Stuttgart: S. 33 (oben)
© INTERFOTO/Karger-Decker: S. 37 (oben)
© Bildungsverlag Eins, Troisdorf/Angelika Brauner, Hohenpeißenberg: S. 60 (3x)
© Ullstein Bild/ Jaanson (L): S. 61 (unten)
© Mauritius Images/The Copyright Group: S. 65
© picture-alliance/AKG-Images: S. 68
© Hans Biedermann, Eberbach/Neckar: S. 69, 94, 101, 103 (unten)
© Mauritius Images/Phototake: S. 79
© Project Photos GmbH & Co. KG, Augsburg: S. 85, 88 (links, Mitte), 104 (unten), 127 (oben), 140, 143 (2x), 151 (unten), 152, 158 (rechts oben), 169 (unten), 180 (rechts), 196, 220 (unten)
© picture-alliance/Godong: S. 96
© picture-alliance/Klaus Rose: S. 97
© INTERFOTO/Archiv Friedrich: S. 114
© Globus Infografik GmbH, Hamburg: S. 123 (2x), 135
© picture-alliance/OKAPIA KG, Germany: S. 127 (Mitte), 183, 199, 219 (rechts)
© picture-alliance/KEYSTONE: S. 127 (unten), 204, 231
© Ullstein Bild/KPA: S. 132
© AOK-Mediendienst: S. 134
© picture-alliance/chromorange: S. 158 (unten)
© Ullstein Bild/Leber: S. 166

Sachwortverzeichnis

D

E

F

L

M

T

U

V

W

Y

Z